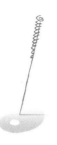

国医大师
贺普仁
针灸心法丛书

针灸三通法临床应用

编　著　贺普仁

协　编　王京喜　徐春阳

人民卫生出版社

图书在版编目（CIP）数据

针灸三通法临床应用/贺普仁编著. —北京：人民
卫生出版社，2013

（国医大师贺普仁针灸心法丛书）

ISBN 978-7-117-18222-5

Ⅰ. ①针… Ⅱ. ①贺… Ⅲ. ①针灸疗法 Ⅳ. ①R245

中国版本图书馆 CIP 数据核字（2013）第 258055 号

| 人卫社官网 | www. pmph. com | 出版物查询，在线购书 |
| 人卫医学网 | www. ipmph. com | 医学考试辅导，医学数据库服务，医学教育资源，大众健康资讯 |

国医大师贺普仁针灸心法丛书

针灸三通法临床应用

编　　著：贺普仁

出版发行：人民卫生出版社（中继线 010-59780011）

地　　址：北京市朝阳区潘家园南里 19 号

邮　　编：100021

E - mail：pmph @ pmph. com

购书热线：010-59787592　010-59787584　010-65264830

印　　刷：三河市博文印刷有限公司

经　　销：新华书店

开　　本：710×1000　1/16　印张：16　插页：3

字　　数：305 千字

版　　次：2014 年 3 月第 1 版　2021 年 8 月第 1 版第 6 次印刷

标准书号：ISBN 978-7-117-18222-5/R · 18223

定　　价：39.00 元

打击盗版举报电话：**010-59787491**　E-mail：**WQ @ pmph. com**

（凡属印装质量问题请与本社市场营销中心联系退换）

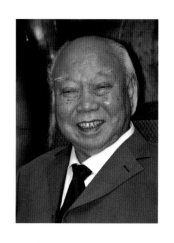

　　针灸学家贺普仁,字师牛,号空水。1926 年 5 月20 日出生于河北省涞水县石圭村。1940 年,从师于北京针灸名家牛泽华,深得老师真传。

　　贺老从医 70 余年,精研历代医家文献,不断总结临床经验,并博采众长,创立了独具特色的"针灸三通法"学术体系。"针灸三通法"学术体系以"病多气滞,法用三通,分调合施,治神在实"为核心学说,以微通、温通、强通三法临证理术为基本内容。这一体系是理论与实践高度结合的产物,其最重要的传承价值是,让针灸医学回归于孕育其生长的中华传统文化沃土之中,坚守本元,道用合一,体现了与中华传统文化一脉相承的学术特质。

　　2007 年贺普仁教授被国家定为首批国家级非物质文化遗产针灸项目代表性传承人,2009 年 1 月被北京市授予"首都国医名师"称号,2009 年 6 月被国家授予"国医大师"称号。

国医大师
贺普仁
针灸心法 丛书

针灸三通法临床应用

　　国医大师贺普仁教授从事针灸临床70余年,70年中贺老始终致力于继承、发扬、传授中华传统针灸,创立了"针灸三通法"学术体系,在理论研究、治疗手段开掘、适应证拓展、操作手法以及专用针具等方面博采众家之长,继承和发扬了中华针灸学的精髓,形成了"道用合一"的贺氏针灸学术思想与临证理术。

　　"针灸三通法"学术体系以"病多气滞,法用三通,分调合施,治神在实"为核心学说,以微通、温通、强通三法的临证应用为基本内容。这一体系是理论与实践高度结合的产物。

　　"病多气滞"是贺老对中医病机规律认识的结果,也是其对针灸治疗规律认识的结晶。因气滞有发生在腠理、肉分、血分、脏腑、骨髓等部位的不同,经络气滞的性质不同,气机失调的程度不同,寒热、虚实的属性不同,疾病便呈现出多样化的表现,应对疾病的手段亦须多样化,由此催生出"法用三通"。

　　"法用三通",要旨在"法"。狭义之法是指三通之法,广义之法是指贺老"道用合一"的医道观,是对针灸医学的规律、方法、手法的简明概括和高度提炼,其中道中寓法,用中有道,道法自然,法无定法。"法用三通"虽以"法无定法"为最高境界,但落实到临证确是有法可依,这就是"分调合施"。

　　"分调合施",要旨在"合",为贺老临证要则。"分调",是指三通各法具有不同的属性与作用机理,应针对不同的病症、病程使用;"合施"是指针对复杂的病情,和合联用三法,妙取三法施治的有机合效。"分调合施"的临证要求是:依据机理,察因知位,用法施针,妙取合效。

　　"治神在实",要旨在"治"。"治神在实"的根本就是把针灸"治神"大道落到临床之用的实处,贺老强调"治神在实"是针灸临证的根本要道。"治神在实"的提出,是以《黄帝内经》"治神"学说的内涵为依据,以调理阴阳为根本,从"治神"到"治神在实",是对针灸精髓的发掘与提取,是道用合一的创建与演绎。

　　临证,是"针灸三通法"的出发点和归宿点。通经络,调气血,和阴阳,复气机运行之常,是针灸治疗的根本奥义,也是"针灸三通法"的临证精髓。

贺老70余年始终坚持"针灸三通法"的研究工作,"针灸三通法"经历了从疗法到学说,从学说到学术体系的发展历程。贺老更注重"针灸三通法"的推广工作,自20世纪80年代开始,陆续出版了《针灸治痛》(1987年)、《针具针法》(1989年)、《针灸歌赋临床应用》(1992年)、《火针疗法图解(贺氏针灸三通法之一)》(1998年)、《毫针疗法图解(贺氏针灸三通法之二)》(1998年)、《三棱针疗法图解(贺氏针灸三通法之三)》(1998年)、《针灸三通法临床应用》(1999年)、《灸具灸法》(2003年)等著作。这些著作出版后,受到广大读者的喜爱和业内人士的好评,成为针灸临床工作者的掌中宝典,也指引了很多针灸爱好者进入针灸之门。

为了传承中华传统针灸医学,促进针灸临床和学术水平的提高,继承和发扬贺老的学术思想与临床经验,人民卫生出版社将贺老早期的8种重要著作辑成《国医大师贺普仁针灸心法丛书》出版,具体包括:《针具针法》、《灸具灸法》、《针灸治痛》、《针灸歌赋临床应用》、《针灸三通法临床应用》、《火针疗法图解》、《毫针疗法图解》、《三棱针疗法图解》8个分册。

为了使读者能够原汁原味地阅读贺老原著,此次整理并重新出版遵循了以下原则:尽可能保持原书原貌,重点修改了原书中的错字、词、标点符号,规范了文字用法和体例层次,并按照现代读者的阅读习惯,重新设计了版式。

希望本丛书的出版,能满足广大临床工作者及针灸爱好者学习研究之需求,以期进一步指导当今临床,提高疗效,服务于广大民众的健康事业。

人民卫生出版社

2013年10月

　　余从事针灸临床五十余年,在实践经验及精研《内》、《难》,通览《针灸甲乙经》等针灸著作的基础上,不断加以总结提高,在众多的针灸疗法中选出三种疗法,由余命名为"三通法"。即以毫针刺法为主的"微通法";以火针、艾灸疗法为主的"温通法";以三棱针刺法为主的刺络放血疗法,谓之"强通法"。

　　尽管病因有七情六淫、饮食劳倦、跌打损伤等,但在任何疾病的发展过程中,气滞是不可逾越的主要病机,故称"病多气滞"。气滞则病,气通则调,调则病愈。针灸治疗疾病之根本就是调理气机,使之通畅,从而治愈疾病。为了使针刺调畅气机的效果更好,对传统的毫针、火针、灸法、拔罐、放血等疗法,做了大量的挖掘整理和提高的工作。取其精华,推陈出新。并将针灸的诸多疗法概括为微通、温通、强通三种独特的针灸治疗方法。临床上,将这三种疗法有机地结合,对证应用,对于调畅气机,治愈疾病效果颇好。

一、针灸三通法"通调"为本

　　经络系统在维持人体正常生命活动,保证机体内外环境的协调统一等方面起到了重要作用。《灵枢·海论》记载:"夫十二经脉者,内属于脏腑,外络于肢节。"《灵枢·本藏》也说:"经脉者,所以行血气而营阴阳,濡筋骨,利关节者也。"经络在人体运行气血,联络脏腑,贯通上下,沟通内外表里,无处不到、无处不有,同时手足表里之经又按照一定的次序交接,使气血流注往复,循环不已,这就是经络"通"的作用,这就是人体生命活动的基本生理特征。疾病的发生恰恰是对这一生理功能的破坏,出现了或表或里,或脏或腑,经脉气血的不通、营运之不畅,如《素问·调经论》所说:"血气不和,百病乃变化而生"。孙思邈在《千金方》中也指出:"诸病皆因血气壅滞,不泻宣通"。尽管临证病变万千,病因有外感六淫,内伤七情,饮食劳倦之不同,然其病机归根结底只是一个,那就是经脉、络脉、血气的运行不畅,乃至气滞血瘀等病理与诸多病的产生。由此针灸的方法多种多样,尽管手段不同,但使经脉、络脉畅通是相同的,针灸疗法最终的目的就是要恢复经络"通"的功能,以"调"而取效,正如《灵枢·九针十二原》指出的:"欲以微针,通其经脉,调其血气,营其逆顺出入之会……"通经络,调气血,和阴阳,复气机运行之常,是针灸疗法的根本作用机理,以"通"为矢,以"调"为的,调和阴阳,扶正祛邪,补虚泻实,达到治病的目的。正如高士宗在《素问直解》中的一段名言所论:"但通之之法各有不同,调气以和血,调血以和气,通也;下逆者使之上升,中结者使之旁达,亦通也;虚者助之使通,寒者温之使通,无非通之之法也。若必以下泄为通,则无妄矣。"通调为本,乃针灸三通法之临证精髓。

二、针灸三通法以微通、温通、强通三法为其基本法

　　源于远古的砭石与九针,经历代发展到近代的针灸疗法,其种类名目繁多,到目前为止,大凡以经络学说为理论依据的针法或灸法,已有几十种之多,在余所掌握的多种刺灸法中选择概括出三种基本法称之为"针灸三通法"。现将微通、温通、强通三个基本法的学术特点及要领做进一步阐述。

　　1. 微通法　微通法指的是以毫针针刺为主的一种针法。将临床最常用、最基本的毫针刺法命之曰微通法,是有其深刻含义的。其一,从微通法所选用的针具看,早在《内经》中就有"微针"之称,《灵枢·九针十二原》记有"……欲以微针通其经脉,调其血气……"的文字,后世《标幽赋》也指出:"观夫九针之法,毫针最微",又说"众穴主持","微"在此有细、小之意,说明针尖如"蚊虻喙",针身细巧的毫针,可以针刺全身各部的穴位,应用广泛。其二,"微"字的深刻内涵还在于毫针刺法的微妙。应用毫针,从持针法、进针法、进针后的行针导气法、补泻法的实施,直到留针、出针针刺全过程中的各个环节,都有很高的技术要求,有诸多具体的方法,然而最重要、最关键的,其要领还在于治神、守神,并使针刺后达到"气至",亦即使针刺达到"得气"和"气至病所",这是毫针针刺手法的基本要求。实践证明,针刺后能否得气,是能否获取疗效的关键,正如《灵枢·九针十二原》所说:"刺之要,气至而有效,效之信,若风之吹云,明乎若见青天"。又如《标幽赋》所说:"气速至而速效,气迟至而不治。"从古至今,历代针灸医家都把治神、守神、得气看作判断针灸医生医术高低的一个重要标准,正如《灵枢·九针十二原》指出的:"粗守形者,守刺法也,上守神者,守人之血气有余不足,可补泻也";又解释曰:"粗守关者,守四肢而不知血气正邪之往来也,上守机者知守

气也"。由此,粗工、上工一目了然。"微通法"运用于临床,治疗内、外、妇、儿各科常见病、多发病,以及疑难病症,其疗效是有目共睹的。

2. 温通法　温通法指以火针和艾灸为主的刺灸方法。"火针"既是针具的名称,又是一种针法的名称。从针具看,火针即古代九针中之"大针",早在《灵枢·九针十二原》、《九针论》、《官针》及《素问·针解》中对其形状及用途都有具体论述。从针法看,火针刺法是用火将针烧红后,迅速刺入人体一定的穴位或部位,以达到治疗目的的一种方法,从这个意义上看,火针又有"燔针"、"烧针"、"白针"之称。如《灵枢·官针》曰:"凡刺之要,各有所施也",根据九针长短大小的不同,《灵枢·官针》又曰:"凡刺有九,以应九变……九曰焠刺,焠刺者,刺燔针则取痹也"。仲景先师在《伤寒论》中对火针的应用进行了详细的阐发,以后有唐代孙思邈的《千金方》、《千金翼方》,宋代王执中的《针灸资生经》,明代高武的《针灸聚英》,明代杨继洲的《针灸大成》等多部古医籍,都对火针疗法做了专题讨论,可见这一方法在针灸疗法中的重要位置和它的实用价值。余自 20 世纪50 年代始,就致力于火针疗法的应用与研究,火针与常用的艾灸疗法并称其为"温通法",其关键在于"温",这两种方法的优势与特色就在于它的"温热"刺激。《素问·调经论》说:"人之所有者,血与气耳",又说:"血气者,喜温而恶寒,寒则泣不能流,温则消而去之",《素问·八正神明论》更指出:"血气者,人之神",气血是人体生命活动的动力与源泉,温通法借助火针的火力、艾灸的温热刺激,激发人体的阳光,启动下焦命门之元阳、真火,增强经络对气血的营运与推动作用,以开闭、掘塞,疏通脉络,既可"借火助阳"以补虚,又可"开门祛邪"以泻实,乃至"以热引热"使火郁壅滞得泻,这就是火针、艾灸的独特效用。

3. 强通法　"强通法"指以三棱针刺法为主的刺络放血法。三棱针在《灵枢·九针十二原》等篇所记载的九针中属"锋针",专为刺络出血用,刺络放血法也是针灸疗法中应用广泛,独具特色的一种传统针法,余将此针法命名为"强通",也是有其学术价值的。"强"有勉强、强迫、迫使的意思,又有强大、有力的意思,这种方法就是利用较毫针强劲有力的特种针具,如三棱针,在人体一定的穴位或某浅表部位,刺破血络,强迫出血,放出少量血液,以达治疗疾病的方法。这种方法颇受历代医家的重视,在《黄帝内经》中约有 40 余篇或多或少的论及刺络放血的内容,以后历代医家多有记载,不仅反映在针灸专著中,也反映在其他内、外各科著名的医家著作中,如宋代陈自明的《外科精要》,金元四大家之张从正的《儒门事亲》，李东垣的《脾胃论》，及其弟子罗天益的《卫生宝鉴》等，在我国少数民族的蒙医、藏医中也有运用。这也充分说明了刺血疗法的实用价值。放血疗法之所以取效，关键就在一个"强"字，通过灵巧的手法，适病适症准确的出血量，迫血外泄、强刺、快速，使邪随血出，祛瘀通闭，疏通脉络，使经气通畅，营血顺达，从而达到令邪热外泄、祛腐生新、活血祛瘀、醒神开窍、安神定志等全方位的功效。"强通法"应用于临床各科疾病的治疗，尤其在一些危急重症的急救中，常有立竿见影的效果。

今天，生命科学兴起，提高人类的生命质量和生存质量，加强对严重威胁人类健康的常见病、多发病及疑难重症的研究，针灸疗法的进一步开发与应用已为国内外医界所瞩目。继承、挖掘、整理、创新及推广应用实为弘扬中医学术之举，通过深化研究、不断完善，在为人类的健康服务方面再获佳绩。

现将余多年来运用"针灸三通法"的临床实践经验及典型病例汇集成册，以飨广大读者。书中疏漏之处，请同道批评指正。

贺普仁

目　录

国医大师

贺普仁

针灸心法 丛书

针灸三通法临床应用

脑血管意外(中风)

中风以猝然昏仆、不省人事、口眼㖞斜、语言不利、半身不遂或未曾昏仆但以半身不遂、口㖞为主症。

中风在西医学中属脑血管疾患,常见有脑出血、脑梗死、蛛网膜下腔出血,脑供血不足(TIA 发作)等。

【病因病机】 本病产生机理颇为复杂,产生原因多与风、火、痰、虚、瘀五大因素有关,且与心、肝、肾三脏阴阳失调有十分密切的联系。加之忧思恼怒、劳累过度,以致风火相煽,心火暴盛,肝阳上逆。或因饮食不调,暴食肥甘以致脾虚痰热,化火生风,蒙蔽清窍致上实下虚,阴阳不能维系的危急之候。急症期过后,气血瘀滞,经脉不通,经筋拘挛而导致偏瘫久治不愈。

【临床表现】 临床按其部位深浅及病情轻重,分为中经络及中脏腑两大类。中经络者病情较轻,多为头晕、手足麻木、口眼㖞斜、语言謇涩、半身不遂。中脏腑者,病情危急、突然仆倒、不省人事、牙关紧闭、舌强失语、面赤气粗、半身不遂,此为闭证;更有甚者,口开目合,鼻鼾息微、手撒尿遗、四肢厥冷,此为脱证,预后不良。

【治则】 息风降逆,滋阴潜阳,行气活血,通经活络。

【取穴】 闭证:四神聪、合谷、太冲、太溪、听宫、足三里、环跳、阳陵泉、曲池等。脱证:气海、神阙、关元。

【刺法】 闭证:采用微通毫针及强通放血之法,多用泻法;脱证:重用灸法。

【病案举例】

例1 李某,男,57 岁。

主诉:左半身活动不利、语言不清数日。

病史:数日前在下楼时突然左侧半身活动不利,语言不清,口眼㖞斜。无头痛及二便失禁,未曾仆倒。送至急诊,诊为脑梗死。予抗血栓药物治疗。患者当晚病情加重,呕吐两次,但无神志意识障碍。一般情况尚好,纳可,二便调。

望诊:左上下肢瘫痪,面白,舌苔白腻,中心略黄厚。

切诊:脉沉细。

查体:神志意识清楚,语言不清,左侧上下肢肌力3级,伸舌左偏,左侧上下肢锥体束征(+)。

辨证:素体气虚,风中经络。

治则:调补阴阳,疏风通络。

取穴:听宫、列缺、条口。

刺法:均用毫针施以补法,予轻刺激量,每日治疗1次。

1诊后病人感到轻松,精神好。2诊时说话明显好转,吐字较前清楚。3诊后患者自感肌力明显增加,抬臂、抬腿活动度增加,经搀扶可行走,说话已接近正常,肌力3级以上,走路较平稳。原方原法不变,继续治疗至10诊临床痊愈,语言流畅,自由行走,无不适感。

例2 李某,男,35岁。

主诉:左侧偏瘫,语言不畅3天。

病史:高血压病数年,血压不稳定,最高180/120mmHg*,最低120/80mmHg。昨晚坐位起立时突感头目晕眩,仆倒在地,随即语言謇涩,口眼㖞斜,流涎不止。左侧上下肢不能活动,送外院急诊,诊为"脑出血",予脱水药及止血药治疗,两天来症状未减来诊,大小便正常。

望诊:左上下肢瘫痪、舌尖红、苔黄燥。

切诊:脉弦滑数。

查体:神志意识清楚,语言不清,口眼㖞斜,左侧上下肢肌力3级。伸舌左偏,左上下肢锥体束征(+),BP:220/120mmHg。

辨证:阴虚阳亢,肝风内动,而致卒中。

治则:滋阴潜阳,平肝息风。

取穴:四神聪、合谷、太冲、太溪。

刺法:四神聪点刺放血,合谷、太冲施以泻法,太溪施用补法,留针30分钟。每日治疗1次。

2诊时患者头晕好转,语言不清似见好转,流涎明显好转,BP:200/120mmHg,肢体活动未见好转。脉象趋于和缓,舌苔仍黄,燥象已解,舌尖红。3诊以四神聪点刺放血,合谷、太溪、太冲、曲池、阳陵泉、足三里、环跳并用。其中环跳以泻法不留针,要求针感窜至下肢为好。金津、玉液放血,要求出血以色鲜不黯为度。4诊时语言不清大有好转,已能令人听懂,唯吐字仍不清晰。流涎基本消失。肢体活动好转,肌力3级。脉和缓,黄苔已减,BP:160/110mmHg,以上穴加颊车、地仓。5诊时患者精神好、神清,语言较流畅。口㖞明显好转,已止流

* 1mmHg = 133.322Pa

涩。伸舌仍左偏，左上下肢肌力4级。自觉有力，灵巧度较前好转，搀扶下已可行走。脉弦已减，舌苔由黄转白，仍腻。BP:150/100mmHg。针治减金津、玉液放血，余治同前。7诊时语言流畅清晰。患侧上下肢肌力已达5级，伸舌大致居中，BP:120/80mmHg，治疗同前。

经10余诊治疗，患者自我感觉良好，查体语言流畅，肌力5级，临床痊愈。

例3 翁某,女,53岁。

主诉:右上下肢活动不灵,语言不利1天。

病史:昨天突发头目眩晕,口㖞眼斜,语言不利。渐右上肢浮动不灵加重,纳尚可,二便调,寝安。

望诊:舌质红,少苔。

切诊:脉沉细。

查体:神志意识清,语言欠流畅,口角稍偏,左上下肢肌力4级。痛觉减弱,左上下肢锥体束征(＋),舌左偏,BP:180/120mmHg。

辨证:阴虚阳亢,肝风内动,风中经络。

治则:滋阴潜阳,平肝息风,疏通经络。

取穴:四神聪、曲池、合谷、阳陵泉、足三里、太冲、气海。

刺法:四神聪点刺放血。曲池、合谷、阳陵泉施以泻法,足三里、太冲施以补法,气海施以灸法,每日治疗1次。

3诊时患者诉精神好转,恐惧心理已消,肢体活动有所恢复,手能握物。头晕目眩明显好转,BP:160/100mmHg,舌脉如前,效不更方,针法不变,连续治疗10余次症状完全消失,语言肢体功能活动正常。BP:160/90mmHg,临床治愈。

例4 许某,女,13岁。

主诉:左侧肢体麻木、不能动,语言不清3天。

病史:3天前在体育活动中突然左侧肢体麻木,随即不能动。口角右偏,语言不清,经外院诊为"小儿脑血管畸形"。病儿一般情况尚好,纳呆、尿频、便常。

望诊:左上下肢瘫痪,舌苔白。

切诊:脉细稍数。

查体:神志意识清,语言不流利,左鼻唇沟浅,口角右偏,左上肢肌力3级,左下肢肌力4级。伸舌左偏不著,左上下肢锥体束征(＋)。

辨证:禀赋素虚,复感风邪,风中经络,气血不畅,筋脉失养。

治则:祛风散邪,疏风通络,调和气血。

取穴:颊车、曲池、合谷、环跳、足三里、绝骨。

刺法:均以毫针刺患侧,施以平补平泻手法,以局部酸胀为度,不留针。每日治疗1次。

2诊后效果明显,活动功能有所恢复,手能持物,可独立跛行,尿频如前,苔薄白,前方去足三里,加阳陵泉、风市。3诊时患者自述患侧上下肢较前有力,各关节可自由屈伸,活动较自如,语言清晰流畅。鼻唇沟对称,伸舌居中,四肢肌力5级。末端关节活动良好。嘱再针1次巩固疗效,共针治6次,患儿恢复正常。

例5 王某,男,53岁。

主诉:左上肢不能动2个月。

病史:2个月前因呕吐、头痛、头晕、腹泻导致言语不清,左上肢不能动。曾用中西药物治疗。语声洪亮,纳可,便调。

望诊:左上肢瘫痪,舌苔白,中间色黄。

切诊:脉弦沉。

查体:语言欠流畅,口角右偏,左上肢肌力3级,肌张力高。患侧手指关节僵硬不能张开,肿胀明显,伴疼痛。舌右偏,BP:160/110mmHg。

辨证:素体阴虚阳亢,肝风内动导致气血失和,血脉不畅,经筋不利。

治则:疏通经气,调和气血。

取穴:听宫、八邪、阿是穴。

刺法:听宫予毫针施用补法,八邪及关节阿是穴予火针速刺,均刺患侧。

2诊后患者自觉肢体轻松,3诊后患者自觉患肢疼痛减轻,肿胀稍减,手指感觉稍见灵巧。5诊后手指疼痛消失,肿胀消退明显,上肢及腕部活动灵巧度增加,活动稍有力。8诊后患侧肌张力开始逐渐降低,手指能张开,肿胀消失,前法不变。10余诊后病人患肢疼痛、肿胀消失,肌张力趋于正常,肌力增至5级,再巩固治疗数次,治疗结束。

例6 高某,女,54岁。

主诉:右手无力、不灵活1年余。

病史:1年前因中风右瘫,经治症状好转,可自行走动,唯右手无力,不能握物,发凉、发紧、麻木、肿胀。经常头晕、大便干。夜尿频、腰痛、寝欠安。

望诊:右上肢瘫痪,舌苔白。

切诊:脉沉细。

查体:右手活动不灵巧,腕关节肌力3级,指关节肌力3级,肌张力高。手掌、手指肿胀,伸屈困难,触之发凉。局部发白欠红润,皮肤粗糙。

辨证:气血失和,瘀滞不通,经筋不利。

治则:调和气血,活血化瘀,通经活络。

取穴:列缺、太溪、局部阿是穴、听宫。

刺法:列缺、太溪以毫针补法,针刺双侧。听宫以毫针补泻并用,先补后泻,针刺双侧手指等局部阿是穴,用火针点刺,每次5穴左右,隔日治疗1次。

3诊后患手麻木、发凉、发僵、肿胀等均有好转,穴法不变。5诊后肌张力过高明显缓解,麻木、发凉等症基本消失。肌力增加至5级。10余诊后手部症状基本消失,肌张力缓解明显,肌力大致正常,结束治疗。

例7 胡某,女,56岁。

主诉:左手指不能伸屈3年。

病史:3年前因血压增高导致左侧半身不遂。经各种中西药物治疗后,左上下肢活动大致正常。血压平稳,现左手指不能伸屈,局部肿胀,发凉,颜色较暗,皮肤粗糙,纳可。二便调。

望诊:左上肢瘫痪,舌苔白。

切诊:脉沉细。

查体:左手指肌力3级,肌张力高,局部皮肤营养不良,扪之发凉、粗糙。

辨证:气血不畅,经脉瘀滞,指尖失于荣养。

治则:温通经脉,调和气血,化瘀除滞。

取穴:八邪、指关节阿是穴。

刺法:均用火针速刺不留针,每次6~10穴,隔日治疗1次。

火针点刺治疗后,手指当即能够舒展,并能握拳,手指呈现红润。6诊后手指发凉消失,关节伸屈度明显增加,局部红润,粗糙好转,过高肌张力明显缓解,再予2诊结束治疗。

例8 白某,女,42岁。

主诉:左大腿后外侧冷凉感明显两年。

病史:两年前因脑梗死左上下肢偏瘫,经多种方法治疗后,上下肢活动基本正常。余留左大腿后外侧冷凉感未除。一般情况尚好,纳可,二便调。

望诊:面黄白,舌苔白。

切诊:脉沉细。

辨证:气血不畅,经络瘀滞,肌肤失荣。

治则:调和气血,通经活络,荣养肌肤。

取穴:局部阿是穴。

刺法:予火针速刺法。

火针治疗2次后,患者自觉局部发凉感显著减轻,依法治疗。自此每诊后局部发凉递减,共治疗10余次,症状完全消失,临床治愈,疗效满意。

【按语】中风是针灸临床最常见病症之一,中风作为一个病名首见于《素问·邪气脏腑病形》,亦称为"卒中"。主要指猝然昏仆,不省人事,口眼㖞斜,半身不遂,语言不利等症,又称为"大厥"、"薄厥"、"偏枯"、"风痱"等。

关于中风的病因,唐宋以前多以"外风"立论,东汉时期《金匮要略》论其病因为风:"风之为病,当半身不遂",又据病位深浅及病症的轻重表现之不同,分为中经络、中脏腑,云:"邪在于络,肌肤不仁;邪在于经,即重不胜;邪入于腑,即不识人;邪入于脏,舌即难言,口吐涎"。自唐宋以后对中风有了新的认识,为区别各种外风而致的真中风如面瘫、外感、肢痛等症,遂将上述卒中列入"内风"范围,称为"类中风",简称"卒中",至金元四大家将其病因大致分为风、火、痰、虚4种因素。清代王清任对本病以瘀血而论,其治疗多以活血化瘀之法而取效。故可将中风的病因病机概括为风、火、痰、虚、瘀5种类型。

《素问·调经论》云:"血之与气并走于上,则为大厥,厥则暴死,气复反则生,不反则死。"笔者认为中风病证无论病因如何,气血相搏,暴张于上,血气留滞于脑,经气瘀滞,气滞不通为最根本病机。对其证应以中经络、中脏腑进行分析归纳。治疗法则强调运用针灸三通法,以通调经脉,凉血祛痰为大法。通过"以血行气""行气活血"的作用,使其经脉通畅,气血调和,达到治疗疾病的目的。

对于各种中风,急性期发作治疗宜早不宜迟,选穴宜少不宜多。急性期发作多以强通放血配以微通毫针治疗,恢复期多以微通毫针治疗,后遗症期多以微通毫针配以温通火针灸法治疗。

1. 治疗急性中风　中风时产生突然昏仆,神志意识不清,口眼㖞斜,流涎不止,语言不清,半身不遂等中脏腑症状时,无论脑出血或脑梗死均应尽早医治。因其症为气血并走于上,经脉气血瘀滞于脑所致,其病势急迫,应急予清降血气,通瘀化滞之法。以令血气下行,经气通畅,令气复返而后生。

急性期发作取穴多用四神聪、十宣、井穴、金津、玉液、合谷、太冲等穴。四神聪位于之头巅顶,令其出血,可使逆上血气下降,暴张之阳得平,瘀滞经脉通畅。多以三棱针点刺出血,其出血量宜多。神志意识不清者取井穴点刺出血,调和阴阳之气以醒脑开窍。身热面赤者取十宣点刺出血,以泄其经脉气血之热。语言不清者应以金津、玉液复刺出血,以血自止为度,通利舌脉气血瘀滞。毫针针刺合谷、太冲施用泻法,以开四关之经气,使周身气血调达,经脉通畅,可每日治疗1～2次,如病情危笃,患者发病急骤,症见手撒遗尿,鼻鼾口张目合,瞳仁散大为脱证,则应急予灸法施治,多不救。

急性期过后症状稳定时,据病人病情之虚实寒热选用不同的腧穴给予微通法毫针治疗。持久治之,不能操之过急。虚证多选太溪、太冲、气海、足三里等,以阴经腧穴为主。实证多用环跳、阳陵泉、曲池、合谷、绝骨、四神聪等,以阳经腧穴为主,加强通经活络之作用,同时施以补泻,给予适当的刺激量,宜守方而治。

笔者认为,中风的产生,不论出血或是梗死虽然病因及机制各有不同,但究其根源,经络瘀而不通是最根本的病机所在。经络是运行气血的通路,气血是荣养四肢百骸、五脏六腑的物质。在生理上则是相互依存,"气为血帅、血为气母"相互为用。无论各种各样的病因,最终不外乎导致经络气血不通,经气瘀滞。因此,采用强通法强制经脉通畅的放血方法是治疗中风急性期发作的重要一环。气行则血行、血行则气畅,气血通畅而达到清心开窍、平肝潜阳、滋阴息风、通经活络的效果。

2. 治疗中风后遗证　急性中风在急性期过后半年仍然遗留症状称为中风后遗证,中风后遗证临床较难治疗,使人丧失工作能力,甚至生活不能自理。给病人及家属乃至社会带来很多问题。

中风后遗证病人患侧上下肢多为肌张力高,迈步困难,关节屈伸困难,手指不能伸开,形成"挎篮"、"划圈"姿态。中医学认为:四肢拘紧,屈伸不利实属经筋之病,多为寒凝脉阻,气血瘀滞,经筋失荣以致拘紧不伸、肿胀不用等。

笔者治疗中风后遗证主要采用温通法和微通法,认为火针是治疗经筋病的最好方法。使用火针首先要根据其应刺部位选择粗细相当的火针,要求将针烧红、烧透,趁针具极热之时迅速刺入皮肤肌肉,随即拔出即可。其选用腧穴多以局部阿是穴为主,配用相应经穴。例如:肩关节疼痛僵硬,肘关节疼痛僵硬发紧,应用火针速刺阳明经循行部位;指关节肿胀僵硬,不能伸屈,应用火针速刺掌指关节、指关节、八邪及阳经循行部位;不能抬步、膝关节活动不灵,可刺犊鼻及局部腧穴。除火针温通外,酌情选用太溪、太冲、环跳、听宫、阳陵泉、合谷,毫针微通治疗也是常用方法。太溪、太冲可培本补益肝肾,使气血有生化之源。环跳为人之躯体贯通上下阴阳气血之大穴,可疏导周身气血,以阳行阴,以中而行上下,是通畅气血经脉的主要腧穴。针刺时针感要麻窜至下肢,针感不宜过分强烈。听宫是手太阳腧穴,相续足太阳。太阳主筋,太阳经气通达,周身经脉得以充润。听宫穴的应用是笔者长期临床经验的总结,与环跳合用可通畅全身气血经脉,是治疗中经络与中风后遗证的重要腧穴之一。

治疗中风后遗证,除掌握上述要点外,基于病情顽固,坚持认症守方而治是重要的,只要取穴正确,不能频繁更换穴法,且不可急于求成,否则欲速不达。做为临床病症,典型发作少,非典型发作多;病情简单的少,复杂的多。这里所举的病例仅是选择较典型的加以论述,以利读者分析应用,切不可照本宣科,不加分析地套用。

癫　狂

癫与狂均为神志异常的表现,癫者表现为情志不悦、情绪变化无常,语无伦次;狂者表现为狂乱不安、妄作妄动、骂詈歌笑、喧扰不宁。癫证多称为"文痴",狂证多称为"武痴"。

西医学认为,癫狂均属于精神病范围,常见于精神分裂症,更年期忧郁症,周期性精神病等。

【病因病机】癫狂虽临床症状不同,但病机病因均有类似之处。多由思虑太过,所求不遂,以至肝失条达,脾气不运,津液凝滞成痰以致痰蒙心窍;或痰火

内
科

相炽,热熏于上,清窍被蒙;或痰气相结,郁滞于内,神窍被蒙;或心脾两虚,气血不荣,心气亏虚,神明失养而致。

【临床表现】 癫证多为沉默不语,呆痴少动,精神抑郁,表情淡漠;或喃喃自语,语无伦次,时悲时喜,哭笑无常,不知秽洁,不思饮食。狂证多为性情急躁,妄言责骂,亲疏不分,毁物伤人;或头痛失眠,面红目赤,两目怒视;或弃衣而走,登高而歌等。

【治则】 癫证:补益心脾,开郁化痰。

狂证:清心泻热,化痰开窍。

【取穴】 合谷、太冲、内关、丰隆、颊车、地仓、气海、心俞、噫嘻等。

【刺法】 气海、心俞、噫嘻用补法,予轻刺激量,其他腧穴用泻法,予强刺激量。上穴均用毫针刺法。

【病案举例】

例1 张某,女,34岁。

主诉:语无伦次,行为异常半年。

病史:半年前因家务琐事导致情绪不畅,继而出现呃逆气短,善太息,吞咽不利。后因悲伤思虑过度,病情加重。现神志昏乱,行为异常,语言不分伦次,双颊发紧,张口困难。曾多方治疗无效,遂来诊。身体一般情况尚好,纳佳、便调、寝安。

望诊:形弱体瘦,面色萎黄,闭口不张,未见舌象。

切诊:脉弦滑。

辨证:心情抑郁,耗伤营血,痰气内结,蒙闭包络,发而成癫。

治则:疏肝解郁,顺气豁痰,宁心安神。

取穴:合谷、太冲、内关、丰隆、颊车、地仓、气海。

刺法:以毫针刺入腧穴5分~1.5寸,施以泻法。惟气海施以补法,留针1小时。

针后当即神志意识清醒,语言行为趋于合理,嘱其戒怒少思,弃其前嫌,善自调养,巩固治疗。

例2 王某,女,29岁。

主诉:精神不正常,经常自言自语2年。

病史:2年前突然语无伦次,愠骂詈言,诊为"精神分裂症"住院治疗。病情平稳后出院。出院后不足1年,病症频发,语无伦次,时不识人,自言自语,詈言谩骂,近日加重遂来诊。食纳极佳,二便调。

望诊:表情淡漠,时有利语,舌苔白有齿痕。

切诊:脉沉细数。

辨证:情志抑郁,日久不畅,气血耗散,失荣清窍,以致成癫。

治则:清心开窍,补益气血,养心安神。

取穴:心俞、噫嘻。

刺法:取俯卧位,以毫针刺入 5 分深,施用补法,留针 30 分钟,每日治疗 1 次。

本病之治疗非一日之功,需慢慢调理,并配以良言引导。穴法不变治疗约 40 次后,渐渐恢复正常。经随访,患者精神正常,症未复发,临床治愈。

【按语】癫狂早在《内经》就有专论,如《灵枢·癫狂》。本病虽为两证,因其病因及病机有类同之处,故多相提并论。

癫证,《寿世保元》云:"癫者,喜笑不常,癫倒错乱之谓也"。形象地说明了"癫"的特点。对于癫的病机,《临证指南医案》云:"癫由积忧积郁,病在心脾胞络,玄阴蔽而不宣,故气郁痰迷,神志为之混淆"。

《证治汇补》也记载:"有视听言动俱妄,甚则能言平生未见闻事及五色神鬼,此乃气血虚极,神光不足或挟痰火,壅闭神明,非真有祟也,宜随症治之。"由上可见癫证多系气血虚弱,肝心脾不足,痰浊蒙蔽清窍,神志不明而发病。因其病多为少动多静,不及他人,其性质为阴,故称为"文痴"。

狂证,《素问·厥论》云:"阳明之厥,则癫疾欲走呼,腹满不得卧,面赤而热,妄见而妄言"。《灵枢·经脉》云:"是动则病,洒洒振寒,善呻数欠,颜黑。病至则恶人与火,闻木声则惕然而惊。心欲动……甚则欲上高而歌,弃衣而走。"

《杂病源流犀烛》云:"狂之患固根于心,而亦因乎胃与肾,此癫狂兼致之故。"

由上可见狂证多因痰火内盛,阻络心包,神明失养而致。因其证又是狂走暴动,詈言谩骂为主,其性质为阳,故称为"武痴"。

笔者认为,本病的产生不论文痴武痴,导致病症产生的根本所在是痰闭心窍,神明受阻。文痴多由患体虚弱,肝脾不足以至气血两亏,湿痰内阻而成。武痴多因素体阳盛,复因情志不遂,肝火炽盛,引动痰浊,上闭清窍所致。

治疗癫证文痴,足太阳膀胱经及背俞穴为重点经络和腧穴,足太阳膀胱经在循行系是"络肾","从巅入络脑"。而足太阳膀胱经循行于后背,人之肾俞穴则是人之气血经气转枢调达之处,凡虚证可从肾俞穴着手治疗。

治疗癫证,穴不在多而在精,法不在杂而在通。治疗本证心俞、噫嘻两穴是主要的,并非愈多愈好。心俞通于心窍,乃心窍之门户,刺心俞可使周身气血与心窍相通,气血调达,痰浊蠲化,心窍开通。噫嘻亦为太阳经穴,位于后背第 6 胸椎棘突下旁开 3 寸。此穴在临床少用。纵观经典古籍,噫嘻多治疗肩臂痛,热病汗不出等症。很少见治疗癫证。鉴于对癫证的认识,笔者发现、总结了噫嘻的特殊功效。本穴在治疗癫证方面有较好的疗效。其功能是:蠲化痰浊,调达气血,开窍安神,疏通经气。在具体使用方面,如何选取准确的腧穴是十分重要的。根据临床实践,本穴虽在第6胸椎棘突下旁开3寸,但每个人尚有病情与个体的差异。笔者的经验是:在第6胸椎棘突下旁开3寸处,医者以指按之,若病人有疼痛酸楚感,出现"唏嘘"之声即为此穴。

上2穴均使用补法,多用捻转补泻法之补法,以鼓舞正气。除了正确的选穴和施用手法外,进行心理上的治疗也是必要的。可针对病人发病之根源、现在之要求,进行良言劝解,并令家属予以合作。

应用上法,宜守方而治,不可操之过急。

治疗狂证武痴。由于武痴产生的原因多为肝胆火热,痰火内结而上蒙清窍,此乃阳盛之证。因此,多从痰火着手,在经络多取阳明、厥阴,以清泻痰火,豁痰开窍,开胸解郁,宁心安神。其关键在于"通"、"泻",其腧穴多首选丰隆,以化痰通络,泄热安神,配以合谷、太冲开四关以调达气血,宁心定志。内关为厥阴心包经之络穴,善解郁宽胸,使心窍豁达。地仓、颊车为阳明腧穴,是治疗狂证的经验穴,《千金方》云:"狂风骂詈捶斫人……狂走刺人,或欲自死,骂詈不息,称神鬼语,地仓主之"。地仓、颊车在临床治疗狂证有一定效果。

如病人体有虚证,可加用气海以培本。

由于狂证多为实证,阳证,在刺激手法上应施以泻法,给予重刺激量,使病人感到针感很重。如果病情严重,狂妄之极,可据病情酌情加以汤药,针药并用。

面神经炎(口眼㖞斜)

面神经炎在中医学称为"口眼㖞斜",春秋两季发病率较高,可发生于任何年龄。

西医学认为面神经病变为面神经受损所致,分为核上性(中枢性)面瘫及核下性(周围性)面瘫。引起的原因较多,如肿痛、炎症、脑血管病变、外伤等。引起周围性面瘫最常见的病因为病毒感染,称为面神经炎,亦称为 Bell's 麻痹。

本文所述为原发性周围性面神经炎(Bell's 麻痹)。

【病因病机】本病多因汗出受风,劳累后面部着凉,以致外寒之邪乘虚而入,客于面部阳明经脉,经络空虚,气血运行异常而出现口眼㖞斜。外感风寒不解,入里化热而出现阳明郁热也是常见病机之一,此为实证。尚有素体气血亏虚,邪气乘虚而入导致阳明失畅,经络受阻,亦可发为本病。

【临床表现】起病突然,多在眠后或劳累汗出后发生一侧面部迟滞、松弛、紧涩,不能蹙眉,额纹消失,鼓颊露齿、口角㖞斜,病侧眼睑不能闭合。部分病人有患侧耳后、乳突及面部疼痛等。

【治则】疏散风寒,通经活络。

【取穴】阳白、四白、瞳子髎、下关、颧髎、颊车透地仓、合谷、足三里。

【刺法】以毫针刺法。面部腧穴除下关外均用沿皮刺。所有腧穴均先补后泻，面部出现连动，加用火针局部点刺。

【病案举例】

例1　周某，男，21岁。

主诉：右口眼㖞斜10天。

病史：10天前晨起发觉右侧口角不利，饮食漏水，感觉面部紧涩、㖞斜。两日后右眼闭合不灵，并有向下牵拉感。服药效果欠佳，一般情况尚好，纳食佳，二便调。

望诊：舌苔白。

切诊：脉弦滑。

查体：右额纹消失，蹙眉困难，右眼裂增宽、不能闭合，口角左偏，右鼻唇沟浅，伸舌居中。

辨证：卫外不固，风邪侵袭，客于经络，气血不畅。

治则：祛风除邪，疏通经络。

取穴：阳白、四白、瞳子髎、下关、颧髎、颊车透地仓、合谷、足三里。

刺法：均以毫针刺患侧，先补后泻，留针30分钟，每日治疗1次。

3诊后患者感到面部轻松、额纹稍现，可轻微蹙眉，口角㖞斜减轻，饮水已不外漏。

6诊后患者自己感到面部症状基本消失，已无不适感，左右额纹大致对称，口角基本恢复正常。巩固治疗至10诊临床痊愈。

例2　姚某，男，2岁半。

家长代诉：右侧口眼㖞斜20余天。

病史：20天前原因不清发现右口角㖞斜，进食困难，未治。数日后症状明显加重，右眼不能闭合，流泪明显，经服维生素、抗病毒药物未效。一般情况好，纳食佳，二便调。

望诊：舌苔白。

切诊：脉弦滑。

查体：右额纹消失，右眼裂增宽、流泪，右鼻唇沟浅，口角左偏显著、啼哭时尤显，右耳后乳突压痛，伸舌居中。

辨证：风寒侵扰，客于经络，阳明失畅。

治则：祛风散寒，疏通阳明。

取穴：阳白、四白、瞳子髎、下关、颧髎、水沟、颊车透地仓、合谷、足三里。

刺法：均以毫针刺患侧，先补后泻，留针20分钟，隔日治疗1次。

3诊后家长代诉口角㖞斜已明显减轻，右眼稍能闭合，耳后疼痛扪之明显好转。患儿精神好转，经9次治疗，各种症状完全消失。查体正常。

【按语】口喎眼斜症首见《灵枢·经脉》，称为"口喎"、"卒口僻"。《金匮要略》则称为"喎僻"。

本病病因多与风、寒、热、虚有关。常因外感风寒，经脉不畅；或外感风热，经脉不通；或久病体虚，汗出受风；或情志不舒，气血郁滞，复感外邪而导致本病。

在经络系统中，本病多与手足阳明、手太阳、任脉及经筋有一定关系。《灵枢·经筋》："足阳明之……其病……卒口僻"。《灵枢·经脉》："胃足阳明之脉……是主血所生病者……口喎"。

面神经炎是针灸临床最常见病症之一，可发生于各个年龄段和不同性别。面瘫以早治为好，绝大多数病人都能获得满意疗效。但也有部分病例因误治、失治等原因效果不佳致病情加重或成面肌痉挛、面肌倒错等顽固症状。

面瘫只有早治，才有可能得到痊愈。针灸要点：越早治越要注意调整周身的气血。体壮者多用合谷，体弱者多用合谷、足三里。人体气血充盈，经脉通畅是治疗本病的基础。在早期，疾病处在发展亢奋阶段，要因势利导，不可强拒。治疗时面部用穴要相对少，刺法要轻，刺入要浅。待病情稳定后（约3天至1周）正气充盛，邪气不亢时才以疏通面部阳明为主。按病情之寒热虚实施以不同手法。热证面部肌肉松弛、苔黄，宜采用放血、拔罐及毫针泻法；寒证面部拘紧滞涩，宜用毫针先泻后补，可配用灸法。

若面瘫已形成后遗症，面部肌肉痉挛，面肌倒错等，宜用火针刺之。参见面肌痉挛一节。

面肌痉挛（䐃动）

面肌痉挛中医学称之为䐃动，是一种以面部肌肉阵发性痉挛或跳动为表现的顽固性疾病。本病轻者仅限于眼睑周围痉挛、跳动，有时会牵拉至面部、口角等部位。严重者患侧面颊耳角以至头皮等均有强烈牵拉感，可导致面部喎斜，肌肉拘紧、萎缩。

西医学认为，本病仅为一个症状，产生的原因很多。如面神经炎后遗症、三叉神经痛后遗症，局限性癫痫发作、桥脑肿瘤、中毒以及疲劳性和心因性痉挛等原因。

【病因病机】本病多为七情所伤，阴血暗耗，经脉失养，阴阳之脉不能协调所致。也常见于劳累日久、耗伤气血，气血不荣面部，或口喎虽愈，但风寒之邪未尽，滞留脉中，引动筋脉收涩所致。

【临床表现】睑部、面部、口角肌肉不自主颤动。症重者抽动、痉挛，面部肌肉僵紧，抽动时人中沟可歪向病侧，病侧眼裂小于健侧。若久病可见面部肌肉萎缩，视物不清及面部怕冷，遇寒凉症状加重。面部可有压痛。

国医大师
贺普仁
针灸心法
《针灸三通法临床应用》

气血亏虚,经脉失养者:面部肌肉跳动,失眠多梦,肢体面部麻木,劳累失眠后症状加重,抽动明显。舌质淡,苔白,或有齿痕,脉沉细。

风寒未尽,客于阳明者:面部拘紧明显,抽动时呈痉挛状,遇寒加重。有时呈面瘫后遗症状。舌苔白,脉弦涩。

气郁不畅,失于疏泄者:面部肌肉瞤动以颤动为主,女性多见,忧郁气恼后症状加重,有时呈周期性发作,舌苔白,脉弦滑。

【治则】 调理气血,化瘀除滞,疏通经络。

【取穴】 角孙及面部阿是穴为主,酌情加用穴位如下。

气血两虚:中脘、足三里。

风寒未尽:风池。

气郁不畅:合谷、太冲。

【刺法】 面部阿是穴均用细火针速刺,其他腧穴依症施用补法或泻法。

【病案举例】

例1 陈某,女,86岁。

主诉:左眼睑抽动20余年,左面部抽动2年。

病史:20年前,因意外精神刺激导致左眼睑时有抽动,未予治疗。近2年来症状加重,扩大到左面颊肌肉抽动,严重发作时左眼几乎不能睁开,引颊移口,面部紧涩,有时整个面部不能自主。精神紧张或遇寒冷后症状明显加重。一般情况尚好,纳可,便调,寝安。

望诊:面黄,左面颊不停抽动,频率时快时慢,幅度时大时小。舌质淡,苔薄白。

切诊:脉弦滑。

辨证:肝郁气滞,气血失调,筋脉失养。

治则:活气行血,养血荣筋,疏导阳明。

取穴:角孙、头临泣、丝竹空、颧髎、地仓、阿是穴、合谷、太冲。

刺法:合谷、太冲毫针速刺,行平补平泻手法,予中等刺激量,余穴用细火针速刺,隔日治疗1次。

1诊后患者自觉面部轻松有舒展感,5诊后面部瞤动次数减少。望诊已能看到抽动频率、幅度均有明显好转,舌脉如前。治疗穴位不变,两个疗程后,患者只述偶有面部轻微蠕动。望诊肌肉瞤动已消失,面肌活动自如,原方巩固治疗两个疗程后,临床痊愈。

例2 王某,女,54岁。

主诉:左侧面部肌肉跳动2年余,加重近9个月。

病史:2年前原因不明出现左眼睑轻度颤动,经常发作。后渐至眼睑瞤动,未经治疗。近9个月来,上眼睑跳动停止,惟觉下眼睑跳动幅度增大,入眠则止,醒后则发，伴有耳鸣，情绪波动时症状加重。严重时目不能睁，口角向左牵拉，导致口眼㖞斜。抽动静止后面部恢复正常。同时感到面部拘紧不灵巧，食纳可，寝安，便秘 2 日一行，尿常。

望诊：体瘦，面黄，左眼下睑跳动明显伴口角㖞斜，舌质淡，苔白。

切诊：脉细缓。

辨证：气血俱虚，不荣经脉，阳明失畅。

治则：疏通经脉，调理气血。

取穴：面部阿是穴。

刺法：以细火针局部速刺，隔日治疗 1 次。

1 诊后症状无改善，3 诊后下眼睑跳动次数减少，患者诉面部始有舒展感，偶感跳动停止。效不更方，穴法不变。4 诊后至 10 诊，下睑跳动随诊递减，效果明显。其跳动呈大间歇状态。约 13 诊后下睑跳动停止，面部形态正常，临床痊愈。

【按语】中医学认为面肌痉挛、跳动、颤动仅是程度不同，而在病因病机、临床辨证方面均有着共同的认识。其病因多与精神情绪的变化因素有关，女性多于男性。另外，脑力工作者用脑过度，精神紧张亦为好发原因之一。在脏腑往往与肝有关，肝气郁滞不畅必然导致肝血亏耗，阴血不足，不能荣于颜面而致风生。亦可因口眼㖞斜或风痰眩晕日久不愈导致久病气虚，风痰相搏阻于阳明经脉，产生痉挛抽动。

在经络系统，本病常与经脉循行有关，"头为诸阳之会"，多条阳经循行于面，尤以阳明、少阳更为重要，阳明经多气多血，少阳经多气少血，均与人体气血有着明确显著的关系。正是由于经脉性质与循行部位的重要性，笔者认为，虽然本病产生的病因病机及病势发展各有不同，但其实质都是面部经脉滞涩不畅、气血不行、局部肌肉失于荣养而致。大量的临床资料证明，本病症状仅以局部为主，不论病之轻重、性别、年龄，患者全身症状很少。基于此对本病的认识，经络系统的理论是重要的，局部治疗也占有重要的地位。

治疗本病非火针莫属，用一般的药物及针灸方法很难奏效。疗效的产生与火针的功效特点分不开。正如《针灸聚英》云："火针亦可行气，火针惟假火力，无补泻虚实之害。"因此，尽管对本病的认识有气血虚实之分，就火针治疗而言，尽可应用不得拘泥。需注意的是操作要"准、稳、快"。针要烧红、烧透，刺之要准确。所刺部位首选痉挛跳动局部阿是穴，次选面部疼痛压痛点及面部腧穴。每次针 3~6 穴，不可用太多腧穴，隔日治疗 1 次。

有些病人尚伴有其他症状或病因不同，可酌情使用相应腧穴，配以毫针治疗。风寒重者多用风池，肝郁气滞者多用合谷、太冲，气血不足者加用中脘、足三里。同时予适当补泻手法。另外，对患者要嘱其注意休息，鼓励建立信心，遵守疗程。

癫痫(痫证)

癫痫俗称"羊痫风",是一种发作性的神志异常疾病。临床上以不同的发作表现分为大发作和小发作。大发作时的特征为猝然仆倒,不省人事,手足抽搐,口吐涎沫,两目上视,喉中发出类似猪、羊等畜的叫声。移时苏醒,饮食起居类如常人。小发作时瞬间神志模糊或意识丧失,可表现为突然两目直视,如无所见,一时性的失神,或口角牵动、吮咀或手中所持物品突然坠落等。

西医学认为癫痫为一组临床综合征,由于脑部兴奋过高的神经原过量放电而引起阵发性大脑功能紊乱所致。可由多种原因引起,如脑囊虫病、脑肿瘤、全身代谢性疾病等。最常见的为原发性癫痫。

【病因病机】 本病多由七情失调,大惊大恐造成气机逆乱,或由劳累过度造成脏腑失调、痰浊中阻、气机不畅、风阳内动、清窍受蒙所致。小儿得此病症,多因先天不足、母体受惊受恐导致患儿肾精亏耗、髓海失充。

【临床表现】 癫痫的大发作多比较典型:突然倒地,四肢抽搐,口吐涎沫、喉中作声或尖叫,两目上吊等。发作时间长短不一,少则数十秒,多则数小时。发作间隔时间不等,有每日发作数次,有数日、数周、数月发作1次。小发作的发作症状较轻,多表现为木然无知,不动不语,不闻不见,或两目上翻,或口角抽动,或手中物件突然坠落等。发作时间大多很短,常在数秒之内,也可瞬间而过,随即恢复知觉意识。

无论是大发作还是小发作,神志意识丧失是癫痫病的首要特征。

无论大发作还是小发作,经久不愈可导致记忆力减退、精神萎靡、表情呆板、动作迟缓等。

【治则】 大发作:急则治标。宜涤痰祛风,通调督脉之法。小发作则标本同治,宜养阴益气、滋补肝肾、疏调督任之法。

【取穴】 大椎、腰奇、四神聪。

【刺法】 先以4寸毫针刺入大椎穴后,针尖向下(尾骶方向)将针卧倒以沿皮刺法刺入3寸半,施以龙虎交战手法。再用4寸毫针刺入腰奇穴后,针尖向上(头项方向)将针卧倒以沿皮刺法刺入3寸半,与大椎穴形成对刺,施以龙虎交战手法,隔日针治1次,留针30分钟。

【病案举例】

例1　张某,男,24岁。

主诉:阵发性抽搐,口吐白沫,牙关紧闭数年。

病史:数年前因突然昏倒,全身抽搐,口吐白沫,小便失禁等,诊为癫痫大发作,每日发作1~2次。每次发作约2分钟即止,醒后头痛、乏力。数年来一直服用苯妥英钠及中药涤痰剂,效果甚差。至今每日发作 10 余次,不能参加工作。

望诊:面黄,精神尚好,舌苔白。

切诊:脉细滑。

辨证:情志不遂,督脉失调,气机逆乱。

治则:通调督脉,调理气机,疏导情志。

取穴:大椎、腰奇。

刺法:以上法先刺大椎,后针腰奇,施以对刺。留针 30 分钟,隔日治疗 1 次。

2 诊时病人诉自针后精神好转,发作症状程度减轻。5 诊时诉精神好,症状明显减轻,发作次数减少,每次发作前的感觉明显减弱。

9 诊时诉大发作已停止,仅有瞬间而过的小发作,发作次数明显减少为 3 ~ 4 天发作 1 次。自述精神好,纳佳,心情舒畅。

治疗 1 个月后,病人诉已有近 1 周癫痫未发作,精神较好。效不更方,穴法不变,巩固治疗 2 个月治愈。2 年后随访,症状未复发,已胜任工作。

例 2 龚某,女,19 岁。

主诉:癫痫发作 6 年。

病史:6 年前发生癫痫,发作较有规律,每晚发作 1 次。发作前先有周身抖动,数十秒后神志不清,抽搐,口吐白沫,两目上吊,喉中痰鸣,数分钟后苏醒。苏醒后感到周身乏力、头晕、嗜睡、纳呆,大便日 1 行,夜尿频,月经尚可,时有腰痛。

望诊:面红,精神尚好,舌苔白腻。

切诊:脉沉细。

辨证:气阴不足,痰浊上扰,督任失调。

治则:补益气阴,祛痰化浊,调理督脉。

取穴:大椎、腰奇、心俞、肾俞。

刺法:以上法先针大椎,后针腰奇。均用 4 寸毫针施以对刺,行龙虎交战手法。心俞、肾俞以毫针刺法,先刺心俞,后刺肾俞,施以捻转之补法。留针 30 分钟,隔日治疗 1 次。

3 诊时病人诉自第 2 次治疗后症状未发作,乏力好转,夜寝仍不安,多梦,针治穴法不变。7 诊后病人诉第 2 次治疗以来仅发作 1 次,且发作时的症状较前明显减轻。夜尿较频,脉沉细。上穴法不变,加照海予捻转之补法。

10 诊后癫痫未再发作,针法不变,巩固治疗 2 个月。半年后随访,症状未再复发,临床治愈。

例 3 邵某,女,20 岁。

主诉:发作性意识障碍,四肢抽搐 5 年。

病史:1986 年 9 月因突发性意识障碍,四肢抽搐就诊。因有食用未熟猪肉史,外院怀疑为脑囊虫病。化验脑囊虫血清试验(－)。脑电图不正常,诊为原发性癫痫,以抗癫痫药物及针灸治疗,效果不佳。癫痫发作数日1次。每次发作症状表现较刻板,尤以经前、经后及外感发热时为著。每逢月经前1~2天突发四肢抽搐,口吐白沫,神志意识丧失等,持续时间不定,短则数十分钟,长则数小时。每次发作停止后神志意识欠清,意识障碍可达1~2天方能完全清醒。胆怯异常,多梦,反应能力差,表情呆板,记忆力尚可,纳可,便调,月经大致正常。

望诊:舌质淡,苔白。

切诊:脉弦滑。

辨证:痰饮上扰清窍,气机失调。

治则:化痰饮,调理气机,通调经脉。

取穴:四神聪、大椎、腰奇。

刺法:刺四神聪以毫针行卧刺法,得气乃止。大椎、腰奇均以4寸毫针沿皮对刺,以平补平泻手法给予中等刺激量。每次留针30分钟,每周治疗2次。

针治4次后,患者诉精神好,癫痫未发作,其他症状大减,夜寝安和,梦减。

针治10次后,患者诉在治疗期间,癫痫仅发作1次,而且症状明显减轻。所有症状均在2分钟内消失。依上法继续巩固治疗不变。每周1~2次。经4个月治疗,症状无复发,疗效满意,临床痊愈。

【按语】癫痫,古称"痫"或"痫证"。首见于《内经》,如《素问·大奇论》、《灵枢·经脉》等,之后历代均有论述。其病症与西医学的癫痫病相同。就病因而言,其病产生的原因多与风、火、痰、虚有关;就症状产生的程度与形式来讲,分为大发作和小发作;就病在经络而言,多与督脉、任脉、太阳、少阴有关。

在临床辨证中,癫痫病的辨证有多种多样,应用针灸方法治疗本病与服用药物治疗有所不同,对本病的认识也略有不同。笔者把癫痫病从根本上分为虚实两大类:实证者,体质强,患病时间短,以大发作为主。病因以痰、火、风为论。治疗以大椎、腰奇、四神聪为主穴,施用泻法。神志不清伴有抽搐者加用水沟,予强刺激法;经常发作者加用合谷、太冲,予中等刺激量。虚证者,体质较弱,患病时间较长,以小发作为主,病因多以气血两虚,肝肾阴亏为论。治疗以大椎、腰奇为主穴。气血两虚症状明显者,多加用中脘、足三里;肝肾阴虚症状明显者,多加用肝俞、心俞、肾俞,均用轻刺激量;若中土不运,痰浊内生者可加用中脘、丰隆;小发作仅以吸吮、口角抽动、瞬目等面部症状为主症者,多加用阳明局部腧穴,如颊车、地仓等。上述各类病症久治不愈,发作次数频繁者,可加用长强,虚则补之,实则泻之。治疗癫痫病,应首选大椎、腰奇。此二穴合用具有镇静安神、醒脑开窍、蠲痰定志之作用。无论虚实均可作为治疗癫痫的基本方穴。使用此二穴时,强调治疗成年人时需用4寸毫针,先针大椎后针腰奇,施以沿皮对刺。具体操作方法前面已述。主要掌握偏于实证者应以泻法操作,偏于虚证者应以补法操作,酌情给予相应的刺激量。大椎为督脉腧穴,位于督脉上部,是诸阳之会,具有通阳通脑的功效;腰奇位于督脉下部,为经外奇穴,位于尾骨尖上2寸。二穴合用,可使督脉经气通畅,气血调和。

四神聪位于巅顶之上,属经外奇穴。具有清热镇惊之功效,与大椎、腰奇合用增加清热、通经、镇惊、安神之作用。多用于癫痫病及某些神志意识障碍疾病中。

正确应用大椎、腰奇的针刺操作方法,对治疗癫痫有着十分重要的意义。

急进性高血压病(头痛头晕)

高血压病在中医学中多数属于眩晕、头痛范围。患者常感到视物眩晕,头痛,或不能闭目站立,呕恶以至昏仆倒地等症。

西医学认为,以成年人长期收缩压在140mmHg以上,舒张压在90mmHg以上的原发性血压增高,称为高血压病。

本文所述为高血压危象、高血压脑病等。

【病因病机】本病病因病机较为复杂,但以火、风、虚为多见。在脏腑常与肝、肾相关,在经络常与少阳、厥阴、太阴有关。实证者多为肝热生风,或阴虚阳亢化风;虚证者多为肾阴不足,水不涵木导致风动于上。虚实之证均为气机升降失常所致。

【临床表现】头晕目眩、胸中泛恶、视物旋转,甚则晕即仆倒。多伴有头痛、耳鸣、少寐多梦、口苦、口干、目涩、面红、腰酸腿软等症状。

【治则】平肝息风,滋阴潜阳,疏调气机。

【取穴】四神聪、水沟、曲泽、委中、合谷、太冲、太溪。

【刺法】依证之不同酌情选用强通放血、微通毫针疗法。施以不同补泻法,每日治疗1次或2次。

【病案举例】

例1　宋某,男,41岁。

主诉:经常头痛、头晕数年。

病史:数年前因头痛头晕诊为高血压病,经常头晕、头痛、目眩,时轻时重,血压经常在200/100mmHg。血压增高时不能用脑,每每劳累后症状加重。长期服用降压药物。现症:头痛头晕、视物眩晕,面赤、口苦、口干喜饮,大便干结数日1行,尿黄赤。

望诊:面赤,舌质红,舌苔黄。

切诊:脉弦滑数有力。

查体:BP:210/110mmHg。

辨证:素体阴虚,肝阳上亢,化火生风。

治则:急则治标,清热平肝,滋阴潜阳。

取穴:四神聪、合谷、太冲。

刺法:以锋针速刺四神聪出血,出血量不拘。毫针刺合谷、太冲,施以泻法,给予强刺激量。

针后半小时,患者自觉症状减轻,头痛、头晕明显减轻,测血压为180/100mmHg,基本恢复到平素水平。

第2天来诊,诉其症状(头痛、头晕)完全消失,心中平静,治疗前测血压为180/100mmHg,治法不变,巩固治疗。

例2 应某,男,63岁。

主诉:头晕目眩、恶心呕吐1天。

病史:前1天晚上因食肥甘厚味后与家人生气,随即感到神倦不适,头晕目眩、恶心欲呕,心中烦乱不宁。渐感周身出冷汗,四肢厥冷,经家人劝慰后稍感症状减轻入睡。

即往血压正常,体健。

现症:头晕,动则眼冒金花,头痛,恶心欲呕,心情急躁易怒,四肢末端麻木。

望诊:面红赤,舌苔中间厚白腻。

切诊:脉弦滑数,双尺脉弱。

查体:BP:190/110mmHg,双手握力未减,手足欠温。

辨证:郁怒伤肝,肝阳上亢,阴亏于下。

治则:平肝潜阳,疏肝解郁,兼以补正敛阴。

取穴:水沟、四神聪、十二井、曲泽、足三里、太溪。

刺法:急取水沟速刺出血,四神聪速刺出血,十二井穴速刺出血,上穴均出血"豆许"而止。曲泽用缓刺出血法。足三里、太溪以补法轻刺激,留针30分钟。

治疗后半小时测血压170/90mmHg,患者眩晕、恶心、头痛等症状消失,四肢厥冷缓解。神静脉和,疗效满意。嘱回去静养休息,明日再诊。

第2天来诊,测BP:150/90mmHg。症状未见反复,更换腧穴,取太溪、内关、足三里,均用补法,巩固治疗2次。

例3 张某,女,56岁。

主诉:头晕恶心,右半身无力,语言欠流畅3天,高血压病多年,最高220/110mmHg。

病史:3天前因工作紧张休息甚晚,夜寐不实,晨起后感到头晕、恶心,右半身无力,手麻,走路发软。自觉舌僵不灵活,语言不流畅。一般情况尚好,纳可,大便调,尿黄。

望诊:面赤,舌质红居中,舌苔腻。

切诊:脉弦滑。

查体:BP220/120mmHg,神志意识清,语言欠流畅清晰,右上肢肌力 2 级,未引出锥体束征。

辨证:素阴亏于下,水不涵木,风从内生,经脉失养。

治则:滋阴潜阳,平肝息风,通经活络。

取穴:四神聪、合谷、太冲。

刺法:以锋针速刺四神聪出血,其出血量以挤不出为度。合谷、太冲以针行泻法。

治疗后半小时测血压为 180/110mmHg。头晕恶心明显减轻,手麻、语言不流畅、舌僵均有好转,嘱注意休息,明日再诊。

第 2 天来诊右半身无力、手麻等症基本消失,治疗不变。

第 3 天来诊诉精神好,半身无力、手麻、下肢发软完全消失,测 BP:150/100mmHg,腧穴不变,四神聪放血改为毫针针刺,留针 30 分钟,疗效满意。

【按语】本文所述高血压病以急进性和顽固性高血压为主。患者血压多在 180/110mmHg 以上,多数呈急性发作状态。包括高血压脑病、顽固性高血压、高血压危象、一过性脑缺血发作等。此类高血压病临床以实证为多,虚证为少。可见肝胆火盛,肝风内动,阴虚阳亢等类型。

笔者认为,本病发展快,症状危重,如不及时解救则后果严重。因此应给予相当重视,不可掉以轻心。本病以实证为多,故应以放血之强通法为首要治疗手段。强通,强制也,迫使风息火降,肝气得平,诸脉通畅。此法不仅有治疗作用,还可预防脑血管病的发生。同时佐以毫针微通治法,最终使气血调和,症状缓解,经脉通调。待急性危重症状稳定缓解之后,酌情选用相应方法巩固治疗效果。

治疗中,凡患者舒张压在 110mmHg 以上,伴有阳盛之实证表现时,首选四神聪以平肝降逆,清泻肝火。法以锋针速刺出血,出血量据病之轻重而定,少则"豆许",多则数滴。严重者以出血颜色由暗红变为鲜红色,且自止为度。如病人头痛剧烈,视物不清或语言不利,肢体麻木等症明显时,表示症状危急、病情严重,为经脉气血亢盛之极,欲将崩溃之象,治疗切不可掉以轻心,应慎之又慎。除四神聪放血外,尚应以曲泽、委中等穴缓刺放血及点刺十二井穴出血。以迅速清泄阳盛之热,潜阳平肝,达到清除气血瘀滞,调和经脉的目的。

治疗中有部分患者虽然血压较高,但或因久病,或因年高,或因体虚,其证阴亏于下,阳亢于上,除阳盛之症外,尚有阴亏表现,如头晕耳鸣、心烦目涩、渴不欲饮,失眠多梦,腰膝酸软等。临床需要加用补益肝肾、滋阴潜阳之腧穴,如合谷、太冲、太溪等穴。施以微通法以因势利导,通经而不强制,清泄而不伤正。待其急性症状稳定之后,再据病之症状变化,进行辨证,施用相应疗法继续治疗。

癔病(脏躁)

脏躁是一种具有多种临床表现的神志异常疾病,常见于青年女性。

西医学认为癔病是神经官能症之一,主要表现为情感、运动、感觉等方面的障碍。

【病因病机】 本病多因情志不畅,木郁不疏,气机失调而引起脏腑不和、经脉失调。心喜静,肝喜达。若因忧思恼怒,情志不畅等七情所伤,必将导致心神不宁、肝郁不达。心神不宁神气必乱。郁怒内结,肝失疏泄。若忧思不解,肝气不舒可导致横逆犯脾,痰浊内生,上扰清窍而致神志不明。若心气受扰,日久必致营血不足,心神失养则更加烦乱不宁。

【临床表现】 本病女性居多,临床表现复杂多样,常有复发,且每次发作其症类似,情志异常表现为最多见,如无故嬉笑、悲泣、歌唱、呻吟、缄默不语、呆坐不动等。亦可见于突然失语失聪、睁目不见、吞咽困难、呼吸困难以及突然出现肢体疼痛、麻木、瘫痪等。表现的特点为"戏剧性"和"表演性"。

【治则】 平肝降逆、理气宽胸、宁心安神、疏调气血。

【取穴】 素髎、内关、合谷、太冲、中脘、心俞、神门等。

【刺法】 以毫针刺入 5 分~1 寸,施用泻法,留针 1 小时。

【病案举例】

例1 吕某,女,23 岁。

主诉:全身抽搐9个小时。

病史:昨晚因吵架气恼,胸闷不舒,自觉气滞于内,少言不语,不能入睡。至凌晨 4 时开始流泪无声,伴有抽噎。胸中苦满,嗳气有声、气郁不舒、头痛如裂,咽喉不利,欲咽不能,时发四肢抽搐。

望诊:呼吸不畅,叹息不止,四肢时有抽搐,舌苔黄厚。

切诊:脉沉弦有力。

辨证:肝气久郁,恚怒气逆,气机不畅,经气失调。

治则:平肝降逆,理气宽胸,调达气机,疏调经气。

取穴:素髎、内关、合谷、太冲。

刺法:以毫针刺法。施用泻法,留针 1 小时。

初诊针刺施用手法后,病人感到胸中气郁稍有通畅,四肢抽搐缓解。嘱回去后将心放宽,好生休息,明日再诊。2 诊来时诉抽搐未发,睡眠尚好,胸闷口苦得解,咽喉通利,余症均减。唯头痛仍有,且不思饮食,针法不变。3 诊来时除身倦、稍有头痛外,余症均消。针法不变。再针治 1 次,诸症悉平。

例2 赵某,女,14 岁。

主诉:左上下肢不能动 1 个月。

病史:1 个月前在学校突发原因不明的哭笑无常,言语错乱,随即出现不能站立行走。经外院诊为"癔瘫"。经治效果欠佳,来诊。

病人烦躁不安,语言似欠流畅,易于惊惕,回答问题尚准确,双腿无力,不能行路,不能抬起,双上肢活动正常。

望诊:面色萎黄,双腿不能站立,不能迈步行走,舌苔薄白。

切诊:脉弦细。

查体:神志意识清晰,意向性语言欠流畅。颅脑神经正常。四肢肌张力正常。双下肢意向性肌力减弱。四肢生理腱反射正常、对称。未引出锥体束征,双侧感觉对称。

辨证:邪闭脏腑,气机逆乱,经脉失调。

治则:调理脏腑,通畅气机,疏经活络。

取穴:心俞、哑门、大椎、神门、大陵、内关、隐白、中脘。

刺法:均以毫针刺法,施以泻法,留针 1 小时。

1 诊治疗后,患者语言流畅,感到下肢有力,可以抬起。渐可下地经家人搀扶行走。

2 诊后,患者可自己行走,语言流畅,精神平和。再诊 1 次巩固疗效,嘱保持稳定情绪,避免复发。

例3 张某,男,21 岁。

主诉:突发喘息半小时。

病史:半小时前在工作中与同伴吵架时突然出现胸中发闷、喉中不利,继而喘息,不能自平,来诊。

望诊:张口喘息,颇为困难,未见"三凹"征,舌苔薄白。

切诊:脉弦稍涩。

辨证:肝郁失疏,肺失宣畅,气机逆乱,经脉失调。

治则:理气疏肝,通畅气机,宽胸解郁。

取穴:内关、膻中。

刺法:均以毫针刺法,施用泻法,留针 15 分钟。

针刺捻转过程中,病人自觉喘息渐平,胸闷好转。留针 15 分钟后症状消失,膻中扪之压痛基本消失。

【按语】癔病是神经官能症之一。患者以年轻女性为多,绝大多数患者在精神因素刺激后发病,多呈阵发性发作。临床症状复杂多样,主要症状可类似其他疾病表现。其发作主要分为精神障碍与躯体功能障碍两大类。发病症状可表现为:大哭大笑、昏厥、唱歌、失语、失明、失聪、瘫痪或肠鸣腹胀等内脏自主神经功能紊乱。若不能给予积极适当的治疗,可导致其症反复发作,久治不愈。

中医学认为本病是一种比较复杂的疾病，与内脏、气血、精神有着十分密切的关系，其病可表现为多种多样。并根据表现部位、性质及症状不同分为"奔豚气""梅核气""厥证""郁证"等不同类型。就其病因病机而言以气郁恼怒、肝郁不舒最为多见，也有脾虚痰阻、营血不足等，不尽相同。

笔者认为虽本病产生原因甚多，临床变化多端，但究其根本而言，是"气"和"郁"。而气郁之病因导致的最根本的病机是"郁而不通"、"气机逆乱"。正是由于这种郁而不通，气机逆乱，才会导致周身气血失调、脏腑不和、精神不宁、经脉不通等各种临床表现。

就脏腑气血而言，气郁不畅肝脏首当其冲，气郁于内、肝失疏泄，气机不能条达而致肝阴不足，心脾失养。肝郁不舒，横逆犯土而出现相应症状。

就经络而言，手足厥阴循行乃"历络三焦"，"循胸"，"出胁"，"属肝络胆，布胁肋"，"上注肺"。说明厥阴之脉对气血通行，阴血濡养脏腑，筋脉有着重要意义。由于厥阴脉循行与胁、肋、胸、目、咽等部位有关，因此，厥阴经脉不畅则上述部位容易出现各种症状。正如厥阴经病候所述：心痛、胸闷、心悸、心烦、掌心发热、胸满、呃逆等。

鉴于上述特点，笔者治疗脏躁首选内关穴以平肝理气、疏通气机、通调经络。使厥阴调畅，气血得和。然后根据脏躁的不同症状表现及不同性质、病机酌情选用其他腧穴，如突发昏厥，加用水沟、素髎；胸中满闷、气郁严重，加用合谷、太冲、膻中；情志不畅，少言不语，加用大椎、哑门；心志不遂、言语错乱，加用神门、心俞、大陵；喘息样发作、胸中不畅，加用天突、膻中；瘫痪不起、萎弱无力，加用环跳、合谷、太冲等。

治疗癔病除了选穴以外，笔者认为针刺内关穴的手法操作是重要的。具体的方法是：取4寸毫针常规进针后将针体卧倒，使针尖向郄门进行沿皮透刺，并根据病人病情不同施以捻转补泻手法，多数病人在施术过程中就会感到胸中豁然开阔，如释重负，增加了病人就诊治疗、战胜疾病的信心。

由于本病是精神因素而致的高级神经中枢功能失调的疾病，在治疗过程中，笔者常常给病人以必要的安慰鼓励，使病人建立起信心。充分利用患者的视、听等感觉器官沟通外界信息，提高他（她）们的信念，从根本上治愈本病。

股外侧皮神经炎（麻木）

麻木是以患者的主观感觉异常为主的一种症状。中医学认为本病多为气血两虚、风痰阻滞，或经气不畅等原因所致。麻木症可在躯体或四肢的多种部位发生。本文仅论述大腿外侧麻木，其他部位麻木详见有关章节。

西医学认为本病症仅在大腿外前侧下方2/3部位出现。患者主观感觉到局部麻木或有蚁行感。客观检查表现为局部有大小面积不等的痛觉减弱或痛觉缺失区,称为股外侧皮神经炎,属周围神经病变。

【病因病机】本病多为素体不足,气血亏虚,脉道不充,营卫不固,腠理空虚,经脉皮部失于营养所致。其本为气血虚弱者居多,亦可因久病气虚,中焦不运,湿痰阻络,经脉不行,肌肤不荣而致。若久病不愈,虽其本为虚,但日久气血行涩必成瘀滞,形成血瘀络阻之证。

【临床表现】麻木发于大腿前外侧,以下2/3部位为多,亦可发于大腿外侧全部。以麻感居多。兼有或如蚁行,或肌肤不仁、不知痛痒等,严重者久治不愈,局部可出现疼痛感,有时呈刺痛样。多数无全身症状。

【治则】行气活血,疏通皮部。

【取穴】局部阿是穴,虚证明显者加用中脘、大巨、足三里。

【刺法】局部阿是穴毫针或用火针点刺,或用锋针点刺出血拔罐。中脘、大巨、足三里以毫针刺法,捻转补法予轻刺激量,隔日治疗1次。每次留针30分钟。

【病案举例】

例1　张某,男,59岁。

主诉:双下肢大腿外侧麻木2年余。

病史:2年前原因不明发现右下肢大腿外侧发麻,时轻时重,未予重视。后麻木加重不能缓解,经服用中西药物治疗效果欠佳。近1周来继发左下肢大腿外侧麻木,时轻时重,伴有针刺样疼痛,发无定时,并感觉局部发凉怕冷。全身一般症状尚好,纳可,二便调,寝安。

望诊:面白,舌质淡红,舌苔白。

切诊:脉沉。

查体:右下肢股外侧前下方约10厘米×15厘米面积痛觉减弱,部分区域痛觉消失,左下肢股外侧下方约20厘米×5厘米面积痛觉减弱,有压痛点数个。

辨证:气血不畅,郁滞皮部,经脉不通,腠理时疏所致。

治则:活血调气,疏通经络。

取穴:火针局部痛点点刺,隔两日治疗1次。

2诊时病人诉局部怕冷凉,压痛均有明显好转,双下肢麻木亦有减轻。查体左下肢股外侧压痛点消失,依法治疗同前。3诊来时病人诉双下肢麻木明显好转,麻感消除大部分,局部冷凉感完全消失。查体右下肢股外侧痛觉减弱面积为6厘米×6厘米,左下肢股外侧痛觉减弱面积为6厘米×4厘米,患病区域明显缩小。4诊来时病人诉诸症基本消失。现主观感觉局部稍有麻木感外,余无不适。查体双下肢痛觉减弱区域已基本消失,再诊数次巩固疗效。

例2　赵某,男,49岁。

主诉:左下肢大腿前外侧麻木伴有热感 2 周。

病史:2 周前原因不明发现左下肢大腿外侧有蚁行感,自以为是坐姿不当而致,未加注意。数日后症状加重,感觉局部有许多蚂蚁爬行,终日不止,难忍之极。纳尚可,大便结 3 日 1 行,寝安。

望诊:舌质淡红,苔白稍黄。

切诊:脉滑数。

查体:左下肢股外侧皮肤约 30 厘米 × 12 厘米面积痛觉减退,表面经触摸则蚁行感明显加重,其蚁行感程度随指之压力递增。

辨证:素体有热,邪气亢盛,热郁络脉,气血不通,皮部失荣。

治则:清泄邪热,活血调气,通经活络。

取穴:局部阿是穴、血海、风市。

刺法:局部阿是穴锋针速刺出血拔罐,留罐 15 分钟。血海、风市以毫针施以泻法,留针 30 分钟,隔日 1 次。

3 诊后患者诉蚁感明显减弱,以手扪之其麻感程度已不再明显加重。查体如初诊,治疗不变,4 诊后蚁行感大部分消失。但病人又诉病变部位经常出现"咕咚"样的流水感觉。查体左下肢股外侧痛觉减弱,面积稍有减小,边缘界线不清,上法加足三里以补法。

6 诊后患者局部蚁行感消失,麻木感明显减轻,局部流水样感觉时断时有。查体病变面积约 22 厘米 × 10 厘米。局部痛觉减弱。8 诊后患者诉局部流水样感觉完全消失。蚁行麻木感均消失。偶有轻度反复,查体双下肢皮肤痛觉大致对称。再以原法巩固治疗两次,临床痊愈。

【按语】股外侧皮神经炎仅为麻木症之一种。多发生于中老年组,以男性居多。虽然本病发生的原因很多,但以气血虚弱为本。气血两虚,经脉失畅以致腠理不荣,皮部失养,加之年老阳气亏耗,中土虚弱以致气血生化之源不足,则更易发病。气血亏虚、脉道不充,则经络气滞,阻滞于阳明、少阳,则产生股外侧麻木。日久不愈或气虚血滞、血郁则伴发疼痛不移。

本病的病因以虚为本,郁滞为标。笔者认为治疗本病需标本同治。而首先要以"通"为主。若郁滞消除,则气血易于生新通利。因此,临床常用强通、温通法则治疗,微通仅是辅助治疗。在具体治疗过程中,病人整体情况好,或病症无明显虚实变化时,多以火针速刺局部,以麻木部位为腧。依病变部位大小行不同的点刺针数。一般用数针至十余针,不可再多。如果瘀滞明显,局部有疼痛或触压有压痛点,则应以痛点为腧,例 1 就是较典型治疗过程。

在临症时,患者的整体情况较差或素体虚弱,除了酌情应用局部治疗外,尚应考虑到其症虚、体弱,选用补益调整之法,尤其是应用放血疗法时应减少出血量及针刺点。病例 2 在治疗数次后,虽然症减,但患者感到局部有"咕咚"样的流水感,这是正气不足,无力鼓动气血运行,经气循行不能接续的现象。加用多气多血的胃经腧穴之后,此症消失,是以说明。总之,治疗本病以刺局部为主,兼顾整体,不可偏颇。

麻 木

麻木是多见症状,可伴发于其他疾病中,亦可单独发作。临床常见有头皮麻木、口唇麻木、舌体麻木、四肢麻木、躯干麻木及半身麻木等。且反复发作,病程长,不易治愈。

西医学认为,麻木与神经系统病变、内分泌系统病变、维生素缺乏等代谢障碍以及其他慢性疾病有关。而且还有一部分属查无原因的麻木。

【病因病机】本病多因素体不足,气血两亏,营卫不固,脉道失充所致。亦可为痰浊中阻,瘀滞经脉,肌肉不荣,皮部失养所致。另外,阳气不足、四末失荣也是原因之一。久病血瘀于内,闭阻脉络。本病虚为本,瘀为标。

【临床表现】麻木可见于多种部位,以指趾多见。主要表现为自觉局部有千万小虫爬行或掐之不觉如木厚之感。有时症状可自行缓解或消失。有时则终年累月麻木不止。若麻木日久则可能产生局部疼痛,怕凉等。一般无明显功能活动障碍。

【治则】补益气血,行气活血,通经活络,温阳化瘀。

【取穴】局部阿是穴、大巨、足三里、中脘、井穴、十宣等。

【刺法】局部阿是穴锋针放血及火针速刺。大巨、足三里,中脘毫针刺法,一般施用补法。可行呼吸补泻之补法。十宣、井穴速刺放血,一般以出血"豆许"为度。

【病案举例】

例1 李某,女,29岁。

主诉:双上肢肘以下麻木1个月。

病史:1个月前,因小产后发现双上肢肘关节以下发麻,有时感到麻木向双臂及肩部走窜,以蚁行感为主,伴急躁易怒、夜寐不安、月经量少、经期后错。

望诊:面色白,舌苔白,有齿痕。

切诊:脉沉细。

辨证:气血两虚,经络瘀滞,肌肤失荣。

治则:补益气血,通调经络。

取穴:大巨、足三里、三阴交、太冲、手三里、十二井穴。

刺法:十二井穴锋针点刺出血。余穴均以毫针补法,每次留针30分钟,每天治疗1次。

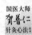

3 诊时病人感到上肢轻松,麻木感减轻。6 诊时病人感到麻木感已减大半,每天发作时间很短。8 诊时诉麻木已基本消失,且寐不安,多梦也已基本消失。9 诊时诉所有不适感觉均已消失,巩固治疗两次,告愈。

例2 徐某,男,30 岁。

主诉:左手拇指、食指麻木数日。

病史:数日前因夜卧受风,晨起发现左手拇指、食指麻木,时发时止,平素畏寒喜暖。体质较弱。

望诊:体形瘦弱,舌苔薄白。

切诊:脉细缓。

辨证:阳气虚弱,邪风客络,气血瘀滞。

治则:引阳达络,通调气血。

取穴:少商、商阳、曲池、合谷。

刺法:少商、商阳以锋针速刺出血,曲池、合谷用毫针以平补平泻手法。每次治疗留针 30 分钟,每两天治疗 1 次。

2 诊后患者感到麻木减轻明显,3 诊后麻木完全消失。

例3 吴某,女,70 岁。

主诉:下颌麻木 1 周余。

病史:1 个月前因饮食欠佳引起吐泻,每日腹泻 20 余次,2 天后腹泻渐止,但觉体力下降,周身无力。1 周前发现下颌麻木,左侧明显,麻木呈持续状态,入眠则止,醒后即作。饮食尚可,二便调。

望诊:舌苔白。

切诊:脉沉细。

辨证:病后体虚,气血不足,经气瘀滞。

治则:补益气血,化瘀除滞。

取穴:承浆、中脘、照海、列缺、局部阿是穴。

刺法:局部阿是穴火针点刺。余穴均以毫针刺法,施以补法,每次留针 30 分钟,隔日治疗 1 次。

1 诊治疗后患者身上感到局部麻木有所减轻,2 诊时诉第 1 诊后晚间麻木已基本缓解。3 诊诉麻木基本消失。5 诊时患者诉已有 2 日未再复发,局部感觉正常,停止治疗。

【按语】 麻木只是临床一个症状,可发生于许多疾病中。常见发病部位有口唇、舌体、头皮、四肢末端、胸肋部位等。其病因也不尽相同,对于本症历代均有记载,如金元时期的《丹溪心法》就提出"手足麻者属气虚,手足木者有湿痰死血,十指麻木是胃中有湿痰死血"。到清代沈金鳌在《杂病源流犀烛·麻木源流》中也谈到了麻木的病因病机:"麻木,风虚病亦兼寒湿痰白病也……气虚为

内
科

本,风痰为标……若经年累月无一日不木,乃死血凝滞于内,而外挟风寒阳气败衰,不能行动"。麻木的症状特点是:"麻,非痒非痛,肌肉之内如有千万小虫行,或遍身淫淫如虫行有声之状,按之不止,搔之愈甚。木,不痛不痒,自己肉如人肌肉,按之不知,掐之不觉,有如木厚",也指出了麻木症的治疗原则:"治之之法,总须以助气血培本为要,不可专用消散,切记切记",同时也指出了本症对中风的预防有重要意义:"至人有大指次指麻木不仁者,三年之内须防中风。宜一切预防"。

从理论认识与临床分析来看,本症以气血虚为本的患者居多,以实证为标的患者居少。很大部分患者为虚实夹杂,或本虚标实。治疗原则是治病求本,急则治标,缓则治本,以及标本同治。

笔者认为虽然本症以气血虚为本,但由于病因可能由肝气、痰浊、瘀血、阳虚所致,也由于其麻木部位之不同与经络循行有很大关系,因此,强调抓住气虚为本,以"治气在补,行气在通"为原则,并根据病人病情的辨证、经络循行部位,依标本虚实选用腧穴。同时又认为"气血瘀滞不通,经气不行,皮部失荣,腠理失密"为病机要点,选用强通和温通两法颇为重要。

病例1为小产后出现上肢麻木,舌胖大齿痕、脉沉细,均为气血虚之象。选用补益气血腧穴,"气为血帅,血为气母","气行血行"。经数诊而愈,为治本之例。

病例2患者仅有左手两指麻木,全身状况良好,病情简单。可认为其症仅为阳气失畅,不达四末而致,而非本虚。故用通达阳气之法,2诊治愈。说明强通治标之法的应用价值。为治标之则。

病例3患者年事已高,为病后体虚、气血不足而致。因此,采用标本同治法,以治本为主,兼以治标,数诊而愈,为标本同治之例。

从上例可以看出,由于麻木仅为一症状,可发于多种部位,病因病机及经脉循行又不尽相同。在认识治疗本症过程中就要全面、系统地加以分析。切不可只用一着一术、一法一穴简单处理,标本同治对多数病例来讲是适宜的。

脑震荡后遗证

头为诸阳之会,精明之府,髓海所藏之处。因外伤冲击,跌打碰伤而引起髓海震动,出现一系列症状,临床以头痛、头昏为主症。

西医学认为,本病系颅脑外伤引起的系列综合征,也称为神经症性反应。偶也可见慢性硬膜下血肿引起者。

【病因病机】本病属不内外因所致,头部受到突然撞击,跌打等导致脑内络脉受损,髓海脉络气机逆乱,气血不畅,清窍受扰而昏仆倒地。虽外伤痊愈,脑内脉络尚不通畅,故其症不愈,易反复发作,病症日久必有瘀血于内,损伤正气。

【临床表现】头部受撞击、暴力或跌倒触地后突然昏仆,少则数秒,多则数个小时,方能清醒。清醒后多忘记发生过程。轻者头晕乏力,重者头痛恶心、呕吐,记忆力减退,小便失禁。若其症经常发作,则为后遗之症。常表现为头痛、疲乏、失眠、多梦、精神紧张、注意力不集中、健忘等。头痛多不固定。其性质为重压感,搏动感,紧皱感等,表现不一。

【治则】行气活血,醒脑开窍。

【取穴】百会、上星、神庭、听宫、臂臑、条口等。

【刺法】酌情使用毫针及火针刺法,隔日治疗1次。

【病案举例】

例1　张某,女,6岁。

家长代诉:2个月前因车祸撞伤头部,扶起后呕吐数日,颅脑无外伤,唯感双眼胀痛。低头时尤甚,诊断为脑震荡。2个月来其症不见好转。一般情况尚好,纳食欠佳,二便调。

望诊:舌苔薄白。

切诊:脉沉细数。

辨证:脉络受损,髓海不安,气血瘀滞。

治则:通经活络,行气活血,安髓定志。

取穴:听宫、臂臑。

刺法:以毫针刺法,行捻转补泻之补法。每次留针30分钟,隔日治疗1次。

2诊时患儿家长代诉,症状明显减轻,低头时两眼已不胀痛。针法穴不变,3诊时诉其症完全消失,无不适感。饮食增加,再针2次巩固治疗,临床痊愈。

例2　郭某,男,44岁。

主诉:头部外伤后头痛半年。

病史:半年前因登高取物,不慎从高处跌下,当时神志清醒,只感头部剧烈疼痛。无呕吐。即去医院诊为“脑震荡”。半年来经常头疼、头晕、失眠,记忆力明显减退。经西医及针灸治疗症状好转,能恢复正常工作。4个月前无任何原因,突感两耳后乳突附近剧烈疼痛,以前诸症亦复加剧,经治疗剧烈性头痛减轻,呈持续状。头晕明显,入寐困难,胃脘不适,大便溏,日2~3次,小便正常。

望诊:舌苔白。

切诊:脉弦。

辨证:脑络受损,气血不畅,阳气不充。

治则:通调气血,温通阳气,疏通脑络。

取穴:百会、上星、条口。

刺法:以毫针刺法先补后泻,每次留针30分钟,隔日治疗1次。

本症甚为顽固,上穴及刺法治疗 3 个月,症状有所改善,但不理想,患者同意用火针治疗,以加强温通经气的作用。减条口,百会、上星改用火针,并以"以痛为俞"取局部阿是穴,火针点刺,数日治疗 1 次。

经火针治疗后,患者其痛大减,要求继续用火针。2 诊后,其痛范围明显缩小。3 诊后,头痛、头晕继续好转,精神好。又以前法治疗 3 次,诸症皆消。仅在工作疲劳时两太阳穴处有轻度不适,临床基本痊愈。

例3 李某,女,20 岁。

主诉:头痛数日。

病史:数月前因劳动不慎,摔伤头部,当时昏迷数小时之后清醒,留有头痛、头晕、睁眼欲倒、旋转感、恶心、欲吐等。经治诸症好转,余头痛未止,发作不休,呈刺痛样,不能触摸,一般情况好。

望诊:面赤无华,舌质偏黯,舌苔白。

切诊:脉弦涩。

辨证:瘀血停滞经脉,经络气血不畅。

治则:消瘀化滞,通经活络,调和气血。

取穴:局部阿是穴。

刺法:强通锋针放血,令血自然出尽,隔日治疗 1 次。

初诊经局部点刺放血后疼痛即减,依法不变。数诊后痛虽减轻,但未全除,考虑为瘀血日久,非温化而不通。改用温通火针点刺局部,温通经络,通达气血。又经数诊后症状消失。

【按语】脑震荡是西医学概念,指头颅受外部暴力、撞击,跌碰后产生的神经病变综合征。若经久不愈,综合征反复发作,则为后遗证。在中医学多列入头痛、头晕、失眠范围。

笔者认为,本病虽以头痛为主,但不能与常见头痛相提并论。关键在于其病因病机不同。普通头痛多以风、热、痰、虚为病因,多与内脏有关。而脑震荡则以外伤为因,其部位直接与脑、髓相关。病机以气血不行,髓海不安,经络不畅为主。由于认识上的不同,治疗上也有不同。普通头痛重点在于脏腑辨证,气血辨证以认清寒热虚实。而脑震荡则强调气血瘀滞,髓海失养,经络不通为主要病机。治疗上强调以"通"为顺,兼顾阳气。头为诸阳之会,阳气通达,气血调顺则髓海安和。因此,治疗本病经络与腧穴的作用就显著高于脏腑气血的作用。

例1 患儿 6 岁,外伤后双眼胀痛,低头尤甚。治疗需醒脑开窍,通经活络。由于主症在双侧头颅,故选用听宫以开窍,臂臑治目疾。2 穴合用可使髓安脑静,目疾得平。取上 2 穴均是以腧穴的特性和经络循行分布为依据。

例2 男性患者,因头颅外伤而头痛剧烈。其症日久不愈必有瘀滞,阳气不达清窍。虽选用百会、上星、条口穴位得当,但毫针刺法收效不大。原因为针力不够,阳气不得宣通。改用火针温通后,治愈。说明虽病相同,但要究其病因、病机所在。虽选用腧穴得当但刺法不适宜也难奏效。故既要选其特效腧穴,也要运用其得当刺法,方能奏效。

震颤麻痹(震颤)

震颤麻痹是西医学概念,属锥体外系病。主要临床表现为震颤,手指呈"搓药丸动作",肌强直、运动障碍、慌张步态及"面具脸"等。

在中医学中,本病多属于手颤、头摇范围。常见于老年人,亦可见大量饮酒之人。

【病因病机】本病多因年老肾气亏虚,气血不足,筋脉失荣所致。《素问·至真要大论》云:"诸风掉眩,皆属于肝。"凡风、颤之症均与肝有关。肝以阴血为主,赖肾阴充濡,谓之肝肾同源。肾阳不足,肝失濡养,为根本病因。阴血不足,虚风扰动,肌脉失荣,而发颤动。肝阴不足,失于疏泄,或横逆犯脾,中焦不运,湿痰内生,经络受阻,亦可发病。

【临床表现】本病主要表现为震颤、肌强直及运动障碍。震颤表现为手、膊、头、舌、唇等部位。手的颤动表现为"搓药丸动作",多为一侧发生。肌强直表现为肌张力增强,扳动困难,呈"铅管样强直"。运动障碍为上肢做精细动作、书写困难,表现为"书写过小症"。下肢为"慌张步态"。面部因运动减少表现为"面具脸"。

【治则】滋阴补肾,养血祛风,疏风通脉。

【取穴】气海、中极、列缺、听宫等。

【刺法】均以毫针刺法,施以补法,每次留针30分钟或稍长,隔日治疗1次。

【病案举例】

例1　夏某,男,51岁。

主诉:右上肢震颤1个月。

病史:1个月前突发脑血管病,偏瘫,诊为脑动脉硬化症,脑血栓形成。经治偏瘫好转。渐出现右手震颤,颤动呈捻药丸动作,紧张时加重,静坐时加重,入眠则止,醒后即发。一般情况好,纳尚可,二便调。

望诊:行路尚可,舌质黯,苔薄白。

切诊:脉沉。

辨证:阴虚风动,血虚于内,筋脉失养。

治则:养血荣筋,祛风定颤。

取穴:列缺、听宫。

刺法:以毫针刺法,施用补法,每次留针30分钟,隔日治疗1次。

初诊仅用双侧列缺,效果不明显。考虑单穴效力不支,2诊时加用听宫。针刺后病人感到颤动减轻,上法不变,共针治4次,颤动消失,情绪紧张时亦不复发,告愈。

例2 刘某,男,35岁。

主诉:右上、下肢不自主颤动1年余。

病史:1年余前因疲劳过度,夜间突觉饥饿、胸闷、心慌,右侧头部发胀。随即出现右上、下肢不自主抖动,后渐加重,行路、写字困难。抖动时轻时重,每日发作数次,短则10分钟,多则数小时。一般情况尚好,纳可,二便调,寝安。

望诊:面黄少泽,舌梢有卷缩,舌苔白。

切诊:脉弦细。

辨证:阴虚于内,劳伤心脾,筋失所养。

治则:养阴益气,濡养筋脉。

取穴:气海、中极。

刺法:以毫针刺法,施用补法,每次留针30分钟,隔日治疗1次。

3诊后患者诉颤动始见好转,抖动次数及幅度均有好转,5诊后颤动已明显好转,每天仅出现1~2次,每次发作数分钟则止。约8诊后诉颤动基本消失,患肢活动自如,已无行路及书写困难。又诊数次,诸症消失,疗效稳固,告愈。

【按语】震颤麻痹主要发生于老年人,由于本病的发病年龄、性别、症状表现的特殊性,因此,治疗本病不能仅用治疗一般颤抖症状的"治风先治血","血行风自灭"的治疗原则来认识,应究其生理病机变化,进一步深化认识。

笔者认为,震颤麻痹发病的几个特殊性构成了认识本病、治疗本病的特点。首先发病的年龄及性别为老年男性,症状表现为不随意运动的增多和随意运动的减少,形成肌肉运动的不协调。《素问·上古天真论》云:"六八阳气衰竭于上,面焦,发鬓颁白;七八肝气衰,筋不能动,天癸竭,精少,肾脏衰,形体皆极;八八则齿发去。"说明男性至老年,肾脏衰竭天癸将尽,肾精亏耗不能荣养肝阴而至肝气衰,筋不能动而出现不随意运动增多,如头摇、唇颤、舌抖、肢动等。天癸将尽,脑髓不足,气血亏虚,肝阴不荣经脉,而出现随意运动减少,如面具脸,写字过小症、慌张步态等。其运动的不随意增多与随意动作减少,均由天癸将尽而致,只是临床表现不一样,故调补先天则为重要的一部分。

治疗本病不同于治疗一般的风症,治疗一般风症多从肝入手,以养血荣筋息风之法。震颤麻痹虽然与肝、血有关,但在治疗上以调补正气、肾精为主,兼以养血祛风之法。就病机变化而言,阴精气血不足必致经络不畅或瘀滞不通。因此在临床上需将肾亏、血虚、经络不畅综合考虑加以认识,相互参照,认真辨证选其适当的治疗方案,或以补益为主,或以通经活络为主,其法并非一成不变。

例1男性患者,年愈六八,因脑中风发作1个月而致震颤麻痹。考虑虽为肾

国医大师
贺普仁
针灸心法丛书

《针灸三通法临床应用》

气始衰,但发病仅1个月余,仍属风动于内、经脉不畅、筋失所养之证。故以疏调经脉为主,选用列缺以金克土通畅经络;听宫为手太阳小肠腧穴,与列缺合用数诊而愈。本病例以疏通经络而治愈震颤麻痹,确有意味深长之意,值得进一步研究。

例2 男性患者35岁,震颤麻痹已1年余。考虑患者虽正值精充体强之年,但其病已1年有余,且渐加重,实为阴亏于内,劳伤心脾,正气已衰之象。故应以调补正气,益肾充精之法为上。选用气海、中极行补法。10余诊后各种症状消失,临床告愈。

此2例虽然均为震颤麻痹,但病因病机不尽相同,选用不同的治则、俞穴均取得良好疗效,说明临床辨证论治取穴对治疗震颤麻痹是十分重要的。

头 摇

头摇是头部不自主摇动或摆动的症状。俗称"摇头风"。

西医学认为,本症多属神经症性反应。亦可因锥体外系病变引起。

【病因病机】头摇在中医学中多属肝风范畴。在脏与肝肾有关,在经络则与足厥阴经及督脉等有关。肝属阴,主筋,阴血亏于内,筋不得养,则易风动于上。肝肾同源,肝阴赖于肾阴充润,肾阴不足,肝失濡养也易生风,此风为肝肾两虚之风。上述为虚风内动,临床多见。肝阴不足,阴不敛阳,风阳上扰,亦可为风动于上,此为风热阳盛之症。故多言"诸风掉眩,皆属于肝"。亦可见于气血亏虚、体弱不支之人。

【临床表现】头部不自主的摇动,频率多快,其摇头程度依人的情绪变化、注意力集中程度有关,多在情绪激动、精神紧张、注意力集中时症状加重,反之则轻。醒后症状发作,入睡则症状消失。

【治则】滋补肝肾,养血息风,调通督脉。

【取穴】四神聪、大椎、腰奇、长强。

【刺法】均以毫针刺法。长强以4寸毫针沿尾骨端前缘向上刺入3~4寸,多用补法;留针或不留针。其余腧穴用1.5寸毫针施以平补平泻手法,隔日治疗1次。

【病案举例】

例1 裴某,女,56岁。

主诉:头部不自主摇动数年。

病史:数年前原因不清出现头部轻度摇动,不能自制。病情时轻时重,多在发怒及情绪波动时加剧。曾在某医院神经内科诊为"脑动脉硬化症"。近几个月症状加重,终日头摇不休,不能自已。曾用平肝息风、类中药治疗未效。时伴有轻度头晕,稍有烦躁之候。一般情况好,纳佳,二便正常。

望诊:面色常,头部不自主摇动,时轻时重,候诊时头摇时止,稍后复发。舌质正常,舌苔白。

切诊:脉弦滑。

辨证:肾阴不足,水不涵木,督脉失畅,虚风内动。

治则:滋阴涵木,养阴息风,通达督脉。

取穴:长强。

刺法:以4寸毫针沿尾骨端前缘刺入,行以捻转补法,不留针,及气即出。

初诊后患者感到头部摇动次数明显见少,当精神集中时自己似能控制发作程度。2诊后症状继续减轻,每天仅摇动2~3次,摇动幅度明显减轻。继续治疗,穴法不变。经过5诊治疗,头摇停止,临床告愈。

例2 于某,女,30岁。

主诉:头部不自主摇动1年余。

病史:1年前因与家人生气,数日后出现项部发僵,自感转动不利,但无明显受限。继而出现头部轻微颤动,未治,症状加重。头部由颤动变为抖动,每日发作数次,每次发作时间不等,少则数分钟,多则10数分钟。一般情况好,纳可,二便调,月经正常,寝安。

望诊:面黄少泽,头部时有轻度摇动,可自已,舌苔白。

切诊:脉弦滑。

辨证:气郁伤肝,阴亏于内,督脉失调,风阳上攻,以致风动。

治则:养阴平肝,通调督脉,息风止摇。

取穴:四神聪、大椎、腰奇、长强。

刺法:均以毫针刺法,长强用4寸毫针沿尾骨端前缘刺入2~3寸,施以捻转补法,留针30分钟,余穴用1.5寸毫针。刺大椎穴针尖向下朝尾骶方向。刺腰奇针尖向上朝大椎方向。每周治疗2次,每次留针30分钟。

2诊后患者诉头摇减轻,颈部发僵明显减轻,穴法不变。3诊后诉头摇每天发作次数明显减少,且发作时摇动幅度亦有减轻,经6次治疗,症状基本消失。

【按语】头摇是针灸临床顽固病症之一,从中医学角度认识,本病症即可发生于外感伤寒中,也可发生于脏腑气血病中。既可仅以头摇症状出现,也可见于头摇合并于其他症状中。

本文仅讨论以单纯头摇为主的病症。

头摇,其症为风动之象,故与肝关系密切,"诸风掉眩,皆属于肝"。又因肝肾两脏在脏腑联系中有肾水涵木的相生作用,故多认为头摇与阴血、肝肾关系密切。如《嵩崖尊生书》云:"头摇多数风,风主动摇⋯⋯即肝肾之经血亏之症。"除脏腑气血理论外,从经络腧穴角度认识本症是重要的。这是因为运用针灸疗法与其他疗法有着理论和治疗方式的不同。

头摇一症多见于女性,病性多为气血、阴阳亏损。头为人体之巅,高巅之上惟风可至。督脉者,督辖诸阳,其循行"并于脊里,上至风府,入脑"。督脉为病,经气不畅,血虚风动,随经脉上行于头,筋失所养,故而头摇。长强为督脉首穴,络于任,与少阴相会,是纯阳初始,可使脏腑阳气生发,诸阳调合,阳生阴长。如《灵枢·经脉》云:"督脉之别,名曰长强、上项、散头上、下当肩胛,左右别走太阳,入贯膂。实则脊强,虚则头重高摇之。"可见脊强与头摇同属一症,仅为虚实不同,症状部位、程度不同。因此,治疗头摇一症,长强为主穴,可使阳气生发,阴血得以化生。起到经脉通畅,养血荣筋,柔肝息风之作用。

刺长强一穴,强调用4寸毫针。进针后,使针尖沿尾骶骨前缘平缓进针2~4寸,不可直刺过深,以免伤及直肠。操作多用捻转之补法。

腰奇,为经外奇穴,位于尾骨尖端直上2寸,善治癫痫等神志病。经笔者的长期临床观察,认为本穴除治疗癫痫外,对头摇尚有一定效果,作为长强的辅助用穴,常与大椎合用,治疗神志病有较好疗效。针刺方法,用3~4寸毫针行沿皮刺,针尖向大椎方向,多用捻转之补法。

大椎为手足之阳与督脉之会穴。其穴性可调达周身之阳气,多用于惊痫、热证等。与长强等穴合用,可增加效力,起到通达督脉阳气,使之气血调和的作用。

综上所述,头摇虽为风动之病,但应认真地从经络腧穴与脏腑气血的关系中去理解其中的有机联系,并将其深化,进而达到触类旁通的目的。

三叉神经痛(颜面痛)

颜面疼痛在古籍中又称为"两颌痛"、"颊痛"等。指面部皮表、肌肉疼痛的症状。以半侧面部发作为多见。

现代医学认为,三叉神经痛仅为一临床症状,其发病原因不清,病理机制尚不清楚。目前尚缺乏绝对有效且无后遗症的治疗方法。

【病因病机】多因风寒之邪侵袭阳明经脉所致。风者,善行数变;寒者,收引为症。风寒之邪痹阻经脉,气血涩而不行发为面痛。或因风热之邪侵淫,随经上行,留于面部以致气血郁滞而发病。亦可为肝郁化火所致。

【临床表现】40岁以上男性居多。其痛仅限于面部,多为半侧面部发作,其疼痛表现为阵发性,疼痛剧烈,如刀割、电击、火灼、针刺等,痛不可忍,一般不持续发作,多瞬间而过,可反复发作。常因说话、吹风、洗脸、饮水、吃饭等为发作诱因。

【治则】疏散外邪,通经活络。

【取穴】天枢、合谷、内庭、二间、大迎、面部阿是穴等。

【刺法】天枢、合谷、内庭、二间等均用毫针刺法,酌情使用补泻手法。大迎用放血强通法。面部阿是穴用火针点刺以温通。每次留针20分钟,隔日治疗1次。

【病案举例】

例1　田某,女,42岁。

主诉:右侧面痛数年。

病史:1986年患右侧面神经麻痹,病愈后面部出现烧灼样疼痛,伴窜痛,时呈持续状,诊为"三叉神经痛"。曾经针灸、电针、理疗及服用中西药物等治疗均未有效。曾持续发作1年的时间。疼痛止后,间歇一段时间,复又发作。近年来发作频繁,每逢发作如电击样及放射样疼痛。继而不能纳食,不能说话,面部扳机点明显。

望诊:面黄,舌苔白。

切诊:脉沉细。

辨证:脾胃虚弱,面部风寒未尽,滞留阳明,经络不通。

治则:调理肠胃,温经通络,调和阳明。

取穴:天枢、面部扳机点阿是穴。

刺法:天枢以毫针施用补法。面部扳机点阿是穴用中等粗细火针行温通法,不留针。隔日治疗1次。

2诊后,患者诉面部疼痛开始减轻,每次发作时间减轻。5诊后发作次数明显减少,疼痛继续减轻。原穴原法不变,共治疗10次,诸症消失,临床痊愈。

例2　杜某,男,62岁。

主诉:右下唇疼痛3年。

病史:3年前,因拔牙后,出现右下唇疼痛。说话则痛,洗面触及则痛,影响睡眠。口干舌燥,大便秘结,尿黄。

望诊:舌质红,舌苔薄黄。

切诊:脉弦滑。

辨证:热入阳明,经脉壅滞,气血失调。

治则:清泄阳明,调和气血,通经活络。

取穴:合谷、内庭、二间、大迎。

刺法:大迎以放血强通,余穴均用毫针刺法,施用捻转泻法。每次留针20分钟,每日治疗1次。

初诊治疗出针后,患者感面部轻松,疼痛大减。以手拭之,亦无发作感。原穴原法不变,共诊3次,诸症悉平,临床告愈。

【按语】颜面痛从病因病机来看,多为风气夹寒或夹热上攻于阳明所致。从经络循行看,颜面为手足阳明循行所过。手阳明"从缺盆上颈贯颊入下齿中"。足阳明起于鼻之交颏中,旁纳太阳之脉,下循鼻外,入上齿中,还出挟口环唇。临床以取阳明经脉为主。

由于本病发作急骤,疼痛剧烈,病势较重,治疗需综合应用针灸三通法,以毫针微通为基础。夹寒者面部扳机点用火针行以温通。夹热者大迎穴点刺放血行以强通。

病例 1 女性患者 42 岁,右面痛数年,辨证为脾胃虚弱,风寒滞于阳明,经脉不通为病。穴用天枢以补益中焦脾胃,使阳明经气充盛,以利局部阳明瘀滞通行。面部扳机点用火针点刺,以温热之力祛风散寒,活血通脉,两法合用,治疗 10 次病愈。

病例 2 男性患者 62 岁,右唇痛 3 年。辨证为热入阳明,经脉阻滞,热邪闭阻经脉,选用阳明荥火穴为主,内庭、二间施用泻法以清泄阳明之热。加以手阳明之原穴合谷以使气血两清,疏通阳明经脉。大迎施以放血以强通之法,以利热随血出而经脉通畅,数次治疗临床告愈。

从上两例可以看出,针灸治疗三叉神经痛要辨证辨经相结合,并随寒热之证不同,酌情选用三通法方能取效。

失眠(不寐)

失眠与不寐词异意同,指以不能入睡,或入寐则醒,或醒后不能再眠的症状。西医学认为本症多并发于其他疾病中,以神经衰弱为多见。

因居住条件之过冷过热,睡前饮茶、咖啡等兴奋性饮料及其他不构成病态的偶然失眠不在此列。

【病因病机】 心主血脉,主神。脾为气血生化之源。肾水上济心火,水火相济。故失眠不寐多与心、脾、肾三脏有关。胆主决断、肝主疏泄,故失眠不寐又与胆肝关系密切。胃为中土,主腐熟食物,易于积内化热,与失眠不寐也有关系。

【临床表现】 心肾不交型:难以入睡或彻夜不眠。多伴头晕耳鸣,潮热盗汗,五心烦热,健忘多梦,腰膝酸软,或遗精,阳强。

心脾两虚型:不易入睡,多梦易醒,面色少华,身体倦怠,气短懒言,心悸健忘,或食少便溏。

胃热化火型:食多不化,难于入寐,坐卧不宁,口干舌燥,胸脘窒闷,嘈杂易饥,或便结不下,或便下秽臭。

肝胆郁热型:夜卧不宁,易于惊醒,多梦不安,肋胁胀满,口苦目赤。

【治则】 依辨证、辨经之不同,酌情选用相应治则。或交通心肾,或补益心脾,或清除胃热,或清泄肝胆等。

【取穴】 依辨证、辨经之不同,选用心俞、肾俞、中脘、内关、足三里等俞穴。

【刺法】均用毫针行微通法,酌情施用补泻手法。每次留针 20 ~ 40 分钟,隔日治疗 1 次。

【病案举例】

例 1　崔某,女,54 岁。

主诉:失眠 1 年余。

病史:1 年多前,因过分劳累、思虑过度出现夜不能寐,入睡困难,常自服安眠药物。初服药时尚可入睡,夜眠较实,久服药物后,药效欠佳。近日因工作原因,失眠加重,有时彻夜不眠,经各种中西药物治疗效果欠佳。目前症状加重,不能入睡,睡则梦多,多有梦魇,意乱心烦,腰疼膝软,疲乏无力,性急易躁,尿少而黄,大便秘结,月经已停。

望诊:面赤,唇红,舌淡红,舌苔少。

切诊:脉沉细数。

辨证:思虑过度,心肾不交,心神失养。

治则:交通心肾,养心安神。

取穴:心俞、肾俞。

刺法:均用毫针刺法,行以微通,旋用捻转补法,每次留针 30 ~ 40 分钟,每日治疗 1 次。

1 诊后当晚患者夜梦减少,余症未减。3 诊后患者入睡似有好转,但感觉夜梦明显减少。5 诊后患者大悦,述针后当晚上床较早很快入睡,夜梦基本消失,睡眠酣熟,晨起后精神振作。经约 10 余次巩固治疗,患者失眠、多梦完全消失,疲乏无力、性急易躁等症均有明显好转,失眠告愈。

例 2　陈某,女,35 岁。

主诉:失眠多梦多年。

病史:经常失眠多梦,原因不清,不能入睡,寐中易醒,醒后不易入睡,尤以劳累、紧张后症状加重。常服安眠药物维持睡眠。近来因肝功出现异常,要求针灸治疗。

现症见劳累后失眠多梦,以睡中易醒、醒后不能入睡为主,全身乏力、疲劳倦怠,四肢全凉,食纳可,大便秘结 3 日 1 行,月经量少,每月错后。

望诊:面色无华,唇淡,舌质淡,舌苔白。

切诊:脉沉细无力。

辨证:心脾两虚,气血不足,心神失养。

治则:调理心脾,补益气血,养心安神。

取穴:中脘、内关、足三里。

刺法:均用毫针行以温通,施用捻转补法。每次留针 30 分钟,隔日治疗 1 次。

2 诊后患者诉睡眠似有好转,审证认方,原穴原法不变。5 诊时患者诉已能入睡,夜梦减少且梦景浮浅。疲劳乏力有所好转。8 诊时患者诉入寐较快,夜眠较实,已基本无梦。自觉体力明显增强,感到精神舒畅。同时感到肢体全凉有所好转,大便秘结好转,经 10 余诊治疗,患者失眠多梦完全消失,余症均有好转,失眠告愈。

例3 郭某,女,31 岁。

主诉:失眠半年。

病史:半年前因家务事吵架后出现失眠,不能入睡,辗转不安,伴口干、便结,常服安眠药物。

望诊:舌苔白。

切诊:脉弦滑。

辨证:阴亏液耗,津不上承,心神失荣。

治则:益阴安神之法。

取穴:阳池。

刺法:用毫针刺法,行平补平泻法,每次留针 30 分钟,每日治疗 1 次。

3 诊后患者感心中舒畅,已能入睡,但夜间仍睡眠不实,口干稍有好转。6 诊后夜间睡眠较实,口干已不明显,大便干结好转。经约 10 余诊治疗,患者口干消失,大便干结消失,恢复每日 1 次。夜眠安好,较充实。

【按语】失眠一症,临床多见,多与心、脾、肾三脏及气血津液相关。临床应辨证与辨经相结合,既要从脏腑气血津液理论出发究其病机所在,也要从经脉循行理论去认识,进行综合分析,决定选经配穴及手法的应用。

笔者治疗失眠以分析病因病机为本,来决定选穴。同时在选穴方面又有与众不同的特点。

例 1 女性患者 54 岁,失眠 1 年余。审证求因,分析病机为肾阴不足而致心肾不交,心神失养所致。鉴于病机所在,乃从手足少阴入手,选用心俞、肾俞,滋肾阴,养心神。施用补法以利交通心肾而取效。

例 2 女性患者 35 岁,失眠多梦多年,审证求因,分析病机为心脾两虚、气血不足所致失眠。心主阴、脾主气,心阴赖脾气充盛方能神安。故用健脾益气为大法。取中脘、足三里以补中气培补中土,配用内关以养阴安神而取效。

例 3 女性患者 31 岁,因气恼后出现失眠、口干、便结,审证求因,分析病机乃为少阴失畅,阴液不足所致。少阳为枢转之机,郁怒于内而使少阳枢转不利。手足少阴相通,少阳枢转不利而使三焦津液不得正常输布,以致神不得安,失眠不寐。选用手少阳经穴阳池,阳池为少阳之原穴,其性善能止渴生津润燥,有通利三焦水液使之输布之功效。分析病机本病例为少阳枢转不利、津液不达致病,故用阳池而取效。

综上所述,笔者治疗失眠的特点,以分析病因病机为根本,据病因病机特点进行选经配穴。尤其是例 3 选用阳池一穴,思维独特,取穴独树一帜,值得研究、总结和应用。

头　痛

头痛为临床常见症状,多指眉毛以上至后枕部疼痛,可发生于头的全部或局部。

西医学认为,头痛可为一症状,可由多种疾病引起,如神经性头痛、血管性头痛、动脉炎性头痛、癫痫性头痛、肿瘤性头痛、眼疾及鼻疾性头痛等。

【病因病机】头为诸阳之会,乃是"精明之府"。因此,可产生于内伤、外感及不内外因导致的各种疾病中。内伤者常见于肝胆火盛,胃中积热,痰湿内阻,瘀血阻滞,肝肾阴虚,阴虚阳亢等类型。外感伤寒,清阳受阻,脉道不畅亦可为头痛。如《伤寒论》云:"太阳之为病,脉浮,头项强痛而恶寒。"头为人体之巅,易受风邪侵袭,如《兰室秘藏》云:"高巅之上,唯风可见。"故风寒之邪为外感头痛病因之最。他邪如湿、热可借风邪上逆犯头,以致气血不畅而发各种头痛。脑为髓之海,精明之府,赖肝血肾精濡养及脾胃中焦水谷之运化,精微上承充于脑髓而头脑聪明。肝血肾精亏虚,髓海空虚,脉道滞涩不通为最常见虚性头痛。

过食辛辣或忧思过度,精气耗散或暴力外伤,血瘀络阻亦可导致头痛。

【临床表现】依头痛部位的不同其临床表现亦各有异。

后头痛:头痛时作,痛连项背,遇风加重,项背酸楚。

巅项痛:巅顶疼痛,剧缓相移,干呕无物,口吐涎沫。

全头痛:整头隐隐作痛,缠绵不断,用脑则重。

血瘀头痛:痛有定处,刺痛不移,非治不解。

【辨经】后头痛:多为太阳头痛,足太阳膀胱经"其支者,从巅入络脑,还出别下项,下挟脊、抵腰中……"太阳主一身之表,外邪入侵,首犯太阳,故后头痛多为外感头痛,称为"太阳头痛"。

巅顶痛:多为厥阴头痛。足厥阴肝经"……上出额,与督脉会于巅。"六条阴经中惟足厥阴上巅,足厥阴经起于大趾,易于引寒上逆,上犯巅顶而致头痛、干呕、口吐涎沫,称为"厥阴头痛"。

全头痛:多为虚性头痛,表现为整个头部疼痛,多与少阴肾经、任脉有关,其性质为空痛隐痛。亦有痰湿阻窍的全头痛,其性质为头重如裹,沉重不清醒。

【治则】以通经活络,调和气血为大法,酌情调理脏腑为辅。同时宜急则治标,缓则治本。

【取穴】依头痛部位、性质、其辨经之不同酌情选用相应腧穴。

后头痛:至阴为主穴。

全头痛:百会、上星、关元、中脘、足三里,酌情加灸法。

巅顶痛:四神聪、合谷、太冲。

【刺法】实证用泻法,虚证用补法。酌情采用针灸三通法。

【病案举例】

例1　李某,女,46岁。

主诉:右侧后头痛5年。

病史:5年前发生后头痛,时作时止,时轻时重,曾在医院神经科及中医科治疗未效。近来发作频繁,头晕明显。低头时疼痛加重。食欲不佳,二便正常,月经正常。

望诊:精神欠佳,舌苔白。

切诊:脉沉细。

辨证:操劳过度,气血阻滞太阳经脉。

治则:通经络,调气血。

取穴:至阴。

刺法:以毫针点刺及气而止。留针30分钟,每日治疗1次。

针刺即刻痛止,当时未犯。连续4次治疗其痛告愈。

按:本病例虽非外感后头痛,实为膀胱太阳经气失畅所致,乃用至阴穴。

例2　张某,男52岁。

主诉:头痛连绵已有1年余。

病史:1年前始发头痛,呈隐痛不断状,伴头晕,经常感到头脑空痛如束,不能转侧,耳鸣如蝉,时轻时重,腰膝酸软。双手指及左下肢麻木。食少纳呆,二便调。

望诊:神疲力弱,寡言少语,舌苔白。

切诊:脉沉细。

辨证:肾气虚亏,髓海不足,脑失濡养。

治则:补肾填精,充髓活络之法。

取穴:百会、神庭、关元。

刺法:均以毫针刺法,施以捻转补法,诸穴针灸并施,针治每次30分钟,灸20分钟,隔日治疗1次。

初诊时百会、神庭、关元以毫针刺法,百会加灸,治疗后即感头痛减轻,头脑有清醒之感。2诊神庭加灸,病人诉头痛基本消失,头脑内有充实感。3诊灸加关元以振奋阳气,上濡清窍,经治10余次,诸症消失,临床告愈。

例3　高某,女,15岁。

主诉:头痛 2 个月。

病史:2 个月前,因考试用脑过度,又值情志不遂而致头顶胀痛,时发时止,闷而不爽。夜寐欠佳,平素少食,二便调,精神可。

望诊:苔薄白。

切诊:脉弦滑。

辨证:脾胃失运,中阳不升,清窍失充。

治则:运化中土,益气升阳,聪化清窍。

取穴:神庭、合谷、中脘、足三里。

刺法:均以毫针刺法,施用补法,留针 30 分钟,每日治疗 1 次。

2 诊时行头痛消失,仅感头脑不爽。3 诊后诉头部胀感均消,夜寐好转。经与诊治,诸症皆消而愈。

【按语】头痛是临床常见症状之一。发病原因甚多,针灸治疗效果良好,尤以治疗血管性头痛、神经性头痛等效果显著,对因脑瘤、青光眼、颅内压增高等所致头痛有缓解疼痛作用。

笔者认为,头痛类型很多,辨证、辨经之认识也很多,应根据病人头痛性质、部位、舌脉等综合表象加以认识,进行辨证论治,选用针灸三通法不同的治疗方法进行治疗。

由于经络循行方向、部位与头部有十分明确的关系,故治疗头痛应首先从经络角度去理解,如经络循行方向、部位、病候等因素,从而决定选经选穴,由于头是"高巅之上,惟风可至之处","头为清阳之府",故易为外邪所伤,临床上凡急症病程短者多为实证,气滞血瘀于经脉导致经气不通。治疗需以通调经络,祛滞除瘀之法,依部位选经配穴,如后头痛多用至阴穴,前额痛多用内庭穴。

头痛日久必由经络不通导致内脏病变,或肝肾阴虚,或阳气衰微,或瘀血内停,或气血不足等,临床需审证认辨。由于针刺的特点所在,风证不论虚实均有经脉不畅,经气瘀滞的病机存在,故在调整补益内脏的同时,不忘通经活络之法,以扶正祛邪,疏风止痛,活血化瘀。

病例 1 女性患者后头痛 5 年未曾治愈,时发时止,其病虽已日久,但头痛以低头为重,实为经脉阻滞、气血不达清窍而致,脉沉细为气血瘀滞不畅、无力鼓动所致。头后部为足太阳循行所过,故用至阴穴及气而止。至阴为太阳之井,"井主心下满",凡诸"满"症均可用之,数诊而愈。此类属粗辨为虚,细辨为实的病例,临床可举一反三,推而用之。

病例 2 男性患者头痛 1 年,审证求因以脏腑辨证为主,其证为肾虚脑海失濡。故选用百会、神庭、关元针刺加灸法得效。

"头为诸阳之会",手足三阳共 6 条经脉与督脉会于百会穴。督脉具有振奋阳气,调整肾脏之作用。应用百会加灸以升阳健脑,益肾充髓。神庭亦为督脉之穴,为神气集聚之地。常与百会相伍以醒神、安神、升阳益气为效。关元为任脉之穴,主一身之阴,善补肾填髓,施灸法以鼓舞阳气。阳气充盛,髓脑得养,头痛则止。

此例为脏腑气血虚弱为本、头痛为标之证,故以补正之法取效。

综上所述,治疗头痛一症,首先应认证、辨经,据病之虚实选经配穴,或补或泻或综合应用才能取效。此外,选用适当刺法、治法,亦需加以酌情应用,非一法一方所为。

偏 头 痛

偏头痛亦为临床常见症状,多指偏于一侧头部的头痛。

西医学认为,偏头痛具有遗传性和家族性,其病因可能与5-羟色胺代谢紊乱有关,或涉及自主神经系统及酶系统。

【病因病机】 其病因病机与头痛相近,多为内伤所致。常见有肝阳上亢偏头痛、瘀血气滞偏头痛、寒饮蒙阻偏头痛等。

肝阳上亢偏头痛多由情志不舒、怒气伤肝、肝火上扰、清窍被扰而致,肝为厥阴,与少阳相表里,肝阳上亢易产生偏头痛。

瘀血气滞偏头痛多由头痛日久,气滞少阳经脉,以致经脉不通不畅,瘀血于内,气血不达清窍而致。

寒饮湿蒙偏头痛,多为气血不足,痰浊停聚,沿经上行蒙蔽清阳而致。

【临床表现】 多为一侧头痛,或时剧烈发作,或缠绵不断。头痛剧烈发作则痛不可忍,或欲撞墙而死,或欲哭欲嚎。痛剧过后多为头痛缠绵不断,时发时止,久治不愈。

肝阳上亢型:偏头痛剧烈,烦躁易怒,夜寐不宁,口干面赤。舌红少苔或黄苔,脉弦数。

血瘀气滞型:偏头痛日久不愈,其痛多为刺痛。健忘失眠。舌质紫黯,舌苔白,脉弦涩。

寒饮湿蒙型:偏头痛常与其他头痛并存。头沉头重,缠绵不断,呕恶吐涎,舌苔白,脉弦滑。

【辨经】 偏头痛多为少阳头痛。足少阳经"起于目锐眦,上抵头角,下耳后……"手少阳三焦经"……上项系耳后,直上出耳上角……"少阳为气机之枢,司开阖。故气机失于枢转则易生少阳经络之症,临床易出现偏头痛一症。因此偏头痛多与少阳、厥阴气机不调有关。称为"少阳头痛"。亦有部分辨经为少阳、太阳合经病变。另有部分为少阳、阳明合并病变。临床需审证辨经。

【治则】 以通调少阳为主,兼祛风邪。依辨证、辨经之不同,酌情选经选穴,多用泻法。

【取穴】 丝竹空、率谷、合谷、列缺、足临泣、风池、曲池、绝骨等。

【刺法】 丝竹空多透率谷，余穴多用毫针刺法，以泻法为主。酌情选用放血疗法。痛剧者，每日治疗1次。病缓者，隔日治疗1次，每次留针30分钟。

【病案举例】

例1 周某，男，55岁。

主诉：左侧偏头痛数年。

病史：原因不清偏头痛数年。经常发作，时轻时重，不曾治愈。近1个月来，因工作劳累，痛势加重。连及左目胀痛，影响入寐。伴有耳鸣，眩晕，左侧半身麻木，感觉迟钝，纳食尚可。

望诊：舌苔白。

切诊：脉沉细。

辨证：劳心过度，气血暗耗，风邪客于少阳，留而不去，清窍闭涩。

治则：疏风祛邪，通经止痛。

取穴：丝竹空、率谷、风池、合谷、列缺、足临泣、翳风。

刺法：均用毫针刺法。丝竹空透率谷。均以泻法针患侧，留针20分钟。每日针治1次。

针后即感痛减，头部轻松。2诊诉，初诊后回家其痛未再发作。以平补平泻手法毫针刺之，共4诊获愈。

例2 侯某，女，52岁。

主诉：左侧偏头痛半年。

病史：半年来左侧偏头痛，经常呈剧痛状，严重时痛不可耐，寝食俱废，久治不愈。疼痛产生原因不清。尿赤，便结，呻吟不已。

望诊：体胖，面红，舌苔黄。

切诊：脉弦滑有力。

辨证：素体阳明蕴热，邪热夹携肝胆风热上冲头部，少阳失畅而致。

治则：清泄阳明，疏调肝胆，通经活络。

取穴：太阳、下关、颊车、大迎、翳风、合谷、颧髎。

刺法：均以毫针刺法，行捻转泻法，留针30分钟，每日针治1次。

针时疼痛基本缓解，但1小时后患者又来求治。谓之回家后约50分钟，突然左侧剧痛如裂，目胀如脱，病势凶猛，痛不可忍。当即予内迎香锋针刺出血，血未尽而痛已止。患者转悲为喜，欣然而去。数日后追访，病未复发。

【按语】 偏头痛虽亦为头痛，但由于其病因病性及涉及经络之不同，宜将病症单独分析。本病古称为"头风"、"雷头风"等，其病势来势凶猛，症状顽固，其疼痛特点及部位常与少阳有关，"头为清阳之府，"临床上除单独少阳偏头痛外，部分患者偏头痛亦常与他经病变合并存在。如少阳、厥阴、阳明合并,少阳、阳明合并等。其病性亦有不同,可伴有内脏气血阴阳不同而形成虚实各证。

例1 男性患者,偏头痛数年,痛势急骤,伴耳鸣头晕,偏身麻木,脉沉细,可考虑为因实及虚,气血阻滞少阳而致。虽有虚证表现,但其因为实。病机为少阳气血不畅而致内脏虚亏,故仍以通经活络,调整气血为大法,选用少阳经穴。

丝竹空透率谷是笔者常用腧穴,来源于传统歌赋《玉龙歌》,临床验证,效果良好。一般病情仅用此透穴可使病情缓解或消失。若久病不愈,气血瘀滞明显,则可能有瘀血或痰饮,单用丝竹空透率谷针力不足,需加合谷、风池、足临泣等穴。

例2 女性患者,虽主诉为偏头痛,并呈刺痛状,是为少阳病变。但伴有尿赤,便结,面红,舌苔黄,脉弦滑有力,考虑为邪热客于少阳,阳明蕴热所致。选用少阳、阳明之翳风、颧髎、下关、大迎等。针后痛止但不巩固。尔后疼痛剧烈,势不可挡,其势重急,以锋针内迎香放血以泄阳明之热邪,痛止。

此一例为少阳、阳明两经合并之病,示意要仔细认证、辨经,方能收效。

偏头痛一症,虽来势较骤,症状急重,丝竹空透率谷为绝对有效刺法。若要获得更好效果,需注意其刺法和相应配穴刺法。刺丝竹空透率谷以浅入皮内为最佳,进针后可见一道清晰凸起的针痕,无明显的起伏状。以保证进针容易,不疼痛,不出血,效果佳。其配穴要注意辨证、辨经、辨性。如例1患者为虚实相间,例2患者为两经合病,提示疾病虽表象相同,但实质则有区别,须审证求之。

眩　晕

眩晕,通常称为头晕眼花。指头目昏眩,视物旋转,或感头重脚轻,或感天旋地转,或如坐舟车之状。严重者不能站立,甚则仆倒。

西医学认为,本症可分为"假性眩晕"和"真性眩晕"两大类。假性眩晕常见于高血压、贫血、颈椎病,神经官能症等疾病。真性眩晕可见于某些眼疾,如眼肌麻痹复视;前庭系统病变,如美尼尔病、前庭神经炎、脑供血不足等。

【病因病机】眩晕多与心、肝、脾、肾有关,其证或虚或实或虚实夹杂,以虚证为多。

虚证者多见于心脾两虚,中气不足,心藏神,脾统血,若劳心太过耗伤气血以及大病过后气血失充,血脉不荣头目而致头目眩晕。临症可见头晕目花、心悸神疲、纳减便溏等症。

亦可见于肾阴不足,髓海失荣。肾藏精生髓,若房劳过度肾精亏耗或年老肾气不足则肾阴不营清窍而致头晕,临症可见神疲健忘,耳鸣目花,腰膝酸软,遗精阳痿等症。

实证者可见于风火上扰及阴虚阳亢。若因恼怒不解,气郁化火,损伤肝阳而致风动于上。或久病伤阴,水不涵木而致肝阳上亢。临床上可见烦躁多怒、头晕头痛或失眠多梦、头晕目涩等症。

亦可见于痰浊中阻,清阳不升、浊阴不降之头晕。多见于脾失健运,水谷精微运化失常,湿聚于内生痰。临症可见满闷呕恶,不思饮食,身重倦怠等症。

【临床表现】 以头目眩晕为主症,或诉天旋地转或诉头重脚轻等。可伴心悸神疲、纳少便溏、耳鸣耳聋、烦躁多怒、失眠多梦、满闷呕恶、身重倦怠等。

【治则】 依据辨证、辨病之不同,酌情采用补益气血,益肾填精,平肝潜阳,健脾化痰及活血通络等治则。

【取穴】 依据辨证、辨病之不同,酌情选用中脘、天枢、足三里、内关、曲泽、绝骨、听宫、四神聪、神门、三阴交等腧穴。

【刺法】 依据辨证、辨病之不同,酌情采用放血疗法及毫针疗法及适当的补泻手法。一般隔日治疗 1 次,每次留针 30 分钟。

【病案举例】

例 1 邹某,男,56 岁。

主诉:头晕 5 个月。

病史:5 个月前工作中发现头晕,渐加重。最近 2 个月头晕以颈部活动时为著。自述有踩棉花感,晕时无头痛呕恶,伴左上肢经常麻木,经各种治疗效果欠佳。

望诊:面黄体胖,舌苔薄黄。

切诊:脉弦涩。

查体:颈部及上肢无明显活动障碍。X 线片显示颈 4~6 椎明显骨质增生。

辨证:气血瘀滞,经络不通。

治则:通调气血,疏通经络。

取穴:曲泽、绝骨、听宫。

刺法:均以毫针补法,每日针治 1 次,每次留针 30 分钟。

3 诊后,头晕显著减轻,踩棉花感好转。5 诊后头晕消失,踩棉花感消失,活动自如。左上肢麻木基本消失。巩固治疗数次,临床告愈。

例 2 武某,女,47 岁。

主诉:头晕 2 个月。

病史:3~4 个月前,饮食不节后出现脘腹胀满不舒,后渐出现便溏,每日 1~3 次,经常胃脘部不适。近 2 个月来头晕乏力明显,常以动作稍急时头晕加重。一般情况好,纳食佳,饮少,寝安。

望诊:面黄,体弱,舌质淡,苔薄白。

切诊:脉沉弦。

《针灸三通法临床应用》

辨证:脾胃虚弱,中土不运,气血不足。

治则:补益脾胃,益气养血。

取穴:中脘、天枢、足三里、内关。

刺法:均以毫针刺法,施用补法,针双侧。隔日针治 1 次,每次留针 30 分钟。嘱注意饮食,多食易于消化主食,少吃零食。

针 2 次后,病人述胃脘不舒感消失,大便溏稍好转。5 诊后诉胃脘部无不适感,大便溏消失,大便日 1 次。头晕乏力基本消失,原方原法不变,再治数次告愈。

例3 王某,女,38 岁。

主诉:头晕经常发作 10 余年。

病史:10 余年前,因工作劳累及家庭关系紧张,渐渐感到头晕,严重时走路需扶墙而行,以后出现经常心慌心悸,劳累及精神紧张时症状加重。食欲可,大便稍结,2 日 1 行。夜寝欠安、多梦,性情急躁、情绪不稳定。月经正常。

望诊:精神不爽,面黄,舌苔薄白。

切诊:脉沉细。

辨证:气血不足,肝郁不舒,头窍失荣。

治则:调补气血,疏肝理气,荣养头窍。

取穴:四神聪、神门、内关、三阴交。

刺法:均以毫针刺法。四神聪、内关施用泻法,神门、三阴交施用补法,隔日针治 1 次,每次留针 30 分钟。

2 诊后,患者感到心慌有所好转,精神不爽好转,余症同前,依前方前法针治不变。

3 诊后,诉头晕开始好转,心慌未发,精神好。6 诊时,患者诉头晕消失,心慌、心悸未复发,多梦失眠均有好转,依上法上穴再治数次。约 10 诊病人各种症状消失,精神情绪稳定,临床告愈。

例4 朱某,女,54 岁。

主诉:头晕耳鸣 1 年。

病史:1 年前,无明显诱因出现耳鸣,时轻时重,或如雷声大作,或如尖响蝉鸣,听力明显下降,约 2 个月后出现耳聋,头目眩晕,视物旋转。自述天旋地转,不能睁眼,不能起床,胸满呕恶。经中药、西药、针灸等治疗效果不佳。纳可,便调,寝安。

望诊:面黄白,舌质胖大,苔白稍厚。

切诊:脉沉细。

辨证:痰浊内蕴,少阳失畅,清窍失荣。

治则:化痰除浊,通畅少阳,荣养清窍。

取穴:四神聪、合谷、太冲、听宫、中脘。

刺法:均以毫针刺法,施以泻法,每日针治1次,每次留针20分钟。

2诊后患者诉头晕症状(主要是旋转感)好转,余症同前。约5诊后,耳鸣、胸中满闷、呕恶欲吐感减轻,针法方穴不变,治疗同前。7诊后,病人高兴告知:天旋地转感基本消失,头晕短暂而过,耳鸣、胸中满闷等症均明显减轻。经10余诊,除耳聋减轻外,主要症状均已消失。巩固治疗。

【按语】眩晕一症,古代又称为"头眩"、"眩冒"、"风眩"等,既为中医病名,也是临床症状。既可单独存在,亦可与他病症共同出现。

本文论述以眩晕为主诉的病症。

由于眩晕多与心、肝、脾、肾4脏有关,在认识上也不外从四脏的藏象、病机去考虑问题,如"诸风掉眩,皆属于肝","无痰不作眩",以及"无虚不作眩"等。

笔者认为,对于眩晕,应有特定的认识,在临床上既不能单独用脏腑气血论去认识,也不能单纯地用经络腧穴理论去理解,而是要用完整的中医理论进行全面的认识。将脏腑理论、气血理论、经络腧穴理论整体地有机地联系起来,进行细致地辨病诊断和辨证论治,才能提高疗效。

例1为颈椎关节病男患者,主诉为头晕,特点是颈部活动时头晕加重。虽然有"踩棉花感"及上肢经常麻木,根据症状与舌脉可以认定为气血瘀滞,经络不通之证,而非脏腑虚证。因此,属经络病变。选用少阳绝骨,太阳听宫为主穴,上肢经常麻木,选用厥阴之合穴曲泽使气血通畅。

例2为贫血女患者,主诉为头晕。纵观病史及舌脉,其眩晕乃以饮食不节导致中气不足为是。可以认为气血不足为本,眩晕为标,宜从本而治。气血充盛则眩晕消矣。选用任脉、阳明、厥阴等经脉,以调补脾胃,益气养血。

例3女病人为神经官能症患者,主诉头晕10年,久治不愈,仔细推敲病史,本病例为虚实夹杂之症。由于肝郁不疏,肝气不达而致中焦失运、气血不足、心神失养,产生一系列症状。大便干结,舌苔脉象乃肝郁不达,气血失和之征象。

例4为美尼尔病女患者,为脏腑病与经络病合病之病例,痰浊内蕴,脾失健运,中焦不化出现头目眩晕。少阳循行于耳,经气不通出现耳鸣耳聋。故选用合谷、中脘以化痰解郁,选四神聪、太冲、听宫以定眩开窍。

从治疗眩晕一症,可以看到笔者临床认病识证、辨证论治之一斑,结合"头痛"等章节内容,仔细推敲,认真揣摩,必心之大悟。

耳鸣耳聋

耳鸣耳聋是听力异常的两种症状。耳聋,是指耳的听觉失聪。轻者,听而不真,称为重听;重者,不闻外声,甚则全聋。耳鸣,是指耳内如有鸣声,或如蝉鸣,或如钟响,或如击鼓,或如刮风不等。耳鸣耳聋常同时存在。

西医学认为,产生耳鸣耳聋的原因较为复杂,各种中毒,如药物、烟草等;各种感染,如脑膜炎、腮腺炎、流感等;循环系统病变如血压过高、过低的变化,动脉硬化等;直接的神经系统病变如听神经瘤,面神经麻痹恢复期等;亦可见于耳部的疾患如中耳炎、耵聍栓塞等,以及生理性的老年性耳聋。

【病因病机】 本病的发生可由内脏病变及经络病变引起,分为内因及外因。临床多见于内因而生病,临床症状或虚或实或两者并见。内因者多见于因气恼郁怒,伤及肝脏,肝郁不舒或肝火上扰等,其证属实。亦可见于肾气不足,阴亏于内,精气不达于耳者,以及肝血不足,清窍失于荣养者,其证为虚。外因者可见于耵聍堵塞耳道以致耳窍不通者。

亦可见于病在经络者,多为少阳、少阴病变,其证可虚可实。或经络邪盛不通,或气血不足不荣,均可致耳鸣耳聋。

【临床表现】 耳鸣者,耳内可有各种鸣响,分为两大类,一类为声音细小的鸣响如蝉鸣等,多属虚证;一类为声音粗重的鸣响如雷鸣等,多属实证。耳聋可有重听或全聋。虚实均可。

耳鸣耳聋突发,耳鸣如钟,耳聋明显,口苦咽干,面红目赤,便秘尿黄多为肝火内盛。

耳鸣耳聋,头晕脑胀,失眠健忘,腰膝酸软,多为肝阳上亢。

耳聋为主,伴有耳鸣,鸣如蝉声,五心烦热,腰膝酸软,咽干盗汗多为肾阴不足。

外伤所致或无原因仅有耳聋或伴耳鸣,多为经络不畅,气滞血瘀。

此外尚有其他类型。

【治则】 依辨证、辨经之不同,酌情选用清泻肝火、平肝潜阳、滋补肾阴、通经活络等法则。

【取穴】 依辨证、辨经之不同,酌情选用听宫、曲池、合谷、筑宾、中渚、翳风、哑门、通里、涌泉等腧穴。

【刺法】 多用毫针疗法,每日或隔日针治1次,每次留针20~30分钟。必要时配用放血疗法,多用速刺放血法。

【病案举例】

例1　付某,男,2岁半。

病史:耳聋约1年。

家长代诉:1岁半时患肺炎住院,输液用庆大霉素及红霉素,烧退后出院。约2个月后,正值春节之际,发现患儿不惧鞭炮声响,即去某医院诊查,诊为"药物中毒性耳聋"。予ATP、辅酶A、细胞色素C等药物,治疗约1年,左耳听力提高10分贝。后因发烧听力复又下降。经针灸、气功等治疗未效,来诊。一般情况好,食纳佳,二便正常。

望诊:面色常,舌质常,舌苔薄白。

闻诊:寡言少语,对外界声响无反应。

切诊:脉细数。

辨证:药物中毒,伤及气血,损其经脉,日久伤肾,耳窍失聪。

治则:通经活络,调和气血,补益肾气。

取穴:听宫、外关、筑宾。

刺法:均以毫针针法,行速刺法,及气出针,每周治疗2次。以12次为1疗程,每个疗程后休息2周。

医嘱:因病情较重,其效果非一日可取,务需坚持治疗方能收效。

上方上法坚持治疗约2年,治疗次数约百余次。患儿症情由稳定至耳听力显著增加。对日常大声说话均可听到。用助听器可听袖珍收音机广播,每逢感冒发烧听力不再有下降之反复,效果理想。

例2 冷某,男,6岁半。

家长代诉:耳聋3年。

病史:3年前孩子约3岁半时,家长发现孩子对外界声响反应迟钝,且有加重趋势,到某院诊为"神经性耳聋"。测听力左耳75分贝,右耳65分贝,予营养神经药物治疗,后又经中药、针灸治疗,效果欠佳。患儿精神好,语言清,食纳佳,二便调。

望诊:舌苔薄白。

闻诊:语言清晰,对外界声响反应迟钝。

切诊:脉滑数。

辨证:经气不畅,耳窍失聪,日久及肾。

治则:通经活络,调和气血,补益肾脏。

取穴:听宫、翳风、下关、合谷、太溪。

刺法:均以毫针刺法,行速刺法,及气出针,每周治疗2~3次。

经数次针治后,患儿听力有所好转,家长大声呼之可有较准确的反应,针穴不变,经10余次治疗后,病情明显好转,约20次治疗后,患儿已对日常中等响度产生大致准确反应,继续治疗症状明显缓解。

例3 李某,女,52岁。

主诉:耳鸣耳聋20天。

病史:20天前,因与家人吵架生气后发生耳鸣,数日后双耳听力开始下降,约10天前右耳听力完全消失,左耳听力下降,尚能听见大声呼喊。经服中药及针灸治疗未效。患者性急躁,口干苦,耳鸣时轻时重,终日不休,时似刮风,时似蝉鸣,寝欠安,二便调。

望诊:舌尖边红,舌苔薄白。

闻诊:语言洪亮,能与他人大声交谈。

切诊:脉弦滑。

辨证:少阳热盛,循经上逆,耳窍失聪。

治则:清泄少阳,疏通经络。

取穴:耳门、翳风、中渚、合谷。

刺法:均以毫针刺法,施以泻法。每天针治1次,每次留针20分钟。

诊治3次后,患者心情舒畅,诉耳鸣基本消失,听力似有好转,穴法不变。5诊后患者诉耳鸣消失,左耳听力明显好转。10诊后右耳开始出现听力。嘱隔日针治1次,穴法不变。约20余诊时,患者左耳听力基本恢复正常,右耳可听到日常中等响度声音,继续治疗,效佳。

例4 李某,女,71岁。

主诉:突发耳鸣耳聋4天。

病史:4天前无任何诱因突发左耳耳鸣、听力下降,耳鸣时如蝉鸣,时如雷响。耳聋非大声说话不能听见。患者经常头晕,腰痛,尿黄,大便干,2日1行,寐欠安。

望诊:舌苔薄白。

闻诊:语言清晰,能与他人交谈。

切诊:脉沉细。

辨证:素体阴虚阳亢,气血阻滞,耳窍失荣。

治则:滋阴潜阳,通经活络。

取穴:四神聪、率谷、听宫、中渚、太溪。

刺法:均以毫针针法,补太溪,余穴泻之,隔日治疗1次。

2诊来时,患者诉耳鸣消失。3诊时诉左耳听力好转,且头晕亦有好转。5诊时诉听力明显好转。经10次治疗,患者耳鸣耳聋临床告愈。

【按语】 在古典医籍中,耳聋有多种名称,如暴聋、卒聋、虚聋等。因为耳鸣常与耳聋同时出现,且治疗又大致相同,故可相提并论。

耳鸣耳聋在临床上首先需辨证,认清虚实才能进行论治。从辨证角度认识,本病多分为虚实之证,虚证者,听力渐渐下降,日久成聋。耳鸣呈高调,如夏季之蝉鸣,经久不断。多为脏腑虚弱,如肝血不足,肾阴不足等。实证者,突发暴聋,耳鸣多呈低调,音响较大,如雷鸣、如击钟、如飞机起落等不尽相同,时发时止,多与风、火、郁等因素有关。

从辨经角度认识,耳鸣耳聋多与手足少阳有关。如三焦手少阳之脉"上项,系耳后,直出耳上角……从耳后入耳中,出走耳前",胆足少阳之脉"上抵头角,下耳后……从耳后,入耳中,出走耳前"。

因此,临床取手足少阳之腧穴,并结合辨证进行论治。

例1 男孩2岁半因药物中毒致聋,此症在西医学认为是不可逆转的疾病。本病例辨证认为是气血失和,日久伤肾。选用外关、听宫、筑宾3穴,点刺治疗。其中听宫为主穴,手太阳小肠经脉之循行"至目锐眦,却入耳中,"听宫穴具看局部用穴的作用。经笔者多年用验,认为此穴对耳聋及多种疾病有较好疗效,属经验用穴。外关为手少阳腧穴,为循经用穴,可使少阳经气通畅。由于病久必及于肾,故选用阴维之郄穴、足少阴之筑宾穴以通畅肾经经气,使阴精气血达于耳窍,使耳复聪。除正确的选穴外,坚持守方而治也是本病例的特点。

例3 女52岁,发病原因为生气,且耳鸣时轻时重。时如刮风,时如蝉鸣。舌尖红,脉弦滑。认真辨其证,认为仍为少阳风热之证。故选用少阳之耳门、翳风、中渚为主穴,以通畅少阳经气。配用合谷,加强通调气血之作用,施用泻法以清解少阳之风热。经20余次治疗,效果良好。

通过上述分析可以看出,治疗耳鸣耳聋一症首先将辨证与辨经相结合,虚证多及肾,选用足少阴肾经腧穴;实证以泻少阳经为主,强调局部用穴的重要性。对顽固不易治愈的病例,采用守方而治,方能取效。

脊髓炎(痿证)

痿证指四肢痿软无力,缓纵不收,肌肉萎缩或伴麻木等病症。《素问·痿论》将其称之为"痿躄"。《金匮要略》称之为"枯"。后世医家多称为"痿"。

西医学认为,脊髓炎是一种多为细菌、病毒、螺旋体等感染后导致脊髓灰质或白质产生炎症或抗体变化的脊髓病变。主要表现为脊髓节段损伤水平以下的运动障碍、感觉障碍及植物神经功能障碍等,其特点为肢体瘫痪、感觉消失。

【病因病机】 发病外因多为外感温热,侵袭于肺,肺金受灼,津液耗伤,肺热叶焦,以致筋脉不得濡养发为痿躄;或由湿热内蕴,侵淫阳明,阳明不能主润宗筋,宗筋迟缓,不能约束诸骨关节发为痿躄;或由脾胃久虚,气血不足,以致经脉失于荣养,诸节不收而致;或由久病体虚于内,肝肾受损,精血亏耗,筋脉失荣而致;或久病于内,瘀血阻滞经脉,经气不通,气血失濡于筋骨肌肉关节所致。

【临床表现】 四肢筋肉痿躄不用,或上或下,或左或右,失去活动功能。初起可有发热或不发热,起病可急可缓。轻者痿软无力,重者完全不能活动,且可见日久肌肉渐消,肢体可伴麻木、发凉等。

【治则】 补脾益气,通调阳明,活血祛瘀。

【取穴】 足阳明胃循经腧穴、督脉阿是穴、中脘、气海、天枢等穴。

【刺法】 均用火针行温通之法,隔日治疗1次,或每周治疗2次。

【病案举例】

王某,女,成年。

主诉:双下肢不能走路4年。

病史:4年前感冒后出现周身无力,双下肢麻木不能走路,基本生活不能自理。4年中经中西多家医院诊治,收效甚微。伴右眼失明,曾诊为"多发性脑血管硬化"、"多发性脊髓炎"、"视神经萎缩"等病。患者对生活工作丧失信心,经人介绍来诊。主症为双下肢不能动,轮椅推入诊室。双下肢麻木发凉,肿胀,纳可,寐安,二便调畅。

望诊:体瘦,面黄,下肢痿细,舌苔薄白。

切诊:脉沉细,下肢冷凉。

辨证:温热侵袭肺金,津液耗伤,日久伤及中土,脾胃气虚,气血不足以致筋脉失荣。

治则:补益脾胃,温通阳明,鼓舞气血,通经活络。

取穴:中脘、气海、天枢、督脉阿是穴,足阳明经脉腧穴。

刺法:均用火针行速刺法,每周治疗2~3次。

初用火针治疗时,针刺处无痛觉,经数次治疗后痛觉出现。经20余次治疗后能站立扶床行走数步,下肢麻木冷凉感好转。以后每周治疗2次,12次为1疗程,每疗程后休息1~2周。经1年的治疗,病人症状消失,可以生活自理,临床痊愈。

【按语】 脊髓炎是常见的神经系统病变,多由感染引起,由于多以下肢无力、瘫痪、感觉缺失为主要表现,故属于中医痿证范畴。

本病例病程已久,虽然早期致病为外感温热之邪侵袭肺金,以致津液耗伤所致,但由于疾病发展,治疗不当故久病迁延必伤脾胃正气,足阳明经脉为多气多血之经脉,与脾胃后天之本相连。因此,多选用足阳明胃经腧穴行火针温通法,可令气血充盛,瘀滞得除,经脉得以运行而"主润宗筋,利机关也"。即云"治痿独取阳明"也。

本病病在脊髓,为督脉受损,故选用督脉部分俞穴,以使督脉经气通畅,与阳明腧穴相伍,可使气血阴阳调达充盛,诸脉通畅、疾病可愈。

本病例另一个特点是由于病久不愈,虽有方法可治,但坚持治疗也为重要一面,只能慢取,不可速攻,坚持下去必有成效。

周期性麻痹(痿证)

周期性麻痹以下肢痿软无力或不能活动为主症,属祖国医学"痿证"范畴。

现代医学认为,本病与体内钾代谢障碍有关,分为低钾型、高钾型、正常血钾型三种,临床以低钾型多见。

【病因病机】 本病多发于青年男性,发病前多有过劳、饱食、饮酒、外伤、感染等应激因素,尤以饮食所伤为主要诱因。脾胃为后天之本,凡饮食、疲劳等因素均可导致中土不足、气血生化无源,以致经脉失于濡养,筋肉不荣而致瘫痪。亦可为脾失健运,湿热内蕴而致。

【临床表现】 起病较急,多在夜间及清晨发作,以双下肢对称性弛缓性发作为主。有时其瘫痪累及上肢及颈部,可伴有肢体酸痛、肿胀、发木、发麻、口渴、汗出等。

【治则】 补益中土,清解湿热。

【取穴】 中脘。

【刺法】 用毫针刺法,施用补法,每次留针30~40分钟,每周治疗3~4次。

【病案举例】

韩某,男,30岁。

主诉:双上下肢活动无力10余年,近日加重且发作频繁。

病史:10余年前,因疲劳受凉后出现双下肢不能活动,经检查诊断为"低钾性周期麻痹,"经补钾后症状好转。此后经常反复发作,且伴双上肢无力。经某医院查仍诊为"低钾"。近年发作间隔时间越来越短,每周必发1次,今日症状复发来诊,纳可、二便调、寐安。

望诊:上下肢不能活动,舌质红,舌苔白腻。

切诊:脉滑。

辨证:中气不足,阳明失濡,筋脉失养。

治则:健运中土,通调阳明,濡养筋脉。

取穴:中脘。

刺法:以毫针行补法,每日治疗1次,每次留针30~40分钟。

初诊后,当天病人下肢活动较有力。2诊后各种症状消失,肌力恢复正常,上班工作,经追访未复发。

【按语】 周期性麻痹为常见病之一。本病发病较急,可在数分钟至数十分钟内发为完全性下肢瘫痪,反复发作是特点之一,由于病人发病的因素多为饮食不节而致,故本病病机多为脾胃受伤、中气不足、筋脉失荣。少数人可为脾失健运、中焦温蕴所致。

本病发病的特点为中焦气血不足,筋脉失于濡养。因此,在治疗上多选用中脘穴。中脘为任脉之穴,为八会穴之一,为腑气汇通之穴,同时亦为中焦胃之募穴。针刺中脘施用补法可使任脉气血充盛,中土得运。气血充盛,筋脉得濡而麻痹则可缓解。由于中脘能够健化中土,故若因中焦有湿而致周期麻痹者,亦可应用本穴,其理在于中土气血旺盛,脾气充盛,水湿自然得化,湿浊蠲化脉道通畅,则症可消。

桡神经损伤性麻痹（痿证）

桡神经损伤性麻痹，以损伤侧肘、腕、掌关节无力或完全瘫痪为主要症状，属祖国医学"痿证"范畴。

【病因病机】 桡神经损伤产生的原因可见于肱骨骨折、脱臼、睡眠时以手臂代枕，或手术时牵拉上肢过久等。酒精中毒或铅中毒亦为少见原因之一。由于上述原因，可致经脉失和，气血行涩瘀滞或气血不足，经脉失濡而发生本病。

【临床表现】 桡神经损伤时以桡神经支配范围产生运动障碍、无力、麻痹为主症，其典型症状为"腕下垂"，也称为"垂腕"。

桡神经高位上1/3损伤时，上肢肘关节、腕关节、掌指关节皆不能伸直，腕关节不能做随意的固定动作，形成"腕下垂"。

桡神经低位下1/3损伤时，以腕关节以下肌肉运动障碍为主。伸腕、伸指功能丧失，有时形成"腕下垂"。

一般不出现感觉障碍。

【治则】 调达气血，疏通经脉，以通为顺。

【取穴】 天鼎、条口、列缺、肩髃、曲池等。

【刺法】 均以毫针刺法，行平补平泻法。天鼎用1寸针刺入，要求针感传至前臂。条口用4寸针，进针3寸深。其他俞穴用常规刺法。每次治疗留针30分钟，隔日治疗1次。

【病案举例】

郭某，女，49岁。

主诉：右手指不能动，腕下垂1个月余。

病史：约1个月前，行右臂手术时，因牵拉过度右手指不能伸直，右手腕不能抬起，一般情况好。

望诊：面黄，右手指能曲不能伸，腕下垂，舌苔白。

切诊：脉缓。

辨证：不内外因致经脉不通，气血瘀滞。

治则：调达气血，疏通经脉。

取穴：天鼎、条口、肩髃、曲池、八邪。

刺法：首刺条口穴，以4寸毫针刺入条口，得气后施用补法。天鼎穴以1寸毫针刺入，不施补泻手法，但要求其针感传至前臂为度，肩髃、曲池、八邪均用补法，每次留针30分钟，每周治疗2~3次。

3诊后患者感觉手指、腕部活动明显有力，穴法不变。经约11次治疗，患者腕关节、掌指关节活动自如，握力如常，临床告愈。

内

科

【按语】桡神经损伤性麻痹以上肢伸肌肌群麻痹为主要表现。病位在经络，属经络筋脉损伤病症，全身情况差而引起本病者少见。《灵枢·终始》曰："手屈而不伸者，其病在筋……在筋守筋"。临床以通达气血，疏通经络为大法。

手阳明经循行于"大指次指之端，循指上廉，出合谷两骨之间，上入两筋之中，循臂上廉，入肘外廉，上臑外前廉"，与桡神经分布相似。同时手阳明与足阳明相通，可使周身气血汇集于麻痹患处，其病候主治"大指次指不用"，因此，治疗本病多选用阳明腧穴。

天鼎为手阳明之穴，位于扶突下1寸、胸锁乳突肌后缘、约喉结旁开4寸，此穴除治疗失音、瘰疬外，对肩臂疼痛、上肢无力有良好疗效。其操作要求以1寸针取得针感传向上肢至肘、腕为度。

条口为足阳明腧穴，是阳明胃经治疗上肢疼痛、无力的常用俞穴，要求以4寸针刺入3寸，施用补法，同时要求病人多活动上肢，以增加气血流势。

上两穴是治疗本病的要穴，配用曲池、合谷等腧穴，增加效力。

周围神经炎（痿证）

周围神经炎指由于中毒、感染等原因引起的单一或多发性的周围神经麻痹，多呈现对称性的运动障碍、感觉障碍和自主神经功能障碍，多属于中医学"痿证"、"痹证"范畴。

【病因病机】本病初起多为外邪侵袭经脉，经脉失畅渐成痿或痹。脾失健运，湿浊内生，湿阻经脉，久治不愈，湿浊化热下注而成痿躄。久治不愈，气血不行，瘀滞经脉而成痿成痹。日久不愈，耗伤气血，必成经脉失濡而发为痿躄。上述病机均可导致气血不行，经脉不通而发为本病。可有寒热虚实之分。

【临床表现】初起四肢或仅上肢、下肢麻木，尤以趾指末端为著，渐出现手指足趾活动无力、疼痛或手足表皮发红、粗糙。日久则发为四肢末端的完全性瘫痪，肌肉萎缩，出现腕下垂及足下垂等症。

【治则】调理气血，濡养筋脉，温通经络。

【取穴】以阿是穴及循经取穴为主。

【刺法】以中等粗细火针行温通法，以散刺为主，隔日治疗1次。

【病案举例】

王某，男，54岁。

主诉：双下肢痿软无力1年半。

病史：1年半来双下肢无力，尤以踝部以下部位为著，伴有麻木、表面痛觉减弱，尚可行走。自述抬脚上楼梯最为困难，渐有加重趋势，曾诊为"糖尿病性末梢神经炎"，予西药治疗。一般情况好，纳尚可，二便调，寝安。

望诊：面黄白，行走困难，足趾不能活动，舌尖红，舌苔白。

切诊：脉弦滑。

辨证：气血阻滞，经脉不通，肌肤失养。

治则：疏导气血，通经活络，荣养肌肤。

取穴：局部阿是穴及局部腧穴。

刺法：以火针行温通法，以散刺为主，隔日治疗1次。

3诊后患者诉局部麻木明显好转。5诊后诉下肢无力减轻，麻木基本消失。经约10诊后下肢痿软无力明显好转，继续治疗。

【按语】周围神经炎可由多种原因引起，临床常见有糖尿病、有机磷中毒、慢性肠胃病、胶原病等。亦可见于原因不清发病者。

本病的产生原因有虚有实，症状表现也不尽相同，虽均有手足痿弱无力之症，但有或痛或麻或不仁之分。痛者多为邪实，瘀滞经脉不通而成痿成痹，如《素问·痹论》云："痹……痛者，寒气多也，有寒故痛也"。麻或不仁者，多为气血亏虚或湿浊于内，经脉闭阻而成痿成痹。如《素问·痿论》云："肾者水脏也，今水不胜火，则骨枯而髓虚，故足不任身，发为骨痿。故下经曰：骨痿者，生于大热者。"

虽然本病有寒热虚实之分，各种原因最终导致筋肉失养而发为痿证，然经脉不通为主要病机。由于严重的经脉不通，施用普通毫针微通法不足以使气血通畅，故选用疏通经脉效力较强的火针温通法，且寒热虚实之证均可使用，"火针惟假火力，无补泻虚实之害"。

本病例患周围神经炎虽已1年半之久，但观其整体状况，舌脉相参，认为本病非整体虚弱之象，实属局部气血不畅，筋肉失于濡养所致。故选用火针以温通，仅在局部施用散刺法而取效。

若患者整体状况差，气血亏虚症状明显，可酌情在火针治疗局部的基础上，加用足三里、阳陵泉、中脘、气海、关元等腧穴，用毫针刺法，多用补法，临床可灵活掌握。

小 舞 蹈 病

小舞蹈病是中医"风"证之一，临床以手足多动，变化多端，面部口唇动作异常为主要表现。

西医学认为，小舞蹈病多发生于儿童，常为急性风湿病引起。起病较急，除动作呈舞蹈状外，尚伴有精神情志变化。

【病因病机】本病多见于儿童。常因先天禀赋不足，气血亏耗以致肾虚肝亏，阴阳经脉失调，四肢筋肉失荣而致风动于内。亦可因感受外邪，壅滞经脉，气血不能通行，筋脉失养而致。

【临床表现】起病较急,亦有起病较缓者。早期可见学习注意力不集中,动作笨拙,渐出现无意义的不规则动作,面部表情肌动作变化多端,可见有皱额、努嘴、眨眼、吐舌、扮鬼脸等动作,不能自控。亦可因舌肌、口唇肌等肌肉群的不自主运动,引起吞咽、语言障碍。

舞蹈动作可因情绪稳定,平卧安静而减轻。睡眠时则完全消失。

【治则】补气固元,疏调经络。

【取穴】中脘、气海、关元。

【刺法】均用毫针刺法,行补法,每周治疗 3 次。儿童不留针,及气乃止。

【病案举例】

白某,男,11 岁。

代诉:全身抖动两年。

病史:两年前双眉不自主抖动。渐舌部、唇部、鼻梁及双下肢踝部不随意动作增多,不能休止。近来症状加重,四肢不规则、不随意运动明显增多,经某医院诊为"舞蹈病"。

食纳不佳,时有腹痛,大便正常,小便频。

望诊:面黄,舌苔白。

切诊:脉细滑。

辨证:先天不足,经脉空虚,失其濡养。

治则:培元补气,通经活络。

取穴:中脘、气海、关元。

刺法:均用毫针刺法,行补法,不留针。隔日治疗 1 次。

数诊后,患儿感到不规则运动似有减轻,有时可控制部分不随意运动。经原方原法约 12 次治疗,病情渐渐减轻,症状消失,恢复随意运动。病情告愈。

【按语】小舞蹈病其症虽变化多端,但仍属"风",病脏归肝。从症状讲,风者善行而数变,一言而尽。就病因而言,患者多为先天禀赋不足,肝肾亏虚,阴主静,阳主动,而本病因肝肾不足,阴虚不能制阳而动。故治疗本病,则应以补阴益元,调达气血为本,元气旺盛,脉道充实,则筋肉得养,疾病可愈。

治疗本病,求本而治为大法。

中脘为任脉之穴,为腑会、胃之募穴。补益中脘可使中土得运。脾胃运化,气血得以化生,则筋脉充实。

关元为任脉之穴,善补真元之气,并可调补一身阴血,与中脘相伍,中脘补阳,关元补阴,阴阳调和,筋脉运动自如。

气海为任脉之穴,善补元气,上与中脘相伍可鼓舞中焦,使气血得以化生,下与关元配伍可益元固肾,大补阴精而使气血调和,阴平阳秘,经脉通畅。

本病为针灸临床少见病种,但认真审证、治疗,效果较好。

国医大师
贺普仁
针灸心法丛

《针灸三通法临床应用》

低颅压综合征

低颅压综合征是西医学概念,在中医学中大致归类于"头痛"、"失眠"范围。

【病因病机】本病多为不内外因所致,头部受到外力打击、撞击等致使经络气血运行不畅。脑海受到外力冲击,精髓不安,清窍失聪以致气机逆乱而发本病。

【临床表现】头部胀痛、晕痛,平卧时减轻,坐位时加重。可伴有晕眩、恶心、呕吐、倦怠乏力、嗜睡等。少数病人可伴有精神情志症状,如紧张、焦虑等。

【治则】补益肝肾,疏调气血,通经活络,安神定志。

【取穴】肝俞、肾俞、内关、中脘。

【刺法】均用毫针疗法,内关用平补平泻、余穴用补法,每次留针30分钟,隔日治疗1次。

【病案举例】

周某,女,38岁。

主诉:头部外伤后头痛、恶心、呕吐2个月。

病史:约2个月前,晚间行走遇劫,头右颞顶部遭钝器击打。回家后出现头痛,恶心,呕吐1次。伴紧张、嗜睡,经某医院行腰穿术测脑脊液压力(CSF)为30毫米水柱(mmH$_2$O,1mmH$_2$O=9.806Pa),诊为"外伤后低颅压综合征"。经多方治疗效果欠佳。

现症:经常头痛、恶心,有时进食则吐,记忆力明显减退。紧张、胆怯、多梦,有时嗜睡,有时不眠,纳食欠佳,二便调。

望诊:面㿠白、少语,舌淡,苔白。

切诊:脉细稍数。

辨证:惊恐伤肾,肝肾亏虚,气血不足,经脉失畅。

治则:滋补肝肾,调理气血,通经活络,安神定志。

取穴:肾俞、肝俞、中脘、内关。

刺法:均用毫针刺法,内关用平补平泻法,余穴用补法。每次治疗留针30分钟,每周治疗2~3次。

1诊后患者诉头脑清楚,头痛减轻,紧张感有所减轻。3诊后头痛基本消失,头脑清楚,睡眠改善,梦已少,嗜睡消失,精神好。5诊后患者诉各种不适症状均已消失,纳食佳。精神好,睡眠安,临床痊愈。

【按语】低颅压综合征为临床少见病种,常因暴力、外伤于头部而引起,除症状外,卧位穿刺脑脊液压力低于70毫米水柱时诊断成立。

由于本病多由外伤打击头部所致,必致脑海受到冲击,精髓不安而气血不能通畅。突受暴力惊吓成恐必伤于肾,肾精亏耗,肝失所养,阴血不足,清窍失养而致头痛、嗜睡,清阳不升,浊阴不降必有恶心、呕吐。因此,治疗本病应以补益肝肾,通调气血,通经活络为原则。

肾俞、肝俞为主穴,此二穴皆为本经背俞穴,为经气输注之地,补此二穴可补肾益肝,肾精充盛,肝阴得养,谓之"肝肾同源"。

中脘为胃之募穴,又为腑会,为调达中焦运化之要穴,补中脘可使中焦气血有生化之源,而使经络得以运行通畅。

内关为厥阴之络穴,通于少阳,可行宽胸解郁之功,而使症情稳定,情意调和,五志顺达。诸穴合用起到相互补充,相互谐调作用,最终使气血充盛,气机调达而成效。

更年期忧郁证(郁证)

更年期忧郁证属中医学"郁证"范围。多指由于情志不畅、气机郁滞所致病症。主要表现为情绪抑郁、神志不宁等。

西医学认为,更年期忧郁证主要为由中年过渡至老年这个年龄阶段所产生的焦虑、紧张、忧郁症状,属精神病范畴。女性多于男性。

【病因病机】人值中年,气血始衰,"七七任脉虚,太冲脉衰少,天癸竭","六八阳气衰竭于上,面焦,发鬓颁白。七八肝气衰,筋不能动,天癸竭,精少,肾脏衰,形体皆极"。肝肾虚衰,心肾不交,髓海失养,并之忧思恼怒,肝木不得条达致情志不遂、气机逆乱而得之。

【临床表现】初起失眠,食纳减少,精神欠佳。久则出现焦虑不安,坐卧不宁,紧张恐惧,情绪低落,悲观失望,遇事多疑,主观臆断严重等。可伴有躯体自主神经功能紊乱,表现如四肢发凉、汗出、头晕乏力、月经不调等。

【治则】开窍解郁,安神定志,疏调气机,通经活络。

【取穴】风府、内关、心俞、大陵、大椎、噫嘻。

【刺法】以毫针微通,施用平补平泻法,每次留针 30 分钟,隔日治疗 1 次。

【病案举例】

李某,男,52 岁。

主诉:胸闷发憋、牙关紧 2 个月。

病史:约 2 个月前,患者与他人生气后出现胸闷发憋、牙关不开,并诉之有周身"叫劲"之感。于半年前经常失眠,多梦,食纳差,口干,大便结。经常大发脾气,有时让家人感到其内心很难理解,经某医院诊为"更年期抑郁证"、"强迫观念"。

现症:患者不语少动,问之回答甚少,胸堵发憋不畅。自述病情严重,牙关时而放松,时而紧闭不开。偶有磨牙之声。睡眠少,每夜 3～4 小时,梦多,周身乏力,食纳差,大便秘结,3日一行。

望诊:面黄,舌苔白。

切诊:脉沉滑,手欠温。

辨证:恼怒伤肝,木失条达,气机逆乱,经络不畅而致。

治则:开窍解郁,疏肝理气,调达气机,通经活络。

取穴:风府、大椎、谚语、内关、心俞、大陵。

刺法:均以毫针刺法,施以平补平泻手法;每次治疗20分钟,隔日1次。

诊后当天胸憋发堵明显好转,牙关紧闭消失,张口自如。2诊后胸闷发堵不畅消失,周身"叫劲"明显好转,自觉胸中气畅疏达,睡眠时间有所增加,每夜能睡5个小时。5诊后病人主诉各种症状基本消失,语言增多,交流自如,睡眠好,食纳增加。再针1次,临床治愈。

【按语】 更年期忧郁证,以忧郁、焦虑、紧张为主要症状,可表现为多种多样。"郁"则为阻滞不通之意,指因各种原因造成的气机逆乱、郁滞、不通,经络不行的病机。由于郁为一病机的概括、反映,故可导致其他症状的出现,如《丹溪心法·六郁》云:"气血冲和,万病不生,一有怫郁,诸病生焉。故人身诸病多生于郁"。由于人体气为血帅,血为气母,气行则血行,气滞则血瘀,若情志不遂,伤于忧思恼怒,必首犯气机,气病及血,气血同病而发病症多端。

除忧思恼怒与气血相关外,本病的发病又值肝肾亏虚、天癸衰竭之年龄,内脏空虚也为主要原因,加之七情所伤,必生诸症。

治疗本病应以解郁开窍、通达气血为大法,临床多选用心俞、大陵、谚语、大椎、风府、内关等穴。

心俞为经气输注之腧穴,为调理心阴之气要穴,刺心俞可使周身气血达于脑窍。

谚语具有通达气血、开窍安神、疏通经络的作用。

风府为督脉之穴,具有开窍醒神、安神定志的作用。

大椎为督脉之穴,与诸阳经相会,可通达周身阳气,使气血调和。

内关为厥阴之络,络于少阳,少阳为枢。刺内关可解郁宽胸而使情志调达,郁闷可解。

上述诸穴合用,则可使气血调和,经脉通畅,脑窍得开,而使病愈。

高　　热

高热是指病人自觉发热,测试体温多在39℃以上的症状。中医学多称为"壮热"、"实热"。

西医学认为,高热可由多种原因引起,主要见于各种感染性疾病,如流感、乙脑,急性扁桃体炎等。也可见于其他疾病。

【病因病机】《素问·热论》云:"今夫热病者,皆伤寒之类也。"认为凡发热之病皆为受寒邪侵袭,以至阳气郁闭,热邪不得宣泄而致,其病位在肺。至后世清代则认为其发热有在卫、在气、在营、在血之分,并以上焦、中焦、下焦而分。本文所述高热仅以邪在于肺、邪在于卫、邪在于上而论。

【临床表现】以高热为主要表现,或面赤无汗,或恶寒颤抖,或骨节酸痛,或尿赤便干等。

【治则】除热降温。

【取穴】大椎、井穴、十宣、攒竹等。

【刺法】酌情选用三棱针行速刺放血法,配用毫针刺法,施用泻法,每日治疗1~2次。

【病案举例】

例1 栾某,女,8岁。

代诉:高热、体温39℃不退5天。

病史:5天前高热、头痛、不欲进食,渐头痛加重、项强。经某医院怀疑为"脑膜炎",欲做"腰穿"进行检查。家长不同意,来诊。

现症:高热,体温39.6℃,神志不爽,面垢容倦,前额剧烈疼痛,烦躁,口苦,尿黄,大便干结。

望诊:舌苔薄黄。

切诊:脉浮数。

辨证:风热遏表,热及阳明,表里并病。

治则:行宣散泄热之法。

取穴:大椎、攒竹、手足十宣放血。

刺法:大椎拔罐放血,留罐10分钟,攒竹、手足十宣点刺放血,出血数滴。

针刺当晚体温下降至38℃,诸症减轻,已能进食,再以原法治之,加用风池、风府。3诊时体温正常,诸症皆消。

例2 王某,男,17岁。

主诉:高热、体温39.6℃3天。

病史:3天前出现发冷、发热,渐感头痛,经某卫生院诊为"上感",曾服用APC等药物,发热不退。

现症:高热,体温39.6℃,头痛,倦怠无力,食纳不佳,大便干,尿黄。

望诊:面赤,舌苔白,咽部充血。

切诊:脉浮数。

辨证:风寒束表,入里化热。

治则:解表清热。

取穴:大椎、攒竹。

刺法:大椎点刺加拔罐放血,攒竹点刺放血。

共针治2次,热退症消。

【按语】 放血强通疗法,对解除多种原因引起的高热有较好的退热作用。临床实践证明,凡火热之症如高热而致面赤、口渴、咽痛、尿赤、便结等急性热证,均可用强通法治疗。据100例高热病例观察,经放血后1~2小时,患者体温均有下降,体温越高,下降越明显。同时末梢血象亦随之变化。

常用腧穴为大椎、攒竹、井穴、十宣等,临床可酌情选用。

由于引起高热的原因不同,与高热并存的症状不同,因此,其治疗的方式方法也不尽相同。本文所述为治发热症之法,多数患者在经治热退之后尚有其他症状,还需采用他法继续治疗。

低 热

体温上升至37.4~38℃之间,并除外生理性因素称为低热。多属中医学"五心烦热"、"阴虚内热"、"潮热"范畴。

西医学认为,低热仅为临床症状,可由多种病因引起。如各种全身或局灶的慢性感染性疾病,各种非感染性的全身疾病以及功能性的低热等。

【病因病机】 脏腑内伤,阴阳失衡,阴虚生内热最为多见。常见为肺、肾、肝三脏阴伤于内,阴不敛阳,虚阳于外,阴液内耗必成外热之象。也可为邪伏阳分,营阴亏耗,虚热于外而致。少阳枢转不利,阳郁不达或外邪不解,抑遏阳气,阳气不得泄越而致。

【临床表现】 烦躁不安,情急易怒,腰酸膝软,口干咽燥,口苦,尿赤,大便干结,乏力疲劳,心悸失眠。体温多在37.4~38℃之间,多数上午体温正常,下午体温偏高。

【治则】 养阴益元,调和五脏,疏导气机。

【取穴】 大椎、肝俞、肾俞、四花、气海。

【刺法】 均用毫针刺法,施用补法,每次留针30~40分钟,每周治疗2~3次。

【病案举例】

例1 李某,女,25岁。

主诉:低热37.4~37.7℃3周。

病史:3周前咽痛愈后出现全身无力,食欲不佳,烦躁,测体温在37.4~37.7℃之间,睡眠不安,2便正常。

望诊:面红,舌苔薄白。

切诊:脉细数。

辨证:阴分不足,阴虚内热。

治则:滋阴清热,疏导气机。

取穴:大椎、四花、肝俞。

刺法:均以毫针刺法,施用补法。

穴法不变,针治 6 次,低热已退,体温正常,恢复工作。

例2 王某,女,52 岁。

主诉:自觉身热 1 年余。

病史:1 年前因外科手术后出现饮食不佳,周身乏力,心悸失眠。测体温经常在 37.5℃,有时略高,有时接近正常,血压经常偏高,二便正常。

望诊:舌尖红,舌苔薄白。

切诊:脉细数。

辨证:术后伤元,阴亏液耗,脏腑失和。

治则:补阴益元,调和脏腑。

取穴:大椎、四花、气海。

刺法:均用毫针刺法,施用补法,每次留针 30～40 分钟,每周治疗 2～3 次。

3 诊后患者心悸失眠好转,烦躁好转,体温已降低 0.3℃,穴法不变,经 8 诊后体温正常,诸症消失。

例3 王某,女,32 岁。

主诉:午后低热,体温 37.5℃3 个月。

病史:3 个月来午后低热、体倦、心悸、不寐、不思饮食,月经错后,带下,二便正常。

望诊:面黄无华,舌胖大,舌苔白。

切诊:脉细弦。

辨证:劳思伤脾,气血不足,中土失调。

治则:调补中土,益气养血。

取穴:大椎、四花、脾俞。

刺法:均用毫针刺法,施用补法。每次留针 30～40 分钟,每周治疗 2～3 次。

数诊后饮食稍增,体温降至正常。穴法不更,共针治 10 次,体温保持在 36.5℃,饮食正常,心悸消除,体力增强,恢复工作。

【按语】 低热一症多见于女性患者,由于是全身性疾病,故发病原因很多,临床辨证分型也较多。

笔者认为从中医角度认识,低热应为一病,强调经络腧穴的治疗特点和作用。同时运用脏腑气血理论使经络腧穴与脏腑气血辨证相结合,选用适当的腧穴,两者缺一不可。

治疗低热,应以大椎、四花穴为首选穴组,在此基础上再据脏腑气血辨证之不同选用肝俞、脾俞、气海等。大椎为督脉之穴,为手足之阳之交会穴,故有"诸阳之会"之称。由于大椎通于阳经的特点,故可通达周身阳气,使阳气得以泄越而热解。四花穴即双侧的胆俞、膈俞,主治男女五劳七伤,气虚血弱,骨蒸潮热,尪羸瘤疾等,颇有效果。背俞穴为经气输注之地,少阳为枢,胆俞充盛可使气机调达,枢转得利。与大椎相伍可使阳气得以泄越,低热可解。膈俞为血之盛会,凡低热或新病或久病,必有阴伤血耗,取膈俞可使阴血通畅、气血旺盛,而使气机调达。上三穴同用可起事半功倍的效果。再据脏腑气血辨证之不同,酌情加用肝俞以调理阴血,加用脾俞以养阴益气,加用气海以补气和阳。

例1 女性患者25岁,症为低热,辨证为阴虚内热,必用调理阴血之法。故用大椎、四花,加用肝俞以调理阴血,疏调气机。

例2 女性患者52岁,症为低热,其因为手术所致,辨证为脏腑失和,气血不足,故选用大椎、四花,加用气海以补气,增加鼓舞阳气之功。阳气充盛,气机方能调畅。

例3 女性患者32岁,辨证为中土失调,气血不足,故选用大椎、四花,加用脾俞以调补中土,使之有气血生化之源,气血充盛,气机得以调畅,低热得解。

从西医学角度认识,低热仅为一症状表现,除一部分病例为体弱、自主神经功能紊乱失调外,绝大部分患者均有内在导致低热的因素,如结核、体内感染病灶、甲亢、血液病、月经病等,在临床上若久治不愈,则应考虑致热因素何在,应进行相应的检查与处理。

针灸治疗因体弱及自主神经功能紊乱失调而致低热者,有良好的效果。对他病引致低热者,有解除低热症状的效果。

遗　精

遗精指在睡眠中有精液泄出而言,一般分为梦遗和滑精。有梦而遗称为"梦遗",无梦而遗称为"滑精"、"滑泄"。上两症在临床常可同时存在,不能截然分开。

【病因病机】本病多由思虑过度,耗伤心脾以致气不摄精,精关不固;或因早婚,房事过度而伤肾,以致精关不固,封藏不密;或饮食不节,醇酒厚味,损伤脾胃以致湿热下注,扰动精室所致。

【临床表现】梦遗以青年居多,睡眠中阳高易举,复值性梦则易精泄,久遗不止,次数繁多者可致头晕耳鸣,精神不振,腰酸膝软,心悸健忘等症。

滑精以体质虚弱者居多,滑泄不分昼夜,遇色动念精液则出。常有精神萎靡,形瘦神疲,失眠多梦,心悸心慌,伴发阳痿等。

临床上两症均以虚证多见。

【治则】养心益肾，固摄精关。

【取穴】心俞、肾俞等。

【刺法】均以毫针刺法，施用补法，每次留针30分钟。隔日治疗1次，急则治标，缓则治本。

【病案举例】

例1 王某，男，28岁。

主诉：梦中遗精2年多。

病史：约2年前，出现梦中遗精，屡发不止，最短每夜1次，最长4天1次。头昏脑胀，白天工作学习精力不能集中，自觉形愧。曾服中药未效，一般情况好，纳可，尿常，大便干结2日一行，夜梦纷纭。

望诊：神疲，舌苔薄白。

切诊：脉沉细。

辨证：心肾不变，精关不固。

治则：交通心肾，固摄精关。

取穴：心俞、肾俞。

刺法：均以毫针刺法，施用补法，每次治疗留针30分钟，隔日治疗1次。

3诊后，患者诉夜梦开始减少，夜间休息较好，精力有所恢复。5诊后诉遗精开始好转，自治疗开始仅遗1次。经10余次治疗，患者夜梦消失，睡眠充实安稳，遗精完全消失，精力充沛，诸症皆消。

例2 刘某，男，47岁。

主诉：头晕目眩，记忆力减退，伴滑精7年。

病史：7年来经常头晕目眩，心慌心悸，气短乏力，动则气喘，记忆力明显减退。后服用鹿茸精补养。服后出现滑精，每夜3～6次。腰酸膝软无力，精神萎靡，纳可，夜眠安。

望诊：面色黄黯，体瘦，精神萎靡，舌苔薄白。

切诊：脉沉而扡细无力。

辨证：肾气不足，精关不固，虚不受补，相火旺盛。

治则：疏泄相火，急则治标，补益肾气，固摄精关，缓则治本。

取穴：环跳（左）。

刺法：以4寸毫针，进针3寸，施用泻法，使针感传向小腹及会阴部，然后施用补法。

针2次后滑泄始有好转，3诊后未出现滑泄。4诊述仍未见滑泄，余症同前。拟更方改穴，去环跳，取神阙、气海只灸不针，以益元固本。灸后患者自述精神好，诸症均见好转。效不更方，巩固治疗3个月，遗精未见反复。腰酸膝软、心慌气短等症消失,神经官能症治愈。

【按语】遗精是临床常见症状,以青年男子,尤其未婚者居多。若偶有夜间梦遗则属精满而溢。如《素问·上古天真论》曰:"男子二八肾气盛,天癸至,精气溢泻"。为正常生理现象,不能以病相论。若遗精过多,出现其他不适症状,以致婚后仍频繁出现则为病态。

从理论上讲,梦遗有多种辨证,但临床针灸治疗仍以交通心肾为大法。故常用心俞、肾俞以鼓舞脏腑经气,交通心肾两脏,可使心肾相交,水火既济。具有安神益肾之功,临床往往取效。

滑泄较梦遗为重,往往滑泄不禁,不分昼夜,遇色动念则易精出,其病多为肾气不足,阳气衰败,病情较为严重,治疗原则需先止住滑泄,然后慢慢调理正气,方能根除病患。故其大法为急则治标,缓则治本,且守方而治,灸重于针。

例2中年患者,多年神经官能症不愈,肾阳衰弱以至滑泄。先用环跳以治其标,待滑泄好转后,再治其本。施用灸法,鼓舞阳气,充填肾阴,固摄精关。经治滑泄病愈,且体质增强,诸症悉平。

需注意的是,针环跳一穴其针感要窜至小腹,最好窜至会阴或前阴,效果较好;针环跳而滑泄止仅为治标之效,有效后需改用灸法以治其本。若环跳久用易伤正气,反而不利于疾病痊愈。

阳　痿

阳痿是指男性在性交时出现阴茎不举或举而不坚的性功能障碍之症状。

西医学认为,本病可由多种原因引起,如性神经官能症、糖尿病性神经炎、抑郁性精神病、某些内分泌病变、某些脊髓病变等。临床多见于性神经官能症及动脉硬化症患者。

【病因病机】阳痿又称阴痿,肾主前后二阴,主生殖。肾脏不足,命门火衰,宗筋不得荣养则阴茎不举,色欲过度,房室不节或先天肾气不足或复犯房事之禁等均可引起,阳气不足,命门火衰引起阳痿最为多见,故《景岳全书》云:"凡男子阳痿不起,多由命门火衰……火衰者十居七八,而火盛者仅有三成"。

劳心过度,暗耗心脾,气血不足以致肾气亏虚亦为常见原因。

除此外,惊恐伤肾,过食肥甘厚味,嗜饮醇酒浓茶,湿热内生亦为原因之一。

上述众因,均可导致经脉不通,气血失荣宗筋。常与肾足少阴、任脉等经脉有关。

【临床表现】阴茎痿而不举,或举而不坚,无法行于房事。常伴有阴冷、腰膝无力酸软,耳鸣耳聋,牙齿松动,形寒肢冷或心悸气短,失眠多梦,形瘦神疲等。

【治则】温阳通络,滋补肝肾,强阳助坚。

【取穴】环跳、关元、大赫、三阴交。

【刺法】针环跳穴用4寸毫针刺入3寸深。施用补法,要求针感最好传至小腹及阴茎。其他腧穴用1.5寸毫针,施用补法,每日或隔日治疗1次。治疗期间忌房事,避食辛香之味。

【病案举例】

例1 肖某,男,27岁。

主诉:阴茎不举,不能性交数月。

病史:素精神易于紧张,数月前新婚。女性对性生活过于紧张,心理恐惧。患者惟恐性交不行,心理负担过重以致新婚之夜阴茎勃起不能,以后则发生阳痿病症,不能同房,一般状况好,食眠均正常,体质尚好。

望诊:舌苔薄白。

切诊:脉弦细。

辨证:情志不畅,气血不荣经脉,损伤肾阳。

治则:疏调气机,通达经脉,益肾壮阳。

取穴:关元、大赫、三阴交、内关。

刺法:均以毫针刺法,施用补法。关元穴则要求针感传至阴茎或前阴部位为好。每日治疗1次,每次留针半小时,辅以言语开导。

1诊后,病人精神紧张稍有放松,当夜感到阴茎有所勃起。3诊后诉阴茎勃起较坚,当夜性交成功。以后巩固疗效,原方原法不变,后来人报喜,其病症数月未犯,女性已怀孕4个月。

例2 孙某,男,28岁。

主诉:阴茎不举2周。

病史:2周前新婚之夜发现阴茎勃起不能,当夜性交失败,患者有遗精病史,伴早泄,食欲、二便正常。

望诊:面黄,舌苔白。

切诊:脉弦滑,两尺脉弱。

辨证:肾气不足,宗筋失濡。

治则:补益肾阳,通调经络。

取穴:环跳。

刺法:用4寸毫针,以针感向少腹或阴茎放射为度。每天治疗1次,每次留针30分钟。

针后当晚阴茎勃起,性交成功。经2次治疗,疾病痊愈。

例3 陈某,男,70岁。

主诉:阳痿4年。

病史:4年前因丧妻出现阳痿,阴茎勃起无力。近日再婚,发现阴茎完全不

国医大师
贺普仁
针灸心法

《针灸三通法临床应用》

能勃起,伴早泄明显。患者体健,大便调,夜尿频。

望诊:面红润,舌苔薄白。

切诊:脉沉缓。

辨证:年已古稀,肾阳亏虚,命门火衰。

治则:补益命门,填精充髓。

取穴:关元、大赫、三阴交。

刺法:均以毫针刺法,施用补法,关元穴则要求针感传至阴茎或前阴部位为好。每日或隔日治疗1次,每次留针30分钟。

3诊后,患者感到精神开始好转,晨起醒后阴茎自动勃起,但举而不坚。4诊后自述精神好,阴茎勃起较为自如,能够性交成功。且早泄亦有好转。巩固治疗数日,结束治疗。

【按语】阳痿又称阴痿,是男性病科最常见症状,也是针灸治疗效果较好的病种。多发生于青壮年。

本病的发生多与心、脾、肾三脏有关,尤以命门火衰者居多,其次是劳伤心脾、气血不足者。本病虚证居多,实证偏少。

由于针灸临床根于经络腧穴系统,因此治疗本病要结合脏腑气血学说,从经络俞穴角度综合认识理解。

《素问·痿论》云:"思想无穷,所愿不得,意淫于外,入房太甚,宗筋弛纵,发为筋痿。"《黄帝内经素问集注》云:"前阴者,宗筋所聚……入房太甚则宗筋弛纵,发为阴痿。"准确地说明阴茎属宗筋,本病与筋有明确关系。在治疗中既要考虑到心脾肾,也要考虑到经络中的足少阴、任脉、足少阳、足厥阴等经脉。

笔者认为,本病虽以虚证为多,实证为少,但治疗上并不能完全将虚实截然分开,这是针灸治疗的特点。无论发病原因如何,或虚或实。发病之病机总为气血瘀滞于内,肾阳不足,宗筋不荣。因此,通调少阴、任脉等经脉则为常规大法。腧穴多选用大赫、中极、关元等,并据气血虚实酌情选用三阴交、内关、环跳等腧穴。

关元以填精补阴,温阳通脉,治疗中强调针感要窜至会阴或阴茎。大赫、中极为局部用穴,辅助关元增加效力。

三阴交以养阴血,鼓舞后天脾胃,气血得充,五脏得以调养。

内关、环跳枢转阴阳之气,调和诸脉,使宗筋得养。

病例1、2是笔者治疗本病的典型病例,患者年龄正壮,虽有阳痿,亦可经数次治疗得以痊愈,实属治疗本病的常规。病例3年逾7旬,已属"肝气衰,筋不能动,天癸竭、精少,肾脏衰,形体皆极"耄耋之年。但经过针灸治疗,其性生活竟能返少如春。此病例提示:针灸治疗本病,除能解除病人疾苦外,可能尚有益寿延年的作用,应进一步进行深入研究。

关节痛(痹证)

痹证是指患者上肢、下肢或四肢关节疼痛的疾病。中医学称之为"骨节痛"、"历节痛"、"肢节痛"等。据病因病机分为"风痹"、"寒痹"、"湿痹"、"热痹"等。

西医学认为,骨关节痛可由各种原因引起,如慢性感染性之关节炎,自身免疫性之类风湿性关节炎,骨关节代谢障碍之骨质增生性关节炎,骨关节周围病变之关节痛等。

【病因病机】《素问·痹论》云:"所谓痹者,各以其时,重感于风寒湿之气也。"风寒湿邪为本病的主要病因,据感受风、寒、湿之不同,又分为"行痹"、"痛痹"、"着痹"等。如《素问·痹论》云:"其风气胜者为行痹,寒气胜者为痛痹,湿气胜者为著痹也。"

凡气候变化无常,或久居潮湿,涉水冒雨,风寒湿邪侵入筋肉骨节而发病。亦可因正气不足,不御外邪而得之。

【临床表现】

行痹:肢体关节疼痛,屈伸不利,游走不定,有若风行。可伴恶寒,发热。

痛痹:肢体筋肉关节疼痛显著,遇寒加重,遇热则减,痛有定处,可伴局部肿胀。

着痹:肢体关节酸痛,痛有定处,沉重无力,易受阴雨潮湿气候影响,可伴纳呆不喜饮。

【治则】 调补气血,通经活络,通关利节。

【取穴】 中脘、肩髃、曲池、外关、合谷、风府、阿是、鹤顶、阳陵泉、阴陵泉等穴。

【刺法】 均用毫针刺法,施用平补平泻法,每次留针30分钟,隔日治疗1次。必要时加用灸法或火针温通。

【病案举例】

例1 邵某,女,23岁。

主诉:左臂关节痛,肌肉及手指时有麻感已2个月余。

病史:2个月前,因感受寒凉引起手臂麻木、疼痛。曾在某医院查血沉为30mm/h,诊为"风湿性关节炎"。服用多种药物未效。且病情有加重趋势,左肩、肘关节疼痛,夜间尤甚,不能入眠,手指麻木亦有加重。纳可,二便调,月经正常。

望诊:面色黄,关节无红肿,活动自如,舌苔薄白。

切诊:脉沉细。

辨证:素体不足,卫外不固,外感风寒湿邪,阻滞经脉,不通则痛。

治则:扶正祛邪,通经活络,调达气血。

取穴:中脘、肩髃、曲池、合谷、外关。

刺法:中脘施用灸法,余穴用毫针刺法。施用平补平泻手法,每次留针20分钟,隔日治疗1次。

1诊后患者诉疼痛减轻,5诊后手指麻木显著减轻。原方原穴不变,共治疗8次,诸症消失,临床告愈。

例2 董某,男,30岁。

主诉:左膝关节痛1个月余。

病史:1个月前原因不明发生左膝酸痛,渐渐加重,疼痛不止,昼轻夜重,伸屈不利,行路尚可,其痛与气候变化无关。局部无红肿热凉,一般情况好。

望诊:舌苔薄白。

切诊:脉弦。

辨证:外邪侵入关节,气血闭阻不畅,经络不通。

治则:通经活络、疏调气血,祛除外邪。

取穴:鹤顶、犊鼻、膝阳关、阳陵泉、阴陵泉。

刺法:均用毫针刺法,施用泻法,每次治疗留针20分钟,隔日治疗1次。

1诊出针后患者疼痛明显减轻,2诊时诉疼痛完全消失,告愈。

例3 沈某,女,39岁。

主诉:双膝冷痛半年。

病史:半年前,小产后数日出现双膝关节疼痛,怕凉,遇冷凉疼痛加剧。同时感周身畏冷、怕凉、怕风,四肢发凉。纳可,便调,寐安。

望诊:面白,舌质淡,舌苔白。

切诊:手凉,脉沉细。

辨证:素体阳气不足,气血失和,复感外邪,经络不畅。

治则:鼓舞阳气,疏散外邪,通经活络,调补气血。

取穴:风府、犊鼻。

刺法:风府用毫针刺法,施以补法;犊鼻施用火针温通,隔日治疗1次。

1诊后患者诉双膝疼痛明显减轻。2诊时诉双膝疼痛基本消失,周身发凉、四肢欠温明显好转。共诊治5次,诸症皆消,临床告愈。

【按语】多种原因均可引起关节痛,为针灸临床常见病症。治疗各种关节痛首先要认清气血之关系,气为血帅,血为气母,此为气血生理联系,而气行则血行,气滞则瘀滞则为病机变化。由此而产生"通则不痛","以通为顺"的治疗大法。

大凡痹证,或正虚或邪实皆由外邪入侵,经脉气血不通而致,其中"风为百病之长"，"寒为痛因之先"说明了风寒之邪在痹证的地位。由于上述之认识，产生了疏风行血、散寒通络的治疗法则。

例1 女性患者23岁，素体较虚，因寒凉引起关节痛、麻木，为典型外邪侵入，气血涩而不行之痹证。选用中脘鼓舞正气，气血旺盛以利祛邪。肩髃、曲池、合谷、外关以行气活血，通经活络。中气充盛，气血得畅，通则痛止。

例2 男性患者30岁，左膝疼痛月余，观其脉症，为邪闭经络，气血不畅之证，故以祛邪通络为法。选用局部及邻近少阳、太阴腧穴，以求气血相和，经通络活，施用泻法而取效。

例3 女性患者39岁，因小产后外感风寒而致关节疼痛。由于产后气血双虚，阳气不得以附，故产生周身怕凉畏风、肢节疼痛，实为本虚标实之例，选用风府施用补法以祛风散寒止痛，选用火针温通以使阳气通达，外邪可除。

类风湿性关节炎（顽痹）

痹证种类较多，顽痹为痹证之一，是指以四肢小关节疼痛为主要症状表现、渐至僵直变形的疾病。中医学称之为"历节痛"、"历节风"等。

西医学认为，类风湿性关节炎是一种病因尚未肯定的结缔组织病变的疾病，以青年女性多见，症见手足麻木刺痛、关节肿痛、僵硬、潮热，渐至变形，最后形成畸形固定屈位。

【病因病机】本病初起多因或风或寒或湿，诸邪痹阻经络，以致气血阻滞、运行不畅而发疼痛。邪积日久不祛，经络不通，气血不行，郁滞于内则伤及肝肾。肝主筋、肾主骨，肝肾所伤致使筋骨失养而发为骨节顽痛、僵直畸形。

【临床表现】本病初起多有发热史，伴食纳较差，乏力。症状发展渐至关节疼痛，皮肤潮热红肿，呈现游走性疼痛，多发生于对称的小关节。若治之不当，则发展为关节僵硬不能活动。

【治则】行气活血，疏风定痛，温阳通脉。

【取穴】风府、阿是穴。

【刺法】风府用毫针刺法，施用补法。每次治疗可留针30分钟，也可不留针，酌情而定。余穴用火针温通，行散刺法。隔日治疗1次。

【病案举例】

例1 夏某，男，成年。

主诉：全身诸节疼痛约40余年。

病史：病情最初表现为双上肢的指关节疼痛，久治不愈，诊为"类风湿性关节炎"。渐至双下肢趾关节疼痛，阴雨、气候变凉时疼痛加重，局部肿胀。靠服用止痛药方能减轻症状。约10余年前，除小关节疼痛外，全身各大关节亦有疼痛,小关节有轻度变形。目前依靠每日服APC止痛。来诊时抬入诊室。

现症:全身各个关节均痛,部分关节有肿胀,小关节有轻度变形。全身畏寒,关节局部怕风怕凉,遇冷凉加重。喜热饮食,腰痛膝软。全身一般情况好,纳可,二便尚可,寝安。

望诊:面白,不能行走,上下肢趾指关节肿胀,轻度变形,舌质淡,舌苔白。

切诊:趾指关节触之疼痛,脉细弦。

辨证:风湿之邪闭阻经脉,日久伤于肝肾,致成顽痹之证。

治则:温通经脉,疏风散寒,调达气血,调补肝肾。

取穴:各关节局部火针点刺,风府以毫针施补法后不留针。每周治疗2~3次。

针刺出针后,患者当即感到痛减,可站立行走。原方原法治疗10余次后,患者已不服用APC。经20余次治疗后,患者关节疼痛皆消,局部肿胀消,一般活动自如,经数月追访,未见复发。

例2 徐某,女,55岁。

主诉:四肢肘膝以下关节疼痛变形多年。

病史:数十年前发现四肢趾指关节疼痛,渐加重,时有肿胀。经某医院诊为"类风湿性关节炎",检查类风湿因子呈阳性。后渐至肘膝关节疼痛,局部变形,右膝疼痛变形明显,走路困难,经常服用各种中西药物。

现症:四肢肘膝关节疼痛,且均有变形。右膝关节疼痛变形明显,走路困难。疼痛关节怕凉怕风,夏季尤著。一般情况尚好,纳可,二便调畅,寝安。

望诊:行路困难,双肘膝、趾指各关节均有变形肿大,舌苔白。

切诊:脉沉细。

辨证:风寒之邪闭阻经脉,气血不通,经脉不行,致成顽痹之证。

治则:温经通脉,疏风散寒,调达气血,通经活络。

取穴:风府、环跳、阿是穴。

刺法:风府用毫针微通,施用补法、不留针。环跳、阿是穴均用火针行温通法,隔日治疗1次。

针后患者当即感到疼痛有所减轻,原方原法不变,经数次治疗后,其疼痛明显减轻。10余次治疗后,局部肿胀明显减轻。约20余次治疗,患者局部疼痛、肿胀均消失,行路轻快,已不服用各种药物。

例3 杨某,男,20岁。

主诉:双膝关节疼痛、肿胀、行路困难3个月。

病史:3个月前,可能系受凉引起双膝轻度疼痛,时有麻木感,未加重视。数周后,其疼痛非但不解,且有加重,行路时感到困难。经某医院查类风湿因子为阳性,诊为"类风湿性关节炎",服用抗风湿药物后疼痛减轻。

现症:双膝关节疼痛,压痛明显,局部肿胀。关节活动自如,一般情况好。

望诊:舌苔白。

切诊:脉弦滑。

辨证:风寒湿之邪合而杂之,气血不通,经脉不畅以致成痹。

治则:鼓舞阳气,通调气血,疏通经脉,以祛诸邪。

取穴:风府。

刺法:因患者惧怕火针,故免。用毫针刺法,旋用平补平泻之法,要求针感以酸胀为度,每次留针30分钟,隔日治疗1次。

2诊后,患者感疼痛有所减轻。原方原穴不变,约10次治疗后,患者疼痛已减大半,肿胀明显减轻。经20余次治疗,诸痛消失,肿胀消失,活动自如,临床痊愈。

【按语】类风湿性关节炎为痹证之一。由于本病不同于普通关节疼痛之痹证,具有病程长、不易治愈、预后不佳的特点,故称为顽痹。

本病的特点为素体营卫气血不足,外邪借机而入侵袭经脉而发病,如《素问·疟论》云:"言卫气每至风府、腠理及发,发则邪气入,入则病作……邪中于背者,气至背而病;中于腰脊者,气至腰脊而病;中于手足者,气至手足而病。卫气所在,与邪气相合则病作"。卫气不行,邪闭经脉,最终导致阳气亏耗,肝肾不足而发生关节肿胀变形僵直。因此疏风散寒、鼓舞阳气,方能使气血调达、经脉通畅。

《素问·热论》云:"巨阳者诸阳之属也,其脉连于风府,故为诸阳主气也。"督脉主一身之阳气,太阳为诸阳之首,为藩篱之本,通于督脉,而风府又为邪气易于出入之部位,故应以风府为主穴,以祛风散寒、通经活络、疏调气血。同时据病症部位之特点,酌情选用环跳、犊鼻及局部阿是穴,采用火针行温通法,以鼓舞阳气,使局部气血得以温通,寒邪可却,而使气血调和,经络通畅,有如寒冰遇热则化而使渠道疏通也。

慢性风湿性心脏病(怔忡)

慢性风湿性心脏病,多属中医学"怔忡"范畴。是指患者在并无惊恐因素下而出现心悸严重的症状。

西医学认为,慢性风心病可由急性风湿病遗留所致,也可无明显诱因而发生。主要为心脏瓣膜病变及心脏功能衰竭,常见有动则喘息、心悸、心绞痛、心律失常、胸闷等。

本文所述仅为二尖瓣狭窄病变产生的心慌、胸闷、心律不齐等症为主的病症。

【病因病机】怔忡一症为心脏病变引起,虚证为多。常为心气不足,心阴亏耗所致。多由年老脏气衰弱,或久病不愈,或过汗、过下耗伤气血而致。亦可为心气不足,不能鼓动血脉运行,以致气滞血瘀于内,经络不通而发病。或因七情所伤,劳累过度或受寒受凉心阳闭阻,失于温煦而致。

亦可为心阳不振,脾肺两虚,津液不化留而为饮,水气凌心所致。

【临床表现】心慌、心悸、怔忡,可伴有胸闷或胸痛。有时可有气喘发作,动则尤甚。身疲乏力,语声低微,夜梦不安,头晕、头痛等。常有细数脉及结代脉。

【治则】益气安神,通调经脉。

【取穴】内关。

【刺法】施用毫针刺法,行捻转补法,隔日治疗 1 次。每次留针 30 ~ 40 分钟。

【病案举例】

例1　赵某,女,54 岁。

主诉:慢性风心病、房颤约 20 余年。

病史:约 20 年前,原因不明发生心慌,无力,动则尤甚,经诊断为“风湿性心脏病”、“房颤”。长期服用中西药物,症状时好时发。

现症:心慌不安,胸闷,夜寐不安,多梦,面肿,周身疲乏。纳可,二便调。长期服用地高辛。

望诊:面部浮肿,面色㿠白,舌质淡苔白。

闻诊:语言无力,听诊心律绝对不齐,心率每分钟 120 次左右。双肺清。

切诊:脉结代,双脉均弱。

辨证:气血闭阻经脉,心气不足,心神失养。

治则:通调经脉,益气安神。

取穴:内关。

刺法:双侧内关均用毫针,行捻转补法。每次治疗留针 30 分钟,隔日治疗 1 次。

初诊后当时患者感到胸闷心慌有所好转。听诊心率在 100 次左右,心律仍不齐。2 诊时原穴原法不变,患者感到胸闷基本消失,心慌明显减轻。5 诊后心慌消失,脉律较齐。听诊心率 90 次左右,每分钟早搏约 10 余次。同时面肿有所减轻。约 10 诊患者心慌消失,面肿消失,精神好。听诊心律较齐,偶有早搏。

例2　刘某,女,50 岁。

主诉:慢性风心病,二尖瓣狭窄 20 年。

病史:约 20 年前,因风心病渐致二尖瓣狭窄,心功能下降。常有气喘、胸闷、心慌、心悸、疲乏无力,不能工作,常服中西药物。

现症:胸闷、心悸,心慌不能自止。时有憋气、疼痛,夜寐不实,纳尚可,二便调。

望诊:面㿠白,舌苔白。

闻诊:语声低弱,少言懒语,听诊心率每分钟 90 次左右,心尖区为双期杂音,每分钟早搏 8～10 次。

切诊:脉结代。

辨证:气血闭阻经脉,心气不足,心神失养。

治则:通调经脉,益气安神。

取穴:内关。

刺法:双侧内关均用毫针刺法,行捻转补法,每次治疗留针 30 分钟,隔日治疗 1 次。

2 诊后患者心慌、心悸、胸闷、疼痛均有明显好转,心脏早搏明显减少,约每分钟 2～3 次。3 诊时患者诉心慌、胸闷等症状均已消失,心脏早搏偶见,脉律齐,再以原穴原法巩固治疗 2 次。

【按语】《医学正传》云:"夫所谓怔忡者,心中惕惕然动摇而不得安静,无时而作者也。惊悸者蓦然而跳跃而有欲厥之状,有时而作者是也。"说明心悸为较短暂的心慌不安的症状,而怔忡则为无时发作心中不安较严重的症状,如风心病临床常见心慌、胸闷、气憋、气喘等症状。其症以虚证为多,实证为少。气血不足,心阳不振为最主要的发病原因。也可由厥阴脉脉气不畅而使气血不达胸膺而致。如《灵枢·经脉》云:"是动则病……甚则胸胁支满,心中憺憺大动。是主脉所生病者,烦心、心痛……"说明厥阴经气不畅,气血不行可导致心气不足、心阳不振,而发生怔忡之症。

笔者认为,风心病为不易治愈之疾病,但针灸治疗可缓解部分应急症状,尤以心悸、怔忡、胸憋、气短等症效果良好。要点是本病患者多为体质衰弱。因此,不宜多用腧穴,要少用穴,并采用补益手法以鼓舞人体之正气,使经脉气血通畅而症状缓解。

内关穴则为其疗效相对稳定可靠的腧穴。本穴为厥阴之络穴,通于少阳,又为八脉交会穴之一而通于阴维。故临床治疗心胸脘腹之症往往取效。

在临床上笔者仅用此穴,加之相应手法,往往能够明显缓解症状,达到临床取效的目的。若要进一步提高疗效,扩大疗效范围,则应针药并用,不能偏颇。

呕 吐

呕吐既可以是一个症状,也可以是一个病。西医学认为,呕吐的原因很多,多由消化系统的多种病变引起,如各种胃炎、溃疡病等。亦可由各种传染病,神经系统病变引起,如脑炎、高颅压等。

本文仅对消化道的病变引起的呕吐加以论述。

【病因病机】外邪犯及中脘胃府,湿浊困脾或过食生冷油腻,以致中焦胃失和降,逆气上冲而发呕吐。亦可因中气虚弱,运化无力,水谷无以磨化,积聚于内胃气不降而致。或因情志不畅,肝气横逆犯胃致使胃气上逆,食随气走而发呕吐。

【临床表现】寒邪客于胃脘,呕吐物呈清水样,食久乃吐,伴喜热畏寒,遇凉则重,便溏腹凉;热邪内蕴,呕吐物浊酸苦臭,伴口干欲饮,喜凉恶热,大便干结,尿黄;肝气横逆,呕吐频作,伴胁痛胀满,性情急躁,遇怒则重;中土不足,胃气虚弱,呕吐时作,呕声无力,伴纳少、面黄、疲乏、便溏等。

【治则】和胃降逆。

【取穴】曲泽、内关、足三里、金津、玉液、中府、魄户。

【刺法】内关、足三里、中府、魄户,均用毫针刺法,予平补平泻手法。金津、玉液、曲泽予三棱针缓刺放血法。每日治疗1次,每次留针20~30分钟。

【病案举例】

王某,男,13岁。

主诉:频繁呕吐4年余。

病史:4年前因饮食不节而呕吐,常服各种中西药物效果不佳。每因感冒、晕车、学习紧张则呕吐频繁,以致完全不能进食。曾在澳大利亚住院治疗数次未愈。回国后曾在三家医院住院治疗未愈。

现症:呕吐严重,20分钟至半小时呕吐一次,呕吐初起有胃内物,继而呕吐酸水。伴头痛、头昏、不能进食,大便少,平卧时症状加重。

望诊:精神萎靡,舌苔白。

切诊:脉细数。

辨证:肝气郁内,胃气上逆。

治则:理气平肝,和胃降逆。

取穴:魄户、中府、内关、足三里。

刺法:均用毫针刺法,施用平补平泻手法。每次留针30分钟,每日治疗1次。

3诊后患者症状稍有缓解,呕吐次数减少,能平卧,能进食。再取左内关、右足三里隔日治疗1次,经数诊后呕吐停止。饮食正常,2便正常,患者精神好。此至夏季来临,因贪食冷凉,呕吐复作,但呕吐次数已较前明显减少。取穴魄户、中府2诊见效,呕吐停止。今冬季因感受外邪而致发热、呕吐,脉浮数,舌质红,苔黄,证为热滞中焦,胃气不降,予锋针刺金津、玉液出血,症消告愈,未再复发。

【按语】产生呕吐的原因很多,不外是脾气不升、胃气不降所致。而脾气不升,胃气不降乃是经脉不通的具体病机转化,呕吐则是其外在症状表现。因此,和胃降逆止呕仍以通调经脉为大法,常用经脉以手厥阴、足阳明为主。

手厥阴与阴维脉相通而共主心胸脘之病,足阳明连于胃,主治本经及脾胃之病。

内关为本经之络穴,通于阴维,善理气宽胸止呕降逆,是治疗呕吐的主穴。足三里为阳明之合穴,善治内腑之症,可使经脉通畅,胃气得降而止呕。

除上两穴外,太阳经的中府与太阳经的魄户两穴均为降逆止呕的要穴。此二穴一为前、一为后,二穴并用为"偶刺"法。临床上屡效不鲜。如《甲乙经》云:"中府治……悒悒然善呕胆"。《千金方》云,中府治"气满食不下"。《甲乙经》云:"霍乱呕吐烦满,魄户主之"等。

作为一般性的肠胃性呕吐,可酌情应用上法。若患者热重,呕吐属实,则应加用曲泽、金津、玉液放血,以清泄内热、降逆止呕。使用得当,可使呕吐立止。

肠粘连(腹痛)

肠粘连是西医学概念。为腹腔炎症、腹部手术、腹部创伤、腹腔异物等原因引起腹腔内形成纤维性粘连或索条状粘连带,导致肠管受压所致,多属于中医"腹痛"范围。

【病因病机】 多因恣食生冷,损伤脾阳胃气,以至阳气不足、胃气虚弱,脾不健运、经脉瘀滞而发病;也可为暴饮暴食、食积不化,以致胃肠运化失利、气机不通而发病;或为腹腔术后伤及气血,气滞血瘀,气血不通,经络失和而致。

【临床表现】 多表现为持续性腹痛,常呈阵发性加重,往往与某种体位有关。可伴有腹胀,不适,食纳不佳。或粘连范围较广导致粘连性肠梗阻者,可有肠梗阻症状,如呕吐、腹胀严重,肠蠕动减少或消失,大便减少或停止排便,肛门不排气等。

【治则】 通调腑气,疏导气机,祛瘀止痛。

【取穴】 曲池、内关、足三里、上巨虚、下巨虚、阿是穴。

【刺法】 阿是穴用中等粗细火针行速刺法,不留针。其他腧穴用毫针刺法,行补法,每次留针 30 分钟,隔日治疗 1 次。

【病案举例】

例1 郭某,男,62 岁。

主诉:右下腹术后疼痛 10 余年。

病史:1971 年行阑尾术,1972 年开始感觉右下腹疼痛,1986 年出现局部反跳痛。每逢劳累或饮食不当后加重,诊为"术后肠粘连",经中西多方治疗未效。食纳较差,大小便正常。

望诊:面黄,消瘦,舌质淡,舌苔白。

切诊:脉沉滑。

辨证:气滞血瘀,经络不通。

治则:行气活血,通经活络。

取穴:阿是穴。

刺法:用中等粗细火针行温通法,穴用局部阿是穴,行速刺不留针,刺入 5 分深,隔日治疗 1 次。

复诊时述局部疼痛减轻。3 诊时述局部疼痛明显减轻,食纳好转。原法原穴经 5 次治疗,后局部疼痛消失,食纳明显好转,临床告愈。

例2 许某,女,33 岁。

主诉:腹痛 7 年。

病史:7 年前行空肠吻合术后出现肠粘连梗阻性腹痛,又行第 2 次手术。术后虽梗阻解除,但仍有腹痛,诊为"粘连性腹痛"。每遇气候变化则局部疼痛加剧,食纳不佳,晚间腹胀明显,大便秘结 2~3 日 1 行。腰背酸楚不适,夜眠不安,体重减轻,日见消瘦。

望诊:体瘦,精神欠佳,舌苔薄白。

切诊:脉沉细。

辨证:素体不足,术伤气血,脾胃虚弱,气滞不行而致。

治则:鼓舞正气,调理肠胃,疏导气机。

取穴:曲池、内关、足三里、上巨虚、下巨虚。

刺法:均以毫针刺法,施用补法。每次留针 30 分钟,隔日治疗 1 次。

经 2 次治疗后,患者局部疼痛消失,近期疗效良好。

【按语】肠粘连性腹痛为针灸科少见病种,使用针灸三通法治疗有较好疗效。

病例 1 男性患者 62 岁,腹痛 10 年,经审证认为是气滞血瘀,经络不畅所致。由于病程已久,经络不畅已成痼疾,非火针温通而不能使其经脉通畅,故选用局部阿是穴行火针刺法进行温通,以使瘀滞经脉复以通畅。

本病例为局部治本之法,局部气血通畅,全身症状均得以好转。

病例 2 女性患者 33 岁,腹痛 7 年。由于屡次手术,元气大伤,经审证认为是气血虚弱,气滞不行而致腹痛,人以气血为本,虽有气滞不通之症,无奈气虚不能鼓动血脉经络运行,故应以鼓舞正气,通调经脉为大法,选用微通法治疗,近期疗效较好。

本病例为整体治本法,由于正气得到鼓舞,而腑气得以通畅,临床取效。

上 2 例说明,对肠粘连造成的腹痛,必须认真审证,认清气血虚实何在,方能对证选法选穴。由于肠粘连多为局部气血不畅,凝滞于肠,经脉不通,临床多以火针点刺行温通法,以利局部气血温化,经脉通畅。如有体虚正气不足,可配用相应调整周身气血的腧穴,鼓舞周身气血而使局部凝滞散化,经脉通畅。

放射反应性吐泻

许多病人在接受放射线治疗后,会有一些不适反应。如乏力、脱发、白细胞降低等,更有部分病人胃肠反应严重,以致结束治疗后症状不能好转。

本文仅就放射反应产生的吐泻加以论述。

【病因病机】 不内外因侵袭经脉,循经犯于中土,以至脾气不升,胃气不降,气血失和,肠道分清泌浊失司而致。

【临床表现】 头晕,乏力,恶心,呕吐,不能进食,重者呕吐黄色黏液,可伴腹泻不止。

【治则】 补益正气,调补脾胃,通调经脉。

【取穴】 内关、足三里。

【刺法】 均以毫针刺法,施用补法,予轻刺激量,每次治疗留针30分钟,隔日治疗1次。

【病案举例】

牛某,男,45岁。

主诉:放射反应性呕吐,泄泻3周。

病史:4周前行脑垂体肿瘤手术,术后行放射疗法,1周后出现放射反应,头晕、恶心、呕吐、不能进食、食入即吐。严重时吐黄绿色苦水,周身无力,痛苦不已。约3周放射治疗结束后,仍然呕吐不止,伴有腹泻,卧床不起,白细胞4000/mm³(4×10^9/L),血小板3000/mm³(3×10^9/L)以下。

望诊:面色苍白无华,舌苔薄白。

切诊:脉沉细。

辨证:不内外因所致脾虚胃弱,食谷运化失常,精气亏耗,气不化津。

治则:补益正气,降逆止呕,健脾止泻。

取穴:内关、足三里。

刺法:均用毫针刺法,行捻转补法,每次留针30分钟,隔日治疗1次。

2诊后患者自觉呕吐、恶心明显减轻,腹泻有所减轻。3诊后呕吐、腹泻完全消失,精神好,食欲增加,体力有较明显恢复。

【按语】 放射反应症状是针灸科少见病症,虽古籍中并无记载,但纵观其病症产生原因、症状表现,可认为是不内外因所致。病机可为脾胃中焦受损,日久不愈必致精气亏耗,故治疗本病应从脾胃中土着手,选用内关、足三里两穴,以健脾和胃而取效。其穴解理论可参阅"呕吐"一文。

由于上症病例不多,仅提出上述看法,供读者参考。

国医大师
贺普仁
针灸心法

《针灸三通法临床应用》

胃 下 垂

本病指胃小弯弧线最低点下降至髂脊联线以下,伴有十二指肠球部向左偏移,多见于体弱瘦长体型的女性。

【病因病机】 多由禀赋不足,脾胃虚弱,中阳素虚,后天失养所致;也可因思虑劳累,饮食不慎,日久气血不足,中气下陷所致。

【临床表现】 饮食之后即感胃脘不适、胀满、嗳气,多伴有恶心等症。站立及运动之后症状加剧,纳食欠佳,大便干结。

【治则】 补中益气,健脾和胃,升提中气。

【取穴】 脾俞、胃俞、中脘、内关、足三里。

【刺法】 均以中等粗细火针行速刺法,不留针,隔日治疗1次。

【病案举例】

赵某,女,29岁。

主诉:胃脘不适,经常胀气数年。

病史:数年来经常饭后脘腹饱胀,恶心呕吐,曾在某医院钡餐造影诊为"胃下垂"。低于正常位置12厘米。

现症:食欲不佳,食后脘腹饱胀,发坠,嗳气明显。大便不调,时干时稀,精神较差,四肢力弱,月经量少。

望诊:面色萎黄,无华,舌质淡,舌苔白。

切诊:脉细弱无力。

辨证:中气不足,脾阳不升。

治则:补益中气,升阳举陷,健脾和胃。

取穴:第1组　中脘、内关、足三里。
　　　　第2组　脾俞、肾俞。

刺法:均以中等粗细火针行速刺法,不留针,隔日治疗1次,两组腧穴交替使用。

2诊后患者感脘闷胀气减轻。3诊后食欲增加,脘腹下坠感消失,大便正常。5诊后脘腹饱胀感明显减轻。原方原法不变,治疗10次后复查钡餐造影,胃的位置正常,临床诸症消失,痊愈。

【按语】 胃下垂多属中医腹胀嗳气范畴。脾胃虚弱,中气不足为主要病因。在治疗上应用选用升阳举陷,鼓舞中气为大法。本病病程较长,病势顽固,采用一般方法多难取效。故选用火针疗法以温通经脉,升阳举陷,临床常可奏效。

腧穴多选用健脾和胃、补益中气之穴,如中脘、内关、足三里、脾俞等。配用肾俞以鼓舞肾之阳气而使中阳得举,胃腑得以提托。

中脘为胃之募穴,为经气汇聚之穴,又为腑会,为腑之经气集聚之穴。故中脘为主穴可使经气充盛、胃气得以鼓动,胃气盛则可行升提之功而使其复位。配以内关、足三里,以宽胸理气,消胀止呕,消食导滞,通利肠腑。

脾俞、肾俞为背俞穴,是经气转输之穴。取脾俞可使经气通畅,内腑调合,中气得充。胃下垂为中气不足,中阳不振,取肾俞以温通少阴之气,以火补土而使中阳得温,阳气充盛。脾气充盛而使内陷之腑得以提托升举。

此二穴取穴精练,穴义明了,意味深长,又加以火针以温通,更为穴法相融,足见医者匠心所在。

由于此类患者病程较长,中州为虚,体质多弱,每次治疗不宜针刺过多。故选用前后两组俞穴,交替使用更为适宜。

阑尾炎(肠痈)

肠痈是外科病症,西医学称为"阑尾炎"。为腹腔内阑尾发生炎症引起的少腹部疼痛的病症。

【病因病机】多由饮食不节、食后跳跃,以致肠胃运化失调,湿热内蕴,气机阻滞,血气不通壅于肠腑所致。

【临床表现】初起发病时,先感腹部不适,上腹及脐部疼痛,其痛持续不断。数小时后出现右下腹疼痛,其痛不移,拒按拒压,多伴呕吐、恶心、便秘。

【治则】疏通腑气,清泄郁热。

【取穴】阑尾穴、阿是穴。

【刺法】均用毫针行泻法,每次留针20分钟,每日治疗1次。

【病案举例】

李某,男,36岁。

主诉:右少腹疼痛2天。

病史:2天前上午发生腹痛,时痛时止。昨天开始右下腹疼痛,渐漫延至全腹痛,伴脘痞呕恶,微热。当时曾大便3次,服止痛药及镇静剂未效,夜间又呕吐1次,口苦纳呆,眠不佳,微咳,时有便意,尿少伴尿道涩痛。

望诊:舌苔浮黄厚燥。

切诊:脉浮弦。

查体:麦氏点压痛明显,反跳痛明显,白细胞15300/mm³(15.3×10⁹/L),中性粒细胞80%,淋巴细胞14%。

辨证:饮食不节,脾胃受损,食积不化,湿热壅滞,气滞血瘀发为肠痈。

治则:疏调气血,通经活络,理气止痛。

取穴:阑尾穴,局部阿是穴。

国医大师
贺普仁
针灸心法
《针灸三通法临床应用》

刺法:均用毫针刺法,施以泻法,每次留针30分钟,每日治疗1次。初日诊治2次。

2次治疗后,局部疼痛减轻,症状缓解,腹部仍有不适感。查血象:白细胞9100/mm³(9.1×10⁹/L),中性粒细胞80%,淋巴细胞20%。3诊后其痛已基本消失,腹部仍有不适感。查血象:白细胞6200/mm³(6.2×10⁹/L),中性粒细胞71%,淋巴细胞25%。针穴改腹结(右),府舍(右)阑尾穴(右)。5诊时腹痛消失,腹部舒适,食纳好转,大便稍溏,临床症状消失,告愈。

【按语】肠痈为急腹症之一,所痛之处为足阳明循行所过,其循行"起于胃口,循腹里,下至气街中而合"。虽痈痛为大肠之腑,但手足阳明相通。凡饮食不节或肠胃运化失调,皆可导致腑气不通,气机阻滞,进而瘀而化热,即成痈痛。胃足阳明主血所生者"循膺乳气街……皆痛",说明胃肠蕴热,热结血脉必致经气不通,而不通则痛。

由于痈痛为局部炎症,热结于内而致气机失畅,血气郁滞,故用毫针针局部阿是穴,以泻其邪,给予强刺激,以令经脉通畅,热清气散。配用经外奇穴阑尾穴,鼓舞阳明正气,以利气血运行。

通过此病例可以看出,针灸不仅对慢性病有良好疗效,而且对某些急症、炎症也有治疗效果,为针刺治疗急腹症提供了经验,可供治疗其他急腹症参考。

鹤 膝 风

鹤膝风为中医病名,系指双膝关节肿大,屈伸不利,表现为腿细膝关节粗大,如鹤之膝状,属痹证之一。

西医学认为本病多由关节炎症引起,如风湿性关节炎、类风湿性关节炎、结核性关节炎及大骨节病等。

【病因病机】多因气血虚损,不荣筋骨,经脉失养或肝肾亏损,脾虚失濡,筋骨不荣所致。肝主筋,赖阴血濡养;肾主骨,赖阴精充润;脾主肌肉,赖中气充盛。若气阴亏虚,阴精不足则筋骨屈伸不能而发为本病。亦可为外感寒湿之邪留经关节,稽留于内,经脉不通、气血不荣而发病。再者少见之热毒内攻或外伤撞击碰伤所致者。

【临床表现】膝部肿大疼痛、变形,或剧痛或重痛。多伴腰酸无力,形寒肢冷,下肢肌肉削瘦,行走无力,步履艰难。

【治则】调达气血,通经活络。

【取穴】鹤顶、犊鼻、局部阿是穴。

【刺法】均用中等粗细火针,行速刺法,不留针,隔日或3日治疗1次。

【病案举例】

杨某,女,15 岁。

主诉:右膝关节红肿疼痛 2 年余。

病史:1986 年因受寒凉引起右膝关节疼痛,行走不便。以后日渐肿大,局部红润,不能站立及行走,一般裤腿不能穿进。纳差,二便正常。

望诊:右膝肿胀,色紫红,腿不能伸直。体瘦,面黄,舌质淡,舌苔薄白。

切诊:脉细弱。关节红肿疼痛处拒按。

辨证:风寒袭络,日久化热,气血壅滞不通。

治则:祛风通络,行气活血,通经止痛。

取穴:鹤顶、犊鼻、局部阿是穴。

刺法:以中等粗细火针,行速刺法不留针。隔日治疗 1 次。

经 6 次治疗,患者局部疼痛减轻,红肿有所消减,停针观察。半年后复诊,局部肿胀已消,仍有疼痛,但较前明显好转,腿已能伸直,可行走。又以原穴原法火针治疗 5 次,症状明显缓解。

【按语】鹤膝风为难治之症,多为经久不愈。由于本病以虚为本,加之外邪风寒湿之邪侵袭,使之气血虚弱而经脉愈加不通。不通则痛,局部失于濡养形成痼疾顽疴而红肿疼痛。由于本病虚实并存,气血经脉瘀滞不行为著,故非毫针微通所及,必用火针行以温通之法方可取效。

病例患者 15 岁,已有右膝疼痛史 2 年余。其证属风寒湿邪袭及经脉,入里化热,以致气血壅滞不通而成关节肿大疼痛。因患者年少正值肾气充盛之年华,虽有外邪袭入仅伤于经脉而未及肝肾之本,故仅用火针选用局部及邻近腧穴行以温通经脉之法。经治疗后局部红肿疼痛消失,临床好转。若患者年龄较大,肝脾肾三脏亏虚症状明显则可酌情加用肾俞、太溪等腧穴以鼓舞正气,以利祛邪。实践证明,火针温通法对治疗鹤膝风有较好的疗效,值得推广。

腰 腿 痛

腰腿痛指单独腰痛或腿痛或腰痛腿痛并作的症状,可由脏腑病变、经络病变引起。

西医学认为,腰腿痛可由多种病变引起。临床常有脊神经根病变、腰椎间盘突出、风湿性脊椎炎、椎关节病、腰肌病变、梨状肌损伤、急性腰扭伤等。

【病因病机】腰为肾之府,久劳过力,伤及腰府导致肾气亏虚,肾阴不足或阳气不振,以致下肢痿软无力酸痛。久居潮湿冷凉之地,风寒湿邪侵袭经脉,太阳不畅,经气失于濡养则发腰痛,风寒湿之邪侵于下肢则为腿痛,劳累过力,闪挫扭伤,以致瘀血内停、阻滞经气,则气滞血瘀、经脉不通而痛。

【临床表现】各类型均以腰痛、腿痛或腰腿痛并作为主要表现。

肾虚型腰痛：腰痛绵绵不休，其痛非剧，以酸痛为主，休息后可稍好转，劳累时加重。多伴有下肢酸软无力，可有身重乏力，耳鸣脱发，足跟痛，遗精阳痿，肢冷，形寒等。

风湿寒痹腰痛：多有受寒史，腰骶痛，时剧，常诉局部有"发板"僵硬感觉。与气候变化有关，阴雨寒凉加重，天暖晴空则减轻。常因风重游走而致下肢疼痛。

闪挫扭伤腰痛：常因劳累过度，用力过猛扭伤腰部，多为突发剧烈腰痛，不能站立、弯腰、扭转。伴有其痛窜至下肢，下肢不能抬起，活动受限等症。

【治则】益肾通络，行气活血、散寒除痹。

【取穴】肾俞、中空、养老、环跳、局部阿是穴。

【刺法】均用毫针刺法，酌情施用或补或泻手法，每次留针 20～40 分钟，每日或隔日治疗 1 次。

【病案举例】

例1　魏某，女，37 岁。

主诉：右侧腰腿痛 10 天。

病史：10 天前因劳动时不慎将腰扭伤，当时疼痛不剧烈，尚可活动，经人搀扶后回家休息，未曾治疗。第 2 天晨起后发现疼痛加剧，起床困难，不能弯腰、转侧。咳嗽、用力时其痛加重。并有向右下肢窜走之疼痛。在某医院经 X 线诊为"腰椎关节骨质增生"，服西药未效，其痛至今未减。

现症：腰痛时轻时剧，活动受限，不能弯腰，局部怕凉。常因腰部疼痛引起右下肢疼痛。痛重则抬腿困难，纳可，二便调。

望诊：行动迟缓，舌苔白。

切诊：脉弦滑，右腰部发僵，压痛点明显。

辨证：劳伤肾府，气血瘀滞，经脉不畅。

治则：益肾通脉，活血理气，疏调经络。

取穴：环跳、养老、委中。

刺法：均用毫针刺法，行平补平泻手法。养老针双侧，环跳、委中均针右侧。环跳以针感向下窜走为好。每次治疗留针 30 分钟，隔日针治 1 次。

初诊起针后，患者感到其腰痛明显减轻，下肢疼痛基本消失。2 诊时其痛未见反复。原穴原法不变，共诊 3 次疼痛消失，活动自如。再予巩固治疗 1 次，患者喜悦而去。

例2　王某，男，41 岁。

主诉：腰痛 6 年。

病史：6 年前原因不明渐渐发生腰痛，其痛时轻时重，呈酸痛状，稍事休息后可缓解。不能久立、久坐、久行,弯腰困难,有时感局部发凉畏寒,冬季尤甚。常服中药补肾药物。曾诊为"腰肌劳损"。

现症:腰酸痛,下肢软,畏寒,乏力,精神差,夜寐不安,多梦,二便调。

望诊:面白,舌苔白。

切诊:脉沉细。

辨证:肾气不足,腰府失养,气血不和。

治则:补肾强腰,调和气血。

取穴:肾俞、中空、腰局部阿是穴。

刺法:均用毫针刺法,施用捻转补法。每次留针30分钟,隔日治疗1次。

3诊后患者感腰部轻松,发僵、发板感明显减轻,酸痛消失。穴法不变,共诊治7次,腰痛消失,局部症状消失,病人精神好。再以数次巩固治疗,临床告愈。

例3　周某,男,30岁。

主诉:腰痛3个月。

病史:3个月前因弯腰抬举重物,发生扭伤性腰痛,当时疼痛不剧,未就医。后渐腰痛加剧,症不缓解。又值房事过多,腰痛缠绵,每逢阴雨加重,房事后加重。曾服中西药物,效果欠佳。

现症:腰痛时缓时重,时有缠绵不断,卧久则重,不能提取重物。纳可,二便调,寝安。

望诊:舌苔薄白。

切诊:脉弦滑。

辨证:外力扭伤,气滞血瘀,日久伤肾,腰府失养。

治则:通经活络,调理气血,益肾强腰。

取穴:养老、肾俞。

刺法:均以毫针刺法,养老用龙虎交战手法,先补后泻。肾俞施用补法。每次留针30分钟,隔日治疗1次。

初诊出针后,患者感局部稍有轻松,酸痛减轻。2诊时诉,初诊当晚腰痛明显减轻,自感异常轻松,活动较自如。原穴原法不变,诊后腰痛消失,活动自如。共4诊,告愈。

【按语】腰腿痛患者多见于青壮年男性,或因劳累过力或因急性扭伤,亦可见于不慎感于风寒湿邪而致。腰为肾之府,为肾脏所在之处,故腰痛与腿痛有密切关系。由于临床上凡腰腿疼痛并存病人多为腰痛在先,腿痛在后,因此,腰腿痛的治疗应以治疗疾病之本为主。从经络系统看,腰腿痛与足少阴、足太阳、足少阳有关。如足少阴之脉循行:"贯脊属肾、络膀胱",足少阴经筋:"其病……在外者不能俯,在内者不能仰。故阳属病者腰反折,不能俯;阴病者,不能抑",足太阳膀胱之脉:"挟脊仰抵腰中,入循膂,络肾,属膀胱",《素问·厥论》云:"少阳厥逆,机关不利,机关不利者,腰不可以行"。提示治疗各种腰腿痛应以少阴、太阳、少阳为主要经脉。

无论是何种腰痛,或急性扭伤,或肾虚腰痛,或感受风寒湿均为腰脊经脉受阻,气血不得运行所致。调达气血,通达经脉,使气血运行通畅而达到"以通为顺"的治病机制。

例1 女性患者37岁,因腰部扭伤产生疼痛并向下肢放射,究其病机为气血瘀滞于经脉所致。因此,选用疏达经脉气血效力强大的腧穴以活血化瘀,理气通达。环跳为少阳之大穴,上达腰尻,下及膝踝,疏筋骨,利关节,而达到止痛目的,是治疗气血瘀滞腰腿痛要穴。委中为太阳之合穴,擅长理气化瘀、通达气血,是治疗腰脊疼痛的效穴,故有"腰背委中求"之说。养老为手太阳之郄穴,郄主急性疼痛之症。手足太阳相通而经脉达于腰府。《素问·厥论》:"手太阳厥逆……项不可以顾,腰不可以仰,治主病者。"养老穴为历代医家治疗颈项强痛之要穴,运用经络理论亦可治疗腰腿痛。如《类经图集》曰:"养老……疗腰重痛不可转侧,坐起艰难,及筋挛脚痹不可屈伸"。

由于本病例为实证之范例,选用上穴治疗数次而取效。

例2 男性患者41岁,腰痛6年而久治不愈,其证以肾气不足为因。由于病因的特点宜选用肾俞、中空等局部腧穴以益肾通络,同时施用补法。经10余诊治愈。

肾俞是足太阳之穴,为少阴经气枢注之处,施以补法可以益肾强腰,达到止痛目的。为治疗虚性腰腿痛常用腧穴。中空为经外奇穴,位于命门下3寸旁开3寸,是治疗腰痛的有效局部用穴。

本病例为肾虚腰痛典型病例,诸此病症,临床治疗颇有良效。

例3 男性患者30岁,腰痛已3个月。审其症因,考虑为素体肾虚复又闪挫腰扭,实为虚实夹杂之证。治疗应予标本同治之法,既要补肾通络,也需理气活血。选用养老、肾俞,并施用龙虎交战手法,数诊而愈。

上3例病例说明,治疗腰腿痛要点在认证、选穴、手法的结合。虽然上述病例诊为"骨质增生"、"腰肌劳损"或不能确诊,只要我们运用中医理论去认识,均能取得较好疗效。

足 跟 痛

足跟痛指足跟部疼痛,多见于40岁以上的中老年人。西医学多认为与跟骨骨质增生有关。

【病因病机】足跟为支撑身体力点所在,为肾所主,故肝肾之虚为本。年事过高或平素肝肾不足,则阴亏液耗不荣跟部易发此病。体质虚弱、气血不足,不能贯通经脉,跟部失荣亦为常见病因。上述之因均为阴虚内耗、气血不足而发病。其病机不外虚弱于内,经脉气血不荣,经气阻滞经脉以致跟部失于濡养而为病。

【临床表现】单侧或双侧足跟部疼痛,局部无红无肿,其痛以隐隐绵痛为主。或久立疼痛则重,或久立痛虽不剧,但不可忍受。休息时减轻,活动时加重。可伴有身疲乏力,头晕耳鸣,两目昏花,腰膝酸软等症。

【治则】益肾通络,行气活血,疏通经脉。

【取穴】太溪、昆仑、申脉、涌泉、局部阿是穴。

【刺法】用火针行温通法,行速刺法,隔日治疗1次。

【病案举例】

例1　田某,男,46岁。

主诉:双足跟疼痛伴麻木2年余。

病史:2年前原因不清发现左足跟疼痛,行路后加重,未治。约3个月后右足跟痛出现,行走困难,最多走几十米。伴有麻木症状,严重时双足不能着地。经西医诊查认为是劳累所致,嘱休息。后经服用中药,针灸等方法治疗效果欠佳。

现症:双足跟疼痛,以隐痛为主,尚可行走200余米。骑车运动良好,局部伴有麻木。全身一般情况好,纳可,寐安,二便调。

望诊:双足跟无红肿,舌苔白。

切诊:脉沉细。

辨证:肾阴不足,经脉不畅,足跟不荣。

治则:补肾通络,调和气血。

取穴:昆仑、太溪、关元、局部阿是穴。

刺法:昆仑、太溪、局部阿是穴均用火针行温通法,不留针,隔2日治疗1次。关元穴用灸法,每次灸20分钟。

上法治疗3次后左足跟痛开始好转。治疗5次后双足跟痛明显好转,麻木减轻,右侧足跟好转程度好于左侧。经10余次治疗后,双足跟痛、麻木基本消失,劳动行路恢复正常。

例2　李某,男,53岁。

主诉:双足跟痛1年余,左重右轻。

病史:约1年前渐渐发生双足跟疼痛,行路不便。近数日来疼痛较重,行路更加困难,有时足跟不能着地。曾在某医院经X线证实为"两跟骨骨刺",谓之无特殊疗法,建议鞋内垫海绵底以减轻压力。患者照此办理,无明显效果。

现症:双足跟疼痛,局部轻度肿胀,有压痛。一般情况好。

望诊:舌苔白。

切诊:脉弦细。

辨证:肾气不足,气血不荣筋骨。

治则:补肾通络,调和气血。

取穴:昆仑、太溪、局部阿是穴。

刺法:均用火针行温通法,不留针,每周治疗 2 ~ 3 次。

3 诊后,局部疼痛减轻。10 诊后,双足疼痛明显好转,可较自由行走,但行路较远后仍痛。经 20 余次治疗,患者双足疼痛完全消失,可以进行正常活动,临床痊愈。

【按语】足跟痛多见于中老年男性患者。现代医学对本病多不能明确诊断。从中医经络学认识,足少阴对本病有根本的影响。如足少阴经脉循行"别入跟中",足少阴之络脉:"……当踝后绕跟,别走太阳"。肾所生病者:"……足下热而痛"等。

肾主骨,而跟骨又为全身重量之支撑点,肾阴不足、气血不足均可导致跟骨失于濡养而发病。在治疗上应选用少阴为主,佐以太阳。其选用腧穴以补肾通络为主,如太溪、照海等。如用毫针刺法临床亦可收效,但要取得较好疗效,必用火针以温通,非毫针所及。本病虽多为肾阴亏虚,然火针以温通,非但不会伤阴,而且可通过经脉之疏通达到补益肾阴的目的,为针灸法则"从阳引阴"之法的延伸,提供了火针亦能治疗虚热证的范例。

胆囊炎(胁痛)

胁部为少阳经脉所过,胆位于胁下,胆腑经脉之病均可引起胁痛。

西医学认为,胆囊炎可由多种原因引起,常与胆结石并发。胆囊炎可引起胆结石,胆结石也可引起胆囊炎,亦可胆囊炎单独发作。

【病因病机】 多由情志不舒,饮食不节而致。也可因外邪侵袭,湿热内蕴,结于肝胆以致肝胆失于疏泄,气机不畅,经脉不通,气血运行不畅而发本病。

【临床表现】 右上腹、胁下疼痛,有时可向右侧肩胛放散,服油腻食物后疼痛加剧,常伴呕吐,恶心。亦可因急性发作而有恶寒发热,皮肤、巩膜黄染,尿少色黄,大便秘结。

【治则】 清利肝胆,疏理气机,调和气血。

【取穴】 曲池、丘墟、照海。

【刺法】 均用毫针刺法,曲池施用捻转泻法;丘墟、照海行透刺法,以 3 寸毫针刺入,以透至照海皮下为度。每次留针 30 分钟,每天治疗 1 次。

【病案举例】

王某,女,50 岁。

主诉:右胁下疼痛3年。

病史:3年前突发右胁下疼痛,经某医院疑为胃之病变,久治不愈。后疼痛经常加剧,其痛常向右肩胛处放射。1985年突发高热,寒战不已。经B超检查,发现胆囊内为数众多的光团,大小0.5~0.8厘米不等。诊为"胆囊结石合并胆囊炎",住院治疗。约15天后热退,但局部疼痛无明显变化,建议手术摘除。患者因惧怕手术而出院,曾服用多种利胆消炎等药物,也曾用耳针、耳豆治疗,效果不佳。1986年胆囊造影仍有众多结石,经常低热37.5℃左右,纳食差,性易急躁,尿黄,大便可。

望诊:舌苔白。

切诊:脉细弦。

辨证:肝郁不舒,胆道不利。

治则:疏肝利胆,通经活络。

取穴:丘墟、照海、曲池。

刺法:均用毫针刺法,丘墟、照海行透刺法,以透至照海皮下为度,施用泻法;曲池施用泻法。每次留针20分钟,隔日治疗1次。

针8次后体温恢复正常,右胁及右肩背痛减。食欲增加,乏力消失,精神好转,继续治疗。约15次治疗时,胁部疼痛完全消失,周身各种不适感均消失,经X线显示:胆囊内仅余0.8cm结石两个,其余均已排尽。

【按语】胆囊炎为西医学名称,在古籍中与胁痛有关。胆囊炎的临床辨证较多,如邪在少阳:胁痛,往来寒热,胸胁苦满等;肝气郁结:胁痛、痛无定处,善太息等;瘀血阻络:胁痛、痛有定处、入夜则重等;肝胆湿热:胁痛满胀,口苦心烦,胸闷纳呆等。

就经络而言,胁肋为少阳、厥阴所过,以足少阳为主。足少阳循行:"络肝、属胆、循胁里……""循胸,过季胁……"足厥阴肝经循行:"属肝、络胆、上贯膈、布胁肋……"。

虽然对胆囊炎的胁痛认识较多,但笔者认为不论辨证如何,针灸治疗应抓住经络主体,认清疾病本质。凡胁痛均以疏通少阳经脉为大法,取少阳经脉之原穴丘墟为基本腧穴,同时在操作上采用"一针两穴"的透针针刺方法,即由丘墟透向对侧少阴的照海穴,达到少阳经气疏通以利转枢以及阴经血气充濡的效果。丘墟透照海为治疗胆囊炎等胆系疾病的重要腧穴,其操作手法多采用先补后泻的捻转手法,达到通经活络、行气活血、解疼止痛的目的。

若肝气郁结、气滞不畅、瘀滞内停明显者,可加用双侧曲池穴。曲池为阳明之合穴,善主周身气血,具有清热化滞的作用。凡上症不利者均可使用,为治疗胆囊炎的辅助腧穴。其手法操作采用捻转之泻法,以利结滞之经脉气血通畅。

泌尿系结石(砂石淋)

泌尿系结石是中医学中淋证之一,属砂淋、石淋范围。

西医学认为,尿路结石是尿中晶体、胶体产生沉淀,并与尿中脱落的细胞、尿中的细菌和尿中的各种无机盐混合而成的石性物质。大者成石块状,小者呈泥砂状,统称为结石。常见有肾结石、输尿管结石、膀胱结石等。

【病因病机】 泌尿系结石的形成与肝脾肾及水液代谢通道关系密切。

肾主水,藏精,司二便。肾气不足,精亏液耗,以致开阖失司。气虚则膀胱失司,气化不利,不能温化水湿,致使浊物沉积于内而成砂块。

脾主运化水湿。脾失健运,水湿不化,蕴久化热,结于下焦,尿液受热煎熬而成砂石。

肝主条达,主疏泄。七情所伤,肝郁气滞于内,升降失序,则三焦气化不利,水液通道失常,膀胱气化失约,肾失开阖而成砂石。

【临床表现】 最主要的症状是疼痛。如果结石较大,不能自由移动,则为肾区或上腹部隐痛或钝痛;如果结石较小,尤其是由肾盂或输尿管向下移动时,可引起剧烈疼痛。发作突然,常可大汗淋漓,面色苍白,坐立不安,来回辗转,此为肾绞痛。若结石停止移动,疼痛随之缓解,故其疼痛为阵发性。每次发作数十分钟至数个小时,常伴恶心、呕吐。有时可有尿频、尿急或肉眼血尿,偶可见到尿路中断。

【治则】 调整气机,通利水道。

【取穴】 中封、蠡沟、水道、归来等。

【刺法】 均以毫针刺法,施用龙虎交战手法,先补后泻。每次治疗留针20～30分钟,每日或隔日治疗1次。

【病案举例】

例1 刘某,女,29岁。

主诉:双肾结石2个月。

病史:约2个月前腰酸痛,有时痛重不能劳动,不能弯腰。X线证实双肾盏部有数个结石,约0.3～0.5cm大小。经药物治疗未排出。腰酸痛,口干,纳尚可,二便调。

望诊:舌苔白。

切诊:脉细滑。

辨证:气机不利,水道失畅,聚而成石。

治则:疏调气机,通利排石。

取穴:中封、蠡沟。

刺法:均以毫针刺法,先补后泻,每次治疗留针 20 分钟,每日治疗 1 次。

医嘱:治疗前应多饮水,治疗后用小筛子滤尿,以查有否结石排出。

经 4 次治疗,第 5 天患者来报,4 诊后排出大约 0.4~0.5cm 大小不规则状结石 4 块。经 X 线片证实,肾中已无结石存在。

例 2 赵某,男,35 岁。

主诉:左侧肾结石 3 个月。

病史:3 个月前因突发腰痛、腰胀就诊。X 线片显示左肾下盏部位有成团不规则结石,予排石机治疗 2 次后,排出砂粒样结石 3 个。仍然腰痛,有时呈剧痛状。纳可,二便调。

望诊:舌苔白。

切诊:脉弦滑。

辨证:气机不利,水道不畅,聚而成石。

治则:疏调气机,通利排石。

取穴:中封、蠡沟、天枢、水道。

刺法:均以毫针刺法,先补后泻,每次治疗留针 20 分钟,隔日治疗 1 次。

医嘱:多饮水,治疗后用小筛子滤尿渣石。

经 9 次治疗后,结石排出,症状消失,X 线显示已无结石存在。

例 3 肖某,男,43 岁。

主诉:右腰痛 1 周。

病史:1 周前因右侧腰部阵发性剧烈疼痛而求治。经某医院诊为"右侧输尿管结石"、"肾积水"。服用利尿剂治疗未效,来诊。患者腰痛、腰酸明显,纳可,二便调。

望诊:舌苔白。

切诊:脉弦滑。

辨证:气机不利,水道不畅,聚而成石。

治则:疏通气机,通利排石。

取穴:中封、蠡沟。

刺法:均以毫针刺法,先补后泻。每天治疗 1 次,每次留针 20 分钟。

医嘱:治疗前大量饮水,治疗后用小筛网滤尿渣石。

3 诊后,患者感腰痛、腰酸减轻。6 诊后感到阵发性疼痛性质有所改变。8 诊后排出 1.0cm × 1.0cm 结石 1 块。又继续治疗数次,腰痛完全解除,痊愈告终。

【按语】泌尿系结石是一个病,属石淋、砂淋,为五淋之一。本病的产生虽与肝、肾、脾、膀胱等有关,但就针灸排石来讲,气机不畅,水道失疏则是结石产生存在的根本所在,如能使气机调畅,水道通利则结石可下。

至于治疗产生结石的原因如肾虚精亏、脾湿化热或肝失疏泄等则另当别论。

治疗泌尿系结石,以辨病为主,辅以辨证,这是笔者治疗本病的特点。其基本方穴为中封、蠡沟,配用天枢、水道、归来等穴。

中封为足厥阴之经穴,主前阴、泌尿、生殖之病症;蠡沟为足厥阴之络穴,别走少阳,与三焦相通而主水道不利之症。中封、蠡沟为治疗主穴,共用具有疏调气机、排石止痛、利尿之效。水道、归来、天枢为阳明腧穴,行于少腹,具有通利水道、消肿散结之功。以其"利于水道之功"辅助中封、蠡沟,以疏调气机、排石止痛。

例1 女性患者29岁,患双侧肾结石。例3男性患者43岁右侧输尿管结石。此2例均以气机不利为主要辨证,故仅用中封、蠡沟而收效。

例2 男性患者35岁患右肾结石,其证为气机不利,水道不畅。除中封、蠡沟外,加用天枢、水道增加利于水道作用而收效。

有实验表明,这些腧穴有解除泌尿系平滑肌痉挛并使之扩张的作用,加之治疗前多饮水,增加尿液张力,产生综合作用以利结石的排出。

需注意的是针灸排石亦有一定的范围,一般结石在1cm以下可用本法,若结石大于1cm,则应考虑用他法治疗。

泌尿系感染(淋证)

泌尿系感染属中医学淋证之一。

西医学认为,泌尿系统包括肾至尿道一段的器官。因肾盂、输尿管、膀胱、前列腺、尿道旁腺及尿道等部位受到细菌或寄生虫的感染而产生的一系列症状,称为泌尿系感染。临床多见肾盂肾炎、膀胱炎、尿道炎等疾病。

【病因病机】 素体阳盛复因过食肥甘酒醇,以至湿热于内,注于下焦,积于膀胱。湿热积于膀胱可使膀胱气化失司,水道不通,发为淋证。尿道不畅则气血易于失和。故本病多为气淋、血淋之证。初起为实,久治不愈多虚。

【临床表现】 本病可见于各个年龄人群,尤以女性多见。临床以尿痛、尿急、尿频为主症。可伴有尿道灼热感、腰痛、少腹坠胀等。全身症状可见发热、烦躁、口干不喜饮或喜冷饮等。舌质红,舌苔黄或腻,脉滑数。

【治则】 清热利湿,通利膀胱,调和气血。

【取穴】 关元、中极、水道、三阴交。

【刺法】 以毫针刺法,施用泻法,关元、中极三针感以传至会阴部为好。每次治疗留针20分钟,每日治疗1次。

【病案举例】

例1 周某,女,30岁。

主诉:尿频、尿急、混浊不清1周。

病史:1 周来原因不清出现少腹胀满,频有尿意,尿液欠清。近 3 天症状加重,尿急而量少,时有尿道灼热感,尿液混浊。口干不喜饮,烦躁,周身力弱,食纳可,便干结,2 日 1 行。

检查:尿常规检查,尿中白细胞 0～1/HP,红细胞 2～6/HP。

望诊:面白,舌质稍红,舌苔白稍厚。

切诊:脉弦滑。

辨证:湿热积于膀胱,气化不利。

治则:清利湿热,调达气血。

取穴:中极、大赫、三阴交、天枢。

刺法:均以毫针刺法。天枢用补法,其他穴用泻法。每次治疗留针 20～30 分钟,每日治疗 1 次。

第 1 诊治疗后,患者当时就感觉小腹轻松,尿意明显减轻。2 诊后诉尿痛、尿频、尿急明显好转。3 诊后诉症状完全消失,查尿已恢复正常。再治 2 次,临床告愈。

例 2 贾某,女,46 岁。

主诉:尿频、尿急、尿道痛 2 天。

病史:昨天早上出现小便急,频数,尿道灼痛,尿色深。伴腰酸无力,食纳可,大便正常。

望诊:舌苔薄黄。

切诊:脉滑数。

辨证:下焦湿热,膀胱失利。

治则:清利湿热,通利膀胱,疏调气机。

取穴:关元、水道、中极、三阴交。

刺法:均以毫针刺法,施用泻法。每次治疗留针 20～30 分钟,每日治疗 1 次。

针后当天下午,尿频、尿急、尿道灼痛均明显减轻。第 2 天再针 1 次,症状完全消失。2 次治疗,临床告愈。

【按语】泌尿系感染属中医气淋、血淋范围,为五淋之一。临床辨证多为实证,以湿热结于膀胱者为多,多见于女性。

本病针灸疗效较好,取穴以腹部腧穴为主,如中极、大赫、关元、水道、天枢等。关元、中极为任脉之穴,居于小腹,与膀胱相邻。关元为小肠募穴,中极为膀胱募穴,具有疏利膀胱之作用。水道、天枢为阳明之穴,可疏导气机通利水道,促进排尿。另选脾经之三阴交以调和气血,运化水湿。

要求尽量每日针治 1 次,必要时治疗 2 次,并要有良好针感,施用泻法,以取得较大的刺激量为好。告诉病人多饮水,忌食辛辣。

慢性支气管炎(咳嗽)

咳嗽是呼吸系统疾患的主要症状,也是中医常见病症。慢性支气管炎是咳嗽病症之常见病种。

西医学认为:慢性支气管炎病程较长,咳嗽、咳痰多于寒冷季节发病。易于感冒,常并发肺部感染。可导致支气管扩张及哮喘。

【病因病机】 咳嗽是肺系疾病的主症,肺主气,司呼吸,开窍于鼻,外合皮毛。又有"肺为储痰之器,脾为生痰之源"之说,外邪侵肺,或从口鼻而入,或为皮毛所受。肺卫受邪,肺失宣肃,肺气上逆不降则发为咳嗽。肺气不利,津液失布则可见痰浊。寒则痰浊清稀,热则痰黄而黏。肺为娇润之脏,喜润恶燥。若因燥邪伤肺,耗伤肺阴,肺失清润、气机不利,可致干咳痰黏不易出。痰饮内伏,脾失健运,水液运化无权,聚而成痰成饮,阻遏肺气,肺气不降则咳而痰多。

肺主气,通调水道,故咳与痰常合并存在。

【临床表现】

风寒束肺咳嗽:症见咳嗽,鼻塞流涕,痰稀色白,或伴头痛发热恶寒,骨节酸痛。

风热袭肺咳嗽:症见咳之不爽,痰黄而稠,口干咽痛,或身热有汗。

燥邪伤肺咳嗽:症见咳嗽,痰少成块或黏稠不易咯出,或痰中带血,或干咳无痰,鼻咽干燥。

痰湿咳嗽:症见咳嗽,痰多色白,伴胸脘胀闷,饮食减少,或伴恶心呕吐。

【治则】 以通调经络,宣通肺气为本。据辨证之不同,酌情选用散寒、清热、润燥、健脾等止咳化痰之法。

【取穴】 肺俞、大杼、风门、定喘、曲垣、秉风。

【刺法】 均以毫针刺法,以先补后泻之法。隔日针治 1 次,每次留针 30 分钟。

【病案举例】

例1　王某,女,48 岁。

主诉:咳嗽 1 年。

病史:1 年前出现咳嗽、吐白色痰,夜间及晨起后症状加重,冬季寒冷时症状加重,经胸透诊为"慢性支气管炎",纳食可,二便正常。

望诊:舌苔白。

切诊:脉沉滑。

辨证:肺气不足,外受风寒,肺失清肃。

治则:益肺祛寒,宣肺止咳。

取穴:肺俞、大杼、风门。

刺法:均以毫针刺法,先补后泻,留针30分钟,隔日治疗1次。

1诊后症状减轻,咳嗽减少,痰量未减。穴法不变,加用大椎拔罐,6诊后症状明显减轻,咳嗽少,痰量减少。继续治疗,经12次治疗,症状消失。

例2 张某,男,78岁。

主诉:咳嗽伴痰多数年。

病史:数年前因受凉感冒后咳嗽不止,经治未愈。后渐咳嗽加重,伴有少量白痰。每逢天气转凉或自感受凉时咳嗽加重,白痰增多,常服止咳化痰药物,效果欠佳。

一般情况尚好,纳可,饮可,二便调,经常有胸闷发憋,夜寐欠安。

望诊:面色黄白,舌苔薄白。

切诊:脉沉滑。

辨证:肺气不足,痰浊阻肺,肺失宣肃。

治则:益肺温阳,止咳化痰。

取穴:肺俞、大杼、风门、内关。

刺法:均以毫针刺法,施用补法,每次留针30分钟,每周治疗2~3次。

5诊后咳嗽明显减轻,痰量减少,自觉胸中气畅。穴法不变,约10诊后咳嗽基本消失,偶有少量白痰吐出。再诊数次,诸症消失。

例3 陈某,男,8岁半。

家长代诉:咳嗽,经常感冒1年。

病史:患儿平素易于感冒,每次感冒均以咳嗽发热为主症。1年前发热咳嗽,热退后咳嗽不减。1年来经常不断咳嗽,似有少量痰液(患儿不能吐出)。常服中西药未效。精神好,纳可,寐安,二便调。

望诊:舌苔白。

切诊:脉弦滑数。

辨证:素体虚弱,卫表不固,肺失宣肃。

治则:补肺固表,清降肺气。

取穴:肺俞、大杼、风门、曲垣、秉风。

刺法:均以毫针速刺,及气出针,隔日1次。

2诊后咳嗽开始减轻,3诊后明显减轻,5诊后已基本不咳,痰液已消。嘱经常来诊以提高机体抵抗力,避免感冒。

【按语】咳嗽又称"咳逆",虽有"五脏六腑皆令人咳"之理论,但是泛指各种咳嗽而言,就慢性支气管炎而言,咳嗽与肺脾两脏及手太阴经脉关系密切。

笔者认为,无论何种咳嗽,或肺虚,或肾虚,或脾虚,或热证,或寒证等,其咳嗽均为肺手太阴经脉气血郁滞,肺气失于宣肃而致。故治疗首先要辨病,抓住手太阴经脉与肺脏是关键,然后进行详细辨证,以背部腧穴为主,首选肺俞、风门、大杼、曲垣、秉风等。肺俞为手太阳肺经背腧穴,为太阴经气输注之地,肺俞通畅,可使太阴经气旺盛。经气旺盛,肺脏充实,卫外坚固不易感冒,则可行宣肃之功,咳嗽得消。肺气充盛,津液得以输布,痰浊得化。风门、大杼为太阳膀胱之穴,太阳为藩篱之本,经气充盛可司卫外固表之能,以祛风散寒,与肺俞相伍,可使腠理充实,免受外邪侵袭。

临床除用上述腧穴外,尚应根据辨证之寒热虚实,针对病因酌情选用拔罐艾灸等方法。一般热证型气管炎,除针刺外多加局部腧穴拔罐。热重者可加用大杼、风门、肺俞穴锋针点刺拔罐放血。一般寒证型气管炎可加用火针点刺上穴,虚寒型者则加用艾条灸,每次使用腧穴可酌情而定。

哮　喘

哮是以呼吸急促、喉中哮鸣如哨为特征的临床证候,喘是以呼吸急促、自觉气不接续的临床证候。临床上常两症并见,称为哮喘。

西医学认为,哮喘又称支气管哮喘,是一种常见的、反复发作的、肺部过敏性疾患。

【病因病机】本病属脏腑病,在外可由风寒之邪侵内以致肺卫不宣。在内可有痰热阻肺,阳虚水泛,痰湿阻肺以及肾不纳气等,常与肺、脾、肾三脏相关。

【临床表现】本病呼吸急促、喉间哮鸣,甚则张口抬肩为主症。常见证型有:

风寒阻肺,内生寒痰型:喘急胸闷,喉中哮鸣,痰白清稀,或头痛恶寒,无汗不渴。

痰热阻肺,肺气不宣型:喘急烦闷,喉中哮鸣,痰黄稠黏或汗出恶风,口中干渴。

肾阳不足,寒痰内生型:喘咳气急或喉中哮鸣,动则尤甚,面白汗出,痰多胸闷或小便频数,腰肢冷凉。

肾不纳气型:喘促日久,呼多吸少,动则尤甚,甚则面黑肢冷,呈无望之状。

【治则】依证之不同,酌情选用疏散风寒,宣肺理气,清热化痰,温补肾阳,补肾纳气等。

【取穴】多选用大杼、肺俞、风门、曲垣、秉风、气海、太溪等。

【刺法】据证之虚实寒热,酌情选用毫针微通及火针温通。毫针针治每日1次或隔日1次,每次留针20~40分钟。火针治疗以中等粗细火针速刺,隔日1次。

【病案举例】

例1 陈某,女,41岁。

主诉:哮喘20余年。

病史:约20岁时,春季出现喘憋气短,经治未愈。以后每逢春季及秋季冷热变化时,喘憋加重,且喉中有声,痰多。发作前有胸闷,鼻塞流涕等先兆。哮喘终日不休,需用氨茶碱药物注射方能止喘。待夏季气候变热时哮喘方止。

现症:喘憋而哮,喉中痰鸣,痰不多,时有白沫吐出。口干,纳尚可,二便调。

望诊:痛苦面容,呼吸急促,张口抬肩,汗多,舌苔薄白。

切诊:脉沉细。

辨证:肺气不足,气机失调。

治则:补肺定喘,疏调气机。

取穴:肺俞。

刺法:以中等粗细火针,施用速刺法,每日1次。

3诊后患者自感喘憋好转,喉中痰鸣好转。7诊后喘憋基本消失,听诊哮鸣音减轻。约10诊后喘憋哮鸣基本消失。巩固治疗数次。

例2 宋某,男,43岁。

主诉:哮喘2年。

病史:2年前出现哮喘,经查与螨及多种花粉过敏有关。每次发作时呼吸急促,喉中痰鸣,非注射氨茶碱哮喘不止。

现症:胸闷发憋,气短,乏力,尿短少。大便正常。

望诊:呼吸急促,张口抬肩,面色㿠白,汗较多。舌苔薄白。

切诊:脉沉细。

辨证:肺气不足,气机失调。

治则:补肺定喘,疏调气机。

取穴:肺俞。

刺法:以中等粗细火针,行速刺法。每日治疗1次。

2诊后患者述哮喘减轻,自觉气憋开始好转,喉中清利。5诊后诸症明显好转,患者活动较自如,8诊后患者精神好,诉各种症状均消,活动自如,再针数次巩固疗效。

例3 赵某,男,12岁。

主诉:哮喘3年。

病史:3年前因"上感"后出现喘憋气短,渐渐加重并出现喉中哮鸣。经查与螨、霉菌等多种因素有关,常服西药及中药治疗。病情时轻时重,已休学2年。

现症:气短憋气,喘息不安,喉中哮鸣,痰多易出,肢冷汗出。纳可,便调。

国医大师
贺普仁
针灸心法丛书

《针灸三通法临床应用》

望诊:面色黄白,有汗,舌苔薄白。

切诊:脉弦细。

辨证:肺卫失宣,阳气不足,痰浊内生。

治则:宣肺定喘,鼓舞阳气,祛痰化浊。

取穴:定喘、大椎、肺俞、曲垣。

刺法:均以中等粗细火针,行速刺法。每日治疗1次。

2 诊后憋气减轻,躁动不安好转。3 诊后哮鸣减轻,患儿自觉喉中清利,痰始见少。5 诊后诸症继续减轻,约 10 诊患儿哮喘消失,精神好,痰已消失。再以数诊巩固治疗。

【按语】 中医学认为,哮与喘是两个病症。哮为喉中有声鸣响;喘为气促喘憋,呼吸困维。如《医学正传》云:"大抵哮以声响鸣,喘以气息言。夫喘促以喉中如有水鸡声音,谓之哮。气促而连属不能以息者,谓之喘。"由此可见喘可无哮,哮必有喘。两者常同时举发,病因病机治法大致相同,故合兼叙述。

哮喘是临床常见病,亦为较难治愈之病。传统认识本病的产生多与痰、湿、饮、寒等因素有关,并有寒热虚实之分。强调要从肺、脾、肾三脏认识等,其治疗方法也各有异。针灸治疗绝大部分取穴为肺俞、列缺、尺泽、膻中、膏肓、气海、太溪、太渊、足三里等。或针或灸或针灸并用。

笔者治疗哮喘病,首先强调辨其病,以过敏性哮喘为主要病种,兼有哮喘性支气管炎等。因心脏等原因引起的喘憋不在此列。

哮喘的辨证有多种变化,如肺虚、肾虚、风寒、痰热等。虽然辨证很多,而这些因素均会导致气血郁滞,气机失调,肺气不足而痰浊于内。若肺气充盛,气血调畅,即便有肾虚、风寒等因素也不能令肺哮喘。即便有"肺为储痰之器,脾为生痰之源"之理论,其脾生痰也因肺气充盛,气血调畅而不会储留在肺而产生哮喘。

由于理论的独特认识,笔者强调治疗哮喘其本在肺。肺气充盛,气血经络调畅则病可愈。方法以温通法为主。其首选腧穴为肺俞,其次为定喘、大椎、曲垣、秉风等穴。

就温通而言,火针治疗具有效力强,生效迅速,用穴少等特点,虚实证均可使用。肺俞为手太阴之背俞穴,为太阴经气输注之处,火针治疗肺俞可使火针的特点与肺俞的特点结合起来而使肺气充盛,气机调畅,郁滞之气血经气通散达到痰消喘定之目的。肺俞是治疗哮喘的首选俞穴。

其他腧穴如大椎、定喘等均作为辅助用穴,临症可酌情化裁使用。原则是少用穴,用穴精。部分患者有惧火针心理,可酌情采用定喘、肺俞、风门、大杼、曲垣等穴,配以列缺进行毫针针刺。待出针后再予后背上述腧穴行拔罐疗法。只要坚持治疗,亦可取得较好疗效。

慢 性 肾 炎

慢性肾炎属中医学"水肿"、"虚劳"、"腰痛"等范畴,是常见的肾脏疾患。本病在临床上以水肿、高血压、血尿、贫血为主要表现。理化检查以尿常规出现蛋白尿、管型、红细胞为主要表现。男性多于女性。

【病因病机】 本病的发生主要与肺、脾、肾三脏相关。初起在肺:风寒犯肺,外邪侵入而致肺失宣肃,不能通调水道下输膀胱,而致水湿停留,出现水肿。病久责之于脾肾,脾虚日久水湿不能运化,水液积聚而成水肿。或久居寒湿之地,湿邪困脾,脾失健运,水湿不化而致水肿。病程日久必然伤肾,肾气亏虚,肾阳不足,不能主水,水道不通,必成水肿。

【临床表现】 腰痛腰酸,周身或面部或下肢浮肿。胃脘饱满,食纳不佳,四肢厥冷,体倦无力。尿量多或少,大便多溏。可伴有月经不调或阳痿早泄。

【治则】 补益肾脏,行气化水,利湿消肿。

【取穴】 关元、肾俞、中极。

【刺法】 均以毫针微通法,施用补法。每次留针30~40分钟,每周治疗2~3次。要求坚持治疗。

【病案举例】

例1 郑某,女,4岁。

家长代诉:因周身浮肿伴腰痛,1984年去某医院检查治疗。化验结果:尿常规:蛋白(++),白细胞0~2/HP,红细胞1~3/HP。血常规:血色素130g/L,白血球$6.6×10^9$/L,中性39%,酸性0,淋巴56%,单核5%。诊为肾炎,收入院治疗。入院1周后尿蛋白(++++),重度浮肿,确诊为"肾病综合征",服用强的松治疗。45天后浮肿开始消退,出院继续门诊治疗。查尿蛋白(+),强的松减量服用。2周后尿蛋白(-)。

半年后又感不适,复诊。化验尿蛋白(+++),病情忽轻忽重,服用激素类药物病情无明显改善,来针灸科求治。

望诊:面色黄,舌质淡,舌苔白。

切诊:脉沉细。

辨证:先天不足,肾虚水泛。

治则:益肾行水。

取穴:肾俞。

刺法:双侧肾俞施用补法,不留针。每周治疗2~3次。

医嘱:注意饮食,免食辛辣咸盐,多食清淡食品,不可过多食用高蛋白食品。注意保暖,避免感冒。坚持针灸治疗,有计划减少激素用量。

经过半年治疗,已完全停用激素、尿蛋白阴性,虽患感冒、咽炎等,肾病未再复发。

例 2　李某,男,23 岁。

主诉:慢性肾炎 5 年。

病史:5 年前因感冒引起腰痛剧烈,头面、下肢浮肿,尿血。经查血压 140/100mmHg(1mmHg = 133.322kPa)、尿蛋白(+ +),红细胞成堆,白细胞 2~3/HP,管型多见。诊为急性肾小球肾炎,予利尿、降血压、抗感染等治疗。

经治疗未能根除,其症经常反复发作,每遇劳累、寒凉之后症状加重。经服用中药后症状在一段时间较稳定,最近旧病复发,求治。

患者腰痛如折,下肢轻度浮肿,纳偏少,食无味,不喜饮。周身乏力,少言嗜卧,自觉精力不支,四肢逆冷。尿黄、夜尿 2~3 次,寐安。

望诊:面色黄白无泽,精神萎靡,唇淡,舌质淡,舌苔薄白。

切诊:双手凉,脉沉细,双尺弱。

检查:BP140/100mmHg,下肢浮肿 Ⅱ°。尿常规:蛋白(+ +)、红细胞3~5/HP,颗粒管型,血色素 100g/L。

辨证:肾阳不足,及于脾阳,阳虚水泛。

治则:温补肾阳,行气化水,固本求真。

取穴:肾俞、关元。

刺法:肾俞、关元均用毫针刺法,施用补法,留针 30~40 分钟。关元加艾条灸法,每次灸 30~40 分钟,每周治疗 2~3 次。

经 20 余天治疗后,病人精神好,纳食好转。四肢冷凉明显好转,腰痛等症均减。下肢浮肿 Ⅰ°,血压 120/85mmHg,尿蛋白(+),未见尿中红细胞,有少量颗粒管型,血色素 120g/L,原方原法不变继续治疗。

约 2 个月后,患者症状明显减轻,下肢浮肿消失,血压大致正常,尿常规正常,血色素稳定在 130g/L。继续间断治疗巩固疗效。

例 3　王某,男,27 岁。

主诉:慢性肾炎 4 年。

病史:4 年前因突然发烧致腰痛、尿频、下肢浮肿。经某医院诊为"急性肾小球肾炎"。予激素、抗生素等药物治疗,症状及化验结果稍见好转。经常间断服药,经常反复发作,始终未愈,约 1 年前出现尿少,腰痛明显,时有恶心,不思饮食。经查尿蛋白(+ + +),尿素氮最高达 64mg/dl。血压最高达 150/110mmHg,诊为"慢性肾功能衰竭",给予维生素 D 类、钙剂及对症治疗。并予中药治疗。

患者一般情况尚好,精神可,面白而黄,腰痛腰酸,下肢轻度浮肿,痿软无力,口不喜饮,尿量偏少而黄,大便常日 1 次。

望诊:面色白黄,唇淡,舌质淡,舌苔薄白。

切诊:四肢欠温,脉沉细。

检查:血压140/110mmHg,血色素90g/L,尿素氮54mg/dl,尿蛋白(+++)。

辨证:肾阳不足,命门火衰,气化失常。

治则:补益肾阳,益火之源,行气化水。

取穴:肾俞、关元、中极。

刺法:均以毫针微通,施用补法,每次留针30~40分钟。关元穴施用艾条灸,每次30分钟。每周治疗2~3次。

医嘱:忌食辛辣,坚持治疗,注意休息。

经约1个月治疗,病人精神好,食纳佳,腰膝酸软消失,下肢浮肿消失,四肢欠温好转,血压稍降低130~140/90~100mmHg,血色素100g/L,尿素氮46mg/dl,尿蛋白(++)。

经2个月治疗后,病人主观不适症状基本消失,血压大致正常,血色素120g/L,尿素氮40mg/dl,尿蛋白(+),病情稳定好转。

原方原法不变,继续巩固治疗。

【按语】慢性肾炎是西医学名称,是一种感染后引起肾小球损害的变态反应性疾病。临床以高血压、浮肿、血尿、蛋白尿为主要表现。久治不愈在1年以上者为慢性肾炎。西医治疗本病多借助于中医方法。

慢性肾炎久治不愈,可发展为急、慢性肾功能衰竭而危及生命。

慢性肾炎有多种表现,常属于中医"腰痛"、"浮肿"、"虚劳"等范畴。病情迁延,伤及脏腑,其证多为脾气不足,脾肾阳虚,命门火衰等虚证。其治不外补脾、补肾或脾肾双补。

所举3个病案,一为肾病综合征,一为慢性肾炎,一为慢性肾炎合并慢性肾功能衰竭。虽病略有不同,但纵观全部病情,其证均为肾阳不足或命门火衰所致。治疗此类病症,其法均为补肾益火。

笔者常以肾俞、关元为主穴,必要时加灸,坚持治疗,临床常多取效。

肾俞为足少阴之背俞穴,为少阴经气输注之地。针刺补法施于肾俞可鼓舞少阴正气。肾俞充盛,少阴得畅,可使五脏六腑之精华汇集于肾而使肾气充盛。肾气充盛则诸症可消。

关元为小腹任脉与足三阴交会穴,为元气通畅之关守要穴,可使足三阴经气充盛,阴平方能阳秘,为强壮腧穴之一,具有调补先天,鼓午肾气,充盛气血的强大作用。凡久病沉疴,痼疾顽症,久治不愈发为虚劳羸瘦之病证,均可选用关元。可针可灸,也可针灸并用,尤以阳气不足之证,施用灸法,长久坚持使用,必有其效。

中极为任脉与足三阴交会穴,可使足三阴经气充盛、肝脾肾三脏气血得调,阴血充盛则五脏六腑气血调和,为关元的辅助用穴。

笔者认为,治疗慢性肾炎应该将辨病与辨证相结合,不能偏颇。从脏腑理论认识,肾为水火之脏,水为至阴,非火而不能温,重点要放在补肾益火方面,由上述病例可见一斑。

慢性前列腺炎(淋证)

慢性前列腺炎属中医学"淋证"范畴,以排尿次数增多,尿道灼热或刺痒隐痛为主要表现。常伴有性功能改变。

【病因病机】本病多因湿热积于下焦,经久不除,致使膀胱气化不行,水道不通。湿热久积,气血失和,肾气耗损以至阴液不足,小便行涩不利。久之不愈,过累过劳则易于复发,实为下焦开阖不利所致。

慢性前列腺炎多属"劳淋"、"膏淋"范畴。

【临床表现】腰痛腰酸,身体疲倦,小腹坠胀,阴囊胀痛,排尿涩痛,淋沥不尽,尿道灼热,或痒或痛,尿有白浊,重者尿中有黏液成丝,可伴有性欲减退,遗精阳痿等。

【治则】补益肝肾,通利膀胱,行气活血。

【取穴】中封、蠡沟、列缺、关元、大赫、肾俞等。

【刺法】均以毫针刺法,施用补法,每次留针 30 分钟,隔日治疗 1 次。

【医嘱】忌食油腻、辛辣之物,免受寒凉,节制房事,坚持治疗。

【病案举例】

例1 金某,男,48 岁。

主诉:尿意频频,淋沥不尽 2 年。

病史:2 年前无明显原因出现尿痛,尿道有灼热感,排尿总有不尽感,每天最多尿 20 余次,每次尿量极少。经查诊为"慢性前列腺炎",常服用中西药物。

最近症状加重,身体乏力,精神差,自觉体力不支。腰酸痛无力,阴囊坠胀,尿中有白色浊液,夜尿频频。纳食差,饮水少,口干不欲饮。大便偏稀,经常肠鸣阵作。

望诊:面黄,精神差,舌质胖大,舌苔白厚。

切诊:脉沉滑。

辨证:下焦不足,气化不利,气滞于内。

治则:调补下焦,行气化滞。

取穴:中封、蠡沟。

刺法:均用毫针刺法,施用补法,每次留针 30 ~ 40 分钟,每周治疗 2 ~ 3 次。

3 诊后患者诉阴囊坠胀好转,腰痛腰酸明显好转,7 诊后阴囊坠胀消失,尿频好转,能够忍住,尿色白浊稍有好转。经过15诊后尿频明显好转,每天尿7~8次,每次尿量较多,尿色白浊基本变清,继续治疗。

例2 米某,男,58岁。

主诉:慢性前列腺炎多年。

病史:数年前发现尿频、尿急、尿痛、发热,诊为急性前列腺炎,经治好转后遗留尿频,尿意不尽。经常小腹疼痛,骶部疼痛。有时疼痛不能忍受。经"发烧疗法"未治愈,最近旧病复发。

现症:小腹、骶部疼痛明显,尿急、尿频、轻微尿痛、尿液混浊、纳食不佳,大便尚可,寐安。

望诊:面㿠白无泽,精神欠佳,舌胖大,舌苔白稍厚。

切诊:脉弦滑弱。

辨证:下元不足,气化不利,肺失宣肃,气滞于内。

治则:调补下焦,行气化滞,利肺宣肃。

取穴:列缺、中封。

刺法:均用毫针刺法,施用补法,每次留针30分钟,隔日治疗1次。

初诊出针后,患者诉骶痛、小腹疼痛明显减轻,2诊时诉,初诊回去当晚尿急、尿频、尿痛好转,尿液清亮。经3诊治疗,患者骶痛、小腹痛、尿急、尿频、尿痛均消失。患者高兴地称赞道"中国的自然医学了不起"。

【按语】慢性前列腺炎属中医淋证之"劳淋"、"膏淋"范畴,多由急性前列腺炎治疗不当而致。由于久病不愈,必将导致身体抵抗力下降,每逢劳累、寒凉、外感时则易复发。尿液多呈混浊状,称为"白浊"。

本病多由下元亏虚,经脉气血郁滞不通所致。故应以补益下焦,通经活络,调达气血为大法。

由于足厥阴经脉循行是"循股阴,入毛中,过阴器,抵小腹",其病候所主为"癫疝"、"狐疝"、"遗溺"、"闭癃"等,均以少腹、前阴疾患为主,因此,治疗慢性前列腺炎多选用厥阴经腧穴。

中封为厥阴之经穴,善主前阴、泌尿、生殖之症,是通达厥阴之气血的常用腧穴。蠡沟为厥阴之络穴,别走少阳,可通利三焦,具有疏调气机,化气行滞之功效。2穴合用可疏调经脉气血,通淋化滞。

此2穴是笔者治疗前阴、泌尿等疾病的常用腧穴。病例1即是。

病例2稍有不同,除膀胱刺激征外,少腹、骶部疼痛为特殊表现。因此选用列缺、中封治疗。

列缺为手太阴之络穴,是八脉交会穴之一,通于任脉。手太阴肺病候所主"小便数而欠"、"溺色变"。针刺列缺可使肺气通畅,津液得以疏布调畅。三焦通利,而使尿意频频、尿痛之症消失,尿液充足,尿道通利,则白浊可消,尿液清

国医大师
贺普仁
针灸心法

《针灸三通法临床应用》

澈。同时列缺通于任脉,任脉"起于中极之下,以上毛际,循腹里,上关元"。针列缺可使任脉通畅,周天通达,少腹及骶部疼痛消失。列缺与中封相伍,诸症皆消。

通过此2病例可看出,治疗慢性前列腺炎经络、腧穴的理论占有相当地位,同时脏腑理论也是不可忽视的内容。

呃　逆

呃逆是指胃气止逆,喉中呃逆连声,短促而频繁,不能自控的症状。

【病因病机】饮食不节、过食生冷,寒滞于内,胃阳被遏致使胃气不降,发为呃逆。嗜食辛辣,胃腑积热,或情志不遂,气郁化火而致胃火上冲,发为呃逆。也可因胃气不足,阳气受遏,胃气不得下降而发为呃逆。

【临床表现】呃逆频频,气逆上冲不能自制。可伴有胃脘不适,性情急躁,口干舌燥或呃声无力,久而不愈,胸闷发憋,心情压抑等。多在安静时症状加重。

【治则】通调经脉,和胃降逆。

【取穴】内关、章门、足三里、气海、期门、合谷等。

【刺法】以毫针微通刺法,酌情选用补法或泻法,每次留针10~30分钟,每日治疗1~2次。

【病案举例】

例1　王某,女,25岁。

主诉:呃逆1年半。

病史:呃逆已有1年半,原因不清,经常不断发作。伴嗳气、腹胀,纳可,但食后胃脘不舒,大便结,3日1行,月经后错3天。

望诊:呃逆频频,舌苔薄白。

切诊:脉弦滑。

辨证:肝郁不舒,气机不畅,胃气上逆。

治则:疏肝理气,调和气血,和胃降逆。

取穴:内关。

刺法:以毫针刺法,施用平补平泻法,每次留针10分钟,每日针治1次。

初诊术者将针刺入内关。施用手法时,患者呃逆停止,留针10分钟内未见呃逆再作。2诊来时患者诉针后当天呃逆复发。但次数及程度均有减轻,再针内关。3诊时患者诉呃逆已减少过半。共针治5次,患者呃逆消失,嗳气消失,临床告愈。

例2　李某,男,8岁。

家长代诉:呃逆已有20天。

病史:约 20 天前,患儿因饮食过量后当即出现呃逆。家长予饮热水、恐吓等方法均未制止呃逆发作。经多方治疗未效,其呃逆发作时轻时重,除睡眠外,昼夜不休,呃逆频频。

现症:呃逆不止,胃脘不舒,不欲饮食,食后不化,大便日 1 次,偏干,尿可,寐安。

望诊:舌苔白罩黄。

切诊:脉弦滑。

辨证:饮食不节,阻遏胃气,胃失和降。

治则:清热除滞,和胃降逆。

取穴:左章门、右合谷。

刺法:均用毫针刺法,补章门、泻合谷,每次留针 20 分钟,每日治疗 1 次。

初诊针刺治疗过程中,患儿呃逆停止。2 诊时家长诉患儿回家后,仅有少量呃逆。穴法不变,经 4 诊治疗,患儿呃逆消失。

例 3　石某,男,36 岁。

主诉:呃逆 1 年 4 个月。

病史:1 年多前,因生闷气饮酒后入睡发生呃逆。自觉腹内有气上窜,窜即呃逆,最多时每日可达 800 次左右,痛苦之极,经多方治疗未效。食佳、眠安,大便有时溏。

望诊:面色红润,舌质绛,舌苔薄白润。

切诊:脉弦细。

辨证:肝郁气滞,木盛土衰,胃气不降。

治则:理气宽中,培土抑木,降逆止呃。

取穴:内关、膻中、天突、天枢、足三里、三阴交、中脘、气海。

刺法:气海施用灸法,每次 20 分钟,余穴均用毫针刺法,平补平泻,每次留针 30 分钟,每日治疗 1 次。

1 诊后患者感胸脘舒适,穴减天突。2 诊后自述呃逆已减少过半。原方穴加期门,依上法针灸并用共 11 次,症消告愈。

【按语】 呃逆俗称"打嗝儿"古典医籍中又称为"哕"。针灸疗法有较好的疗效。

呃逆产生的原因虽然很多,但归纳起来可见以肝与胃最为重要。肝主疏泄,性喜条达,属木。胃主受纳腐熟,其气主降,属土。凡肝旺横逆克土或胃弱肝气乘之,均可导致胃气受阻,不能下降而致呃逆;凡饮食不节,阻遏胃气,也可使胃气不降而致呃逆。因此,针灸治疗中多选用厥阴、阳明之腧穴。

例 1 女性患者 25 岁,呃逆症属肝郁所致,应以疏肝理气为主。由于病情简单,故仅用内关穴以理气宽胸、疏肝解郁,数诊而愈。

例 2 男性患者 8 岁,呃逆系饮食不节,胃气受遏,久积化热以致胃气不能下降,上逆为呃。应以清热化滞,和胃降逆之法,故选用章门、合谷。章门为厥阴经穴,为脏会,且与少阳相通,具有消积化痞,理气降逆之作用。合谷为阳明原穴,具有清热除滞,通经活络之作用。两穴合用,一消一通,一降一清,胃积得化,其热得清,经脉通畅,呃逆可止。

例 3 男性患者 36 岁。病情稍复杂,病程长、病势重。细究病因,为郁闷气恼所致,其证为肝郁气滞为本。木郁克土,日久不愈伤及正气,气血阻滞不畅所致。故选用内关、膻中、天突以疏肝解郁、宽胸理气;天枢、足三里、中脘、气海等,以调理脾胃正气,通经活络,调达气血。并施灸法于气海,加强鼓午正气之效果。症减后去天突,加期门,以增强理气平肝的作用,最终取效。

胃 脘 痛

胃脘痛是指上腹部疼痛的病症。

西医学认为,胃脘痛仅为一个症状,常见于各种急、慢性胃炎,胃及十二指肠溃疡等疾病。

【病因病机】 胃脘痛的发生多与肝、胃、脾有关,胃主受纳腐熟,胃气主降。脾主运化,脾气主升。肝主疏泄条达。三者相互作用方能运化水谷,气机调畅。若三者功能失于谐调,必成病症。

过食生冷,久病伤于脾胃或素体中阳不振,可致中焦虚寒,寒气积聚于胃则发为胃痛。

忧思恼怒,气郁不解,伤于肝木,木失疏泄条达,横逆犯胃,气机阻滞,经脉失畅以致胃痛。若肝郁日久,郁而化热,由热成火,火邪犯胃,也可导致胃痛。

上述为胃脘痛的常见病因病机,亦可见于食积停滞、阴虚、血瘀等胃脘痛,不复赘述。

【临床表现】 胃脘部疼痛,或隐痛,或窜痛,或感灼痛。其痛或喜按,或拒按,或喜暖,或恶热,不尽相同。多伴有腹胀、嗳气、吞酸、食纳改变,大便改变等。

【治则】 理气和胃,通经止痛。

【取穴】 内关、足三里。

【刺法】 以毫针刺法,实证者用泻法,虚证者用补法,每次治疗,留针 20 分钟,每日治疗 1 次。

【病案举例】

例 1　王某,男,30 岁。

主诉:胃脘痛 2 年。

病史:2 年前出现胃脘痛,不能进食,食后则吐,经治好转。近 1 年胃脘痛复发,以夜间为重,进食则痛减,反酸,胀气,大便不爽,经消化道造影诊为十二指肠球部溃疡。

现症:胃脘疼痛不能工作,进食不能缓解,服用普鲁本辛等药物无效。纳呆,尿黄,大便溏。

望诊:痛苦面容,精神不振,舌质淡,舌苔薄白。

切诊:脉弦细。

辨证:素体阴盛,中焦虚寒,复值肝气横逆,发为胃痛。

治则:调补中土,疏达厥阴,通经止痛。

取穴:内关、足三里。

刺法:以毫针微通,施以先补后泻法,每次治疗留针20分钟,每日治疗1次。针刺10分钟后,胃脘痛大减。第2天复诊时其疼痛已较治疗前明显减轻。第3诊时诉疼痛基本消失。反酸、胀气均有好转。继续调治。

例2 庞某,男,28岁。

主诉:胃脘痛1年。

病史:1年前因劳累后饮食无度,出现嗳气,胃脘痛,伴大便稀。经胃镜诊查为浅表性萎缩性胃炎,常服各种药物,效果不佳。

现症:胃脘隐痛,嗳气频频,腹胀明显,不欲饮水,不欲进食,尿少而黄,大便不成形。

望诊:面黄,消瘦,舌苔白。

切诊:脉弦细。

辨证:肝失条达,木郁克土,中焦气滞,发为胃痛。

治则:疏肝理气,调理中土,通经止痛。

取穴:左内关、右足三里。

刺法:以毫针刺法,泻内关,补足三里,留针20分钟,每日治疗1次。

针刺后痛止,嘱继续来诊。2诊时患者诉回家后胃痛复发,但疼痛程度明显减弱。针穴不变。3诊后疼痛消失,嗳气、腹胀均有好转。4诊后诉各种症状均有好转。纳食可,大便已成形。经10余次治疗,患者诸症消失,纳可,二便调,临床告愈。

例3 贺某,女,54岁。

主诉:胃脘经常疼痛、不适多年。

病史:自年轻时发生胃部经常不适,后发展为胃疼,经常发作,每次发作时胃脘胀痛,不能进食,恶心呕吐。大便经常干燥,3～5日1行,近日旧病复发。

现症:胃脘疼痛,发胀不能进食。恶心、未吐。便结3日1行,尿少而黄。

望诊:舌苔白稍厚。

切诊:脉弦。

辨证:胃热于内,升降失司,气机不畅,发为胃痛。

治则:清泄胃热,调理气机,通经止痛。

取穴:内关、足三里。

刺法:均以毫针刺法,施用泻法,留针20分钟,每天治疗1次。

2诊后其疼痛减轻,恶心消失。3诊后疼痛完全消失,已能正常进食,精神好,继续治疗。

【按语】 胃脘痛又称"心痛"、"心下痛"。按病因病机可分为九种心痛,如气痛、热痛、虚痛、寒痛、瘀痛等,实质均为胃脘痛。如《医学正传》云:"古方九种心痛……详其所由,皆在胃脘而实不在于心。"应区别于朝发夕死之"真心痛"。

虽然引起胃脘痛的原因很多,病机变化也很多,究其共同点有二:第一,其痛为经脉气血郁滞,运行不畅所致;第二,其痛部位均在于胃,部位明确。同时许多胃脘痛与厥阴肝木联系密切。肝主疏泄,喜条达。若经脉不畅,肝之疏泄功能失调,则必发胃脘疼痛。

因此,治疗胃脘痛,通其经脉及调其血气为主要指导思想,体现了"以通为顺"的学术思想。

经过多年的临床筛选,笔者将内关、足三里作为首选腧穴,治疗胃脘痛往往取效。内关为手厥阴心包之络穴,络于手少阳三焦,少阳为气机之枢纽,气机通利,可助胃气下降、脾气上升,而达到疏调脾胃气机,通经活络,和胃止痛之效。足三里为阳明之合穴,合主逆气而泄,施用适当手法可通调经气,和胃止痛,两穴合用具有疏通经脉、通调气机、运行气血、和胃止痛、降逆止呕等功效。

胃脘痛为急症范畴,治宜"急则治标",待痛止后据病之寒热虚实,体之强弱之不同,选用不同的治疗原则和方法,继续调治,进而治愈疾病。

腹　泻

腹泻又称泄泻,系排便次数增多,粪便稀薄,或泄下如水样。古典医籍中称"濡泻"、"飧泻"、"洞泻"、"下利"、"溏泻"等。

西医学认为,腹泻分为急性腹泻与慢性腹泻。急性腹泻多见于某些中毒和某些感染,如沙门氏菌食物中毒、细菌性肠炎、痢疾等;慢性腹泻多见于各种原因的肠炎、胃肠炎、消化不良、全身性疾病等。

【病因病机】 腹泻多由感染外邪,内伤七情,饮食不节或久病体虚,导致脏腑功能失调,经络失于调和而致。常与肝、肾、脾、胃、肠有关。

内伤七情,木郁克土可致腹泻,其病位在肝脾,常因土虚木乘,肝气横逆,克伐脾土而为。

脾肾两虚,阳气不足,命门火衰可致腹泻,其病位在脾肾。多因素体虚弱以致中土清阳不升,浊阴不降,运化失常而为。在脾为阳虚,在肾为火衰。

饮食不节,湿热互结,互阻肠胃,以致升降失司、运化失常、清浊交混而致腹泻。

【临床表现】腹泻症状多样,临床可见:

木郁克土腹泻:症见遇怒则泻、泻前肠鸣,胁胀满,嗳气吞酸,食谷不化。

脾肾两虚腹泻:症见食纳不佳,胃脘隐痛,喜嗳喜按,大便稀溏。或晨起欲厕,泻后痛减。

湿热互结腹泻:胃脘不适,腹胀厌食,嗳腐吞酸,腹痛即泻,泻下稠粘,秽臭难闻。

【治则】依证之不同,酌情选用消食导滞止泻法,理气柔肝止泻法,温补脾肾止泻法等。

【取穴】曲池、足三里、天枢、气海、中脘、长强等穴。

【刺法】五更泻及年久不愈腹泻多选用温通火针疗法,予速刺法,每周治疗2～3次。其他证多用毫针疗法,或补或泻。每次留针20～30分钟,每周2～3次。

【医嘱】注意饮食习惯,免食生冷油腻辛辣之物,仔细调护。

【病案举例】

例1　李某,男,43岁。

主诉:腹痛、泻泄2天。

病史:昨天午饭后出现胃脘轻微不适、疼痛,然后出现水样泄泻7次。泻后胃脘不适疼痛好转,晚饭不欲进食,自服药物不详。今天症状不见好转,晨起已泻2次。胃脘痛,肠鸣,口不干,不欲饮食。

望诊:舌苔白稍厚。

切诊:脉紧。

辨证:饮食不节,伤及脾胃,中土失和。

治则:和胃理脾,消滞止泻,理气化滞。

取穴:曲池、足三里。

刺法:均以毫针刺法,施用泻法,每次留针20～30分钟,每日治疗1次。

诊后肠鸣消失,胃脘疼痛消失,当日腹泻1次。2诊后腹泻止,3诊巩固治疗,临床告愈。

例2　张某,女,41岁。

主诉:腹泻,腹胀,胸闷反复发作2个月。

病史:2个月来无明显诱因出现腹泻,每日2～3次。大便有时稀溏,有时不成形,有时则呈正常便形。每逢大便稀时则伴有胸满,腹胀,矢气多。多项大便化验正常,常服中西药物。

现症:大便每日2~3次,较稀不成形。腹胀明显,胸闷,性急躁,纳尚可,尿少,寐安。

望诊:舌苔白。

切诊:脉沉弦。

辨证:脾虚肝郁,肠胃失和。

治则:补益中土,调和肠胃。

取穴:曲池、足三里、天枢。

刺法:均以毫针刺法,曲池施用泻法,足三里、天枢施用补法,每次留针30分钟,每天治疗1次。

3诊后患者诉仍有腹泻,每天2~3次,但大便已成形。效不更方,穴法不变,继续治疗。5诊后大便每天1~2次,腹胀基本消失。又治疗数次,大便恢复正常,诸症好转,再予巩固治疗数次。

例3 潘某,女,49岁。

主诉:腹泻14年。

病史:自14年前患急性胃肠炎之后渐渐形成慢性腹泻,时轻时重。有时连续月余大便稀溏,有时偶发大便稀溏。每当饮食不当时腹泻加重,腹满、腹胀。

现症:大便稀溏已半月,每日1~2次,无腹痛。稍有腹胀,纳食可,尿可,寐安。

望诊:体弱面黄,舌胖大,舌苔白。

切诊:脉弦滑,手欠温。

辨证:中土不足,脾胃失和,升降失司。

治则:温补中土,调和脾胃,理气通滞。

取穴:长强、天枢、气海、中脘。

刺法:长强予火针温通法,行速刺法。余穴予毫针针刺行补法。每次留针30~40分钟,隔日治疗1次。

初诊后患者诉腹中舒适。2诊后大便每日1次,稍有成形。3诊后大便明显好转,已基本成形,食纳佳。5诊后大便正常,诸症均好转。减火针及长强穴,余穴不变,施用补法。慢慢将息调理。

例4 焦某,女,40岁。

主诉:五更泻数年。

病史:数年前因腹痛腹泻自服药后症状消失。数日之后因夜间腹部受寒凉后出现五更泻,多年久治不愈。曾诊为"慢性结肠炎",服用中西药物及针刺效果欠佳。

现症:每早起床后腹痛,肠鸣,即欲临厕。大便不成形,泻后轻松,腹痛、肠鸣消失,一切如常。腰痛、腹凉,喜热饮食,尿常。

望诊:体瘦,面黄,精神好,舌淡苔白滑。

切诊:脉沉细,手欠温。

辨证:脾肾不足,阳气亏虚。

治则:益火温阳,调补脾肾。

取穴:长强、天枢、气海。

刺法:均用火针温通,行速刺法,每日治疗1次。

针5次后患者诉肠鸣腹痛减轻,晨起临厕已不急迫,大便溏稀似有好转。10诊后患者诉大便已明显见好,每天已能控制到工作地点后上厕所。腰痛、腹凉等症均有好转,原法原穴不变,巩固治疗。

【按语】腹泻是临床常见症状,也是针灸临床疗效较好的病种之一。

中医学认为,引起腹泻的原因甚多,其分类也不尽相同。就原因而言,可有七情所伤、外感寒湿、饮食不节、食入不洁等因素;就脏腑来讲,可有肝、脾、肠、胃、肾的病变;就经络来讲,可与足明阳、手阳明、足太阴、足少阴、足厥阴等经脉有关;就性质来讲,可有寒热虚实之分,等等。

诸此多种复杂的因素、条件,从何着手认识治疗,笔者认为应根据针灸临床的特点抓住主要矛盾。一是根据病变部位首先抓住胃肠与肾(下焦)的关系;其次要抓住与上述病变部位有关的几条经脉,如阳明、少阴等;第三就是抓住病之虚实变化。只有抓住上述的几个要点,腹泻一症就能治疗有望。与此同时酌情选用针灸三通法的不同刺法,并注意尽可能少用腧穴。

腹泻分为虚实,认清虚实是治疗本症的要点,实证病程短,病在肠胃,取阳明经,用微通法。多选用曲池、足三里。曲池为手阳明之合穴,具有清热除滞、通经止痛止泻作用,可使经脉调畅;足三里为足阳明之合穴,具有通调胃肠之气,通经止痛止泻的作用。二穴合用,加强通经止泻作用,同时酌情施用补泻手法,临床每用必效。

虚证病程长,病在下焦,宜取督任之穴,用火针温通法,多选用长强、气海、中脘、天枢等。长强为督脉之穴,是温阳固脱、止泻的效穴;气海、中脘可补益中气,兼补下焦,起到温补脾肾、固元止泻之作用;天枢为辅助用穴,功在中土。诸穴合用,相得益彰。每每取效。

例1、例2病程短,病变部位在肠胃,故选用足三里、曲池而取效。例3、例4为久病顽疴,病至下焦,属阳气不足,阴寒内生,故选用火针以温通而取效。

通过治疗腹泻,可以看出,取穴不在多而在精,是笔者临床治病的一大特点。

毛囊炎(疖肿、发际疮)

毛囊炎为葡萄球菌侵入毛囊所致的化脓性感染,常累及多个相邻毛囊,是一种外科常见的疾病。本病好发于皮肤较厚的后颈部、背部等部位,病程往往绵延数周至数月或数年,时轻时重,且倾向反复发作,瘙痒甚剧,疼痛等。

【病因病机】 本病多因肌肤不洁,热毒侵袭,邪热蕴结肌肤;或因素体内热、过嗜高粱厚味、辛辣之品,酗酒、毒自内发亦可致本病。

本病虽属急性感染性疾患,但发病诱因多与情志有密切关系,如长期情感抑郁不舒,或因忿怒、肝气失于条达所致。

【临床表现】 初起皮肤出现圆形小结节,红、肿、热、痛,常为多个散在发生,好发于后颈及背部,如脓疱破裂,可排出少量脓液或血浆。重症者,多伴有发热等症状,化验室检查可发现白细胞增多。本病常有反复、延续发作经久不愈的倾向。

【治则】 调达气机,行气活血。

【取穴】 大椎、委中。

【刺法】 委中穴缓刺放血,大椎穴以锋针速刺,并拔以火罐。

【病案举例】

例1 苏某,男,49岁。

主诉:多发性毛囊炎10余年。

病史:患者10余年来,皮肤多处出现圆形小结节,曾去多处就医治疗,诊断为"多发性毛囊炎",但治疗效果不佳。开始时病发在头部,后来发展到两腋下,臀部也有,为小结节状,基底部红肿,痛痒兼作,抓破后流黄水和血液。曾用中西药治疗无效。

望诊:面色黧黑,舌苔白滑。

切诊:脉滑。

辨证:湿毒聚结,气滞血瘀。

治则:行血解毒法。

取穴:大椎。

刺法:以锋针速刺放血,辅以火罐吸拔,使出血充分。

患者每周针刺治疗 1~2 次,共 5 次治疗后,小结节完全消失,临床痊愈。

例2　孙某,男,49 岁。

主诉:后颈部毛囊炎 1 年余。

病史:患者 1 年多来,后颈部长结节状疙瘩,时发时止,奇痒,痛难忍,抓破流黄水,有时出血,多方求治不效。食欲好,大小便正常。

望诊:面黄,舌苔白。

切诊:脉弦滑。

辨证:邪热蕴结,气血瘀滞以致此病。

治则:疏泄热毒,调和气血。

取穴:大椎、背部痣点。

刺法:以锋针挑刺放血,辅以火罐吸拔,每次背部痣点挑刺约 3~4 处。

2 诊后,颈部疙瘩减轻,痒止,唯头顶部不适感,继续治疗 1 次后,疙瘩消失,临床痊愈。回原籍,半月后来信深表谢意。

例3　贺某,男,30 岁。

主诉:头项部生疮 2 年余。

病史:患者头项部生疮已达 2 年之久,初起长成结节状,痛痒兼作,抓破后出少量白色脓液,继而出血,最后流黄水而结痂,痂脱掉后毛发亦随之脱落,曾多方求治无效。

望诊:面黄少光泽,舌苔白中间厚。局部检查,后头至项部,有散在如黄豆大小的疙瘩,表面有脓液及血痂。

切诊:脉滑。

辨证:营血蕴热,外感风邪,风血相搏以成此证。

治则:清热解毒,疏散风邪,调和气血。

取穴:委中、耳背青筋、背部痣点。

刺法:以锋针缓刺放血;背部痣点挑刺放血,辅以拔火罐,每次 3~4 处。

共治疗 4 次,症状消失,停针观察,经随访一直未复发。

例4　李某,男,18 岁。

主诉:多发性疙瘩 2 年余。

病史:2 年来,后背、上下肢、臀部多处长结节状疙瘩,此起彼伏,时好时坏,痒痛兼作,破后则流脓血,曾经中西医多家医院诊治,服用中西药,服药其间尚可,停药即发,故欲针刺根治。

望诊:舌苔白。

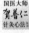

切诊:脉弦。

取穴:曲池、血海、合谷、背部痣点。

刺法:以毫针刺入穴位,泻法。

患者每周针治两次,5 诊时背部起一疙瘩,痛痒感,上方加针刺合谷穴、风池穴。7 诊时,疙瘩消失。10 诊时上下肢又长疙瘩两处,影响骑自行车,取背部肝俞、肺俞穴附近阳性反应点挑刺放血,辅以拔罐,此法应用 4 次,疙瘩消失。其后以曲池、血海、合谷穴针之,后背阳性反应点挑刺放血加拔罐,交替进行,共治疗20 次,患者未再长疙瘩,临床痊愈。经随访一直未复发。

【按语】 毛囊炎是化脓性炎症的一组病证,属中医"疖肿"范畴。如生于项后发际边沿处,也叫"发际疮"。笔者认为,本病多与湿热内蕴,外受风火,气血壅滞有关,如情志不畅,皮肤不洁者更易患病,其治疗之法,当以疏泄邪气,调达气机,行血通滞为主。例 1 中,取大椎穴速刺放血加拔罐,以行血解毒,病告痊愈。例 2,在大椎放血的同时,背部痣点挑刺放血加拔罐,以加强解毒、调和气血的作用,病亦治愈。两例中均采用了大椎穴放血,可见此穴有泄热毒之功效。例3,在背部挑痣放血基础上,以针速刺耳背青筋放血,缓刺委中出血,皆旨在清泄热毒,疏风外出,行血除滞而病愈。例 4 采用毫针刺合谷、曲池、血海,以清热解毒、行血,虽有疗效,但针后仍不能完全控制症情,故加用背部痣点(亦叫阳性物)挑刺放血拔罐,以加强针刺作用,终于治愈顽疾。4 例病案中,均采用了放血法。例 4 中,初以毫针刺之,病不能愈,后亦加用放血法方取得好的疗效,故可见放血疗法是泄除热毒、行血活血的有效方法。4 例病案中有 3 例采用背部痣点放血,此法可调气和血,祛热毒,有调理机体生理功能之效。本病虽病发皮肤,实属气血瘀滞、毒邪郁结。本病发于局部,与全身关系密切,故取背部痣点挑刺放血。委中穴、耳背青筋放血,亦有很好的清热解毒行血之效,所谓青筋即气血郁滞之毛细血管。以上诸穴,临证根据病情适当选用配伍,故取得了很好的疗效。

丹　毒

丹毒是一种急性接触感染性皮肤病。本病皮肤红肿,色如丹涂脂染。由于发病部位不同,又有不同名称,如发于头面的称"抱头火丹",游走全身的称"赤游丹",生于腿部的称"流火"。本病好发于颜面及下肢,其他部位亦可发生。多发于春秋季节,糖尿病及静脉炎患者,每易反复发作,迁延不愈。

【病因病机】 多因邪毒入侵,体表失固,毒热浸淫,郁于肌肤而发病。

【临床表现】 发病急,发病部位皮肤红肿热痛,高出体表,与正常皮肤界限分明,伴有烦渴,身热等全身症状。

【治则】解毒泄热,活血消肿。

【取穴】阿是穴。

【刺法】肿痛周围以锋针速刺放血。

【病案举例】

张某,男,45岁。

主诉:右前臂内侧红肿热痛。

病史:患者因病静脉输液后,引起右前臂内侧由手到肘部大面积红肿热痛,难以忍受,夜不能寐,身发热,不思饮食。

望诊:急性病容,右前臂内侧大面积红肿,略高出皮肤,舌苔黄。

切诊:脉滑数。

辨证:毒热之邪,侵入肌肤。

治则:清热解毒。

取穴:阿是穴(病灶周围)。

刺法:以锋针围刺病灶周围放血。

3次治疗后,红肿疼痛消失,效果明显。

【按语】本病的记载,最早出自《素问·至真要大论》,原文说:"少阴司天,客胜则丹疹外发,乃为丹熛疮疡……",文中"丹熛"即今中西医皆称之"丹毒"。

本病由热毒之邪侵袭,气血壅滞于肌肤而发,病情发展迅速,其治之法当以清热解毒为主,可以锋针速刺病灶周围以放血,逐邪外出,气血壅滞得以疏泄,经络通畅而病可愈。病案中患者仅刺3次,即红肿疼痛消失,取得明显效果。

淋巴结炎

本病多继发于其他化脓性感染,自原发病灶经淋巴管侵入淋巴结而引起。其中以颈部、腋窝和腹股沟部淋巴结炎最为多见,临床上可出现皮下肿物,红、肿、热、痛,功能障碍等局部和全身性化脓性感染征象。

【病因病机】本病多因脏腑蕴热,热毒聚结,或外感或染毒所致,蕴蒸肌肤,气血凝滞而发生本病。

【临床表现】初起时单个淋巴结肿胀、压痛,继而则发生淋巴结周围炎,数个淋巴结粘连在一起,形成硬块,压痛明显,并有不同程度的全身反应,如高热、寒战、头痛、食欲不振等。急性淋巴结炎可以自行消退,也可以发为脓肿。

【治则】清热解毒,软坚散结。

【取穴】曲池、肩井、翳风。

【刺法】曲池穴直刺约1寸深,或以4寸毫针刺入腧穴后,针尖向上沿皮刺入4寸深。翳风,直刺1寸深。肩井用斜刺或平刺法,约8分许。留针30分钟。

【病案举例】

例1　刘某,男,30岁。

主诉:右颈部淋巴结肿胀、疼痛2月余。

病史:2月前,患者右侧颈部淋巴结肿胀、疼痛,至今不愈,伴右侧头痛、恶心、不思饮食,二便正常。

望诊:面黄,舌尖红,苔黄腻。

切诊:脉弦数。

辨证:内有蕴热,热毒聚结。

治则:清热解毒,软坚散结。

取穴:曲池。

刺法:以4寸毫针,刺入穴位后将针卧倒,针尖向上沿皮刺入4寸,留针30分钟。

患者每日针治1次,共4次即痊愈。

例2　张某,女,35岁。

主诉:右侧颈部肿胀、疼痛数日。

病史:数日前因恚怒兼工作繁忙,次日即感右侧颈部肿胀、疼痛,两日后疼痛加重,局部坚硬如石,后背有恶寒感,恶心,食欲不振,曾经某医院外科诊治,予以元参、夏枯草等剂,未效。

望诊:舌质红,苔薄黄。

切诊:脉滑数。

辨证:证系恚怒气结,阳明少阳之脉阻滞。

治则:解郁散结,活血化瘀,通调经脉。

取穴:曲池、肩井。

刺法:以毫针刺曲池1寸深,肩井平刺约8分。留针约30分钟。泻法。

【按语】本病的发生主要是热毒聚结,气血壅滞少阳、阳明经脉所致。曲池为手阳明大肠经之合穴,功专清热解毒,常用于炎症、热证;肩井为足少阳胆经穴,颈部为少阳经所过之处,故针刺此穴,可疏通气结,调和气血,畅通经脉。临床如病情需要,亦可针刺手少阳三焦经之翳风穴,可加强疏通气结的作用。例1中,取曲池向上沿皮刺4寸,既清泄热毒,又软坚散结,为治疗颈部淋巴结疾病的经验效穴。

颈淋巴结结核(瘰疬)

颈部淋巴结结核为结核性颈淋巴结炎。多见于儿童和青年。中医称为"瘰疬"。淋巴结大者为瘰,小者为疬,合称为瘰疬。若破溃成疮,皮下窜空、流脓,经久不愈,则称为"鼠疮"。

【病因病机】本病多由肝郁气滞,痰湿凝聚,气郁化火,痰火上壅而结节于颈。或因热邪伤阴,肺肾两亏,虚火内动,痰火凝结所致。

【临床表现】起病时症状轻重不一,轻者可无症状,偶然发现,多数为单侧,孤立而无粘连,按之可滑动,无局部压痛及全身症状。严重者则数个淋巴结粘连,形成不规则肿块,按之不动。后期则可发展为冷脓肿,局部皮肤呈红紫色,发亮,稍疼痛,最终破溃成疮,经久不愈。

【治则】调气化痰,软坚散结,通经活络。

【取穴】肘尖;严重者加曲池、肩井;局部阿是穴。

【刺法】肘尖以毫针刺入,针尖向上沿皮刺约4寸。曲池用直刺法,或向上沿皮刺。肩井斜刺或平刺。局部采用火针点刺。

【病案举例】

张某,男,31岁。

主诉:左侧颈部长一硬结,已1年有余。

病史:1年前,患者左颈部长一硬结,初如黄豆粒大小,渐至状如核桃,疼痛、发胀,约4厘米×4厘米,周围有散在大小不等硬结数枚。曾在××医院检查诊断为"颈淋巴结结核"。现仍颈部疼痛不适,按之压痛明显,推之可移动。因用链霉素过敏,故治疗效果不显著。

望诊:面色黄,体瘦,舌苔白,舌质淡。

切诊:脉细。

辨证:证系正气不足,肝郁不舒,痰湿不化,痰气凝结,阻于经络所致。

治则:法宜温通经脉,除痰湿,散郁结。

取穴:病灶局部(阿是穴)。

刺法:以火针,点刺结核上5针,隔日1次。

患者针治2个月,结核消失,病情痊愈。

【按语】颈部淋巴结结核古称瘰疬,如陈实功在《外科正宗》中云:"瘰疬者累累如贯珠,连接三五枚……其患先小后大,初不觉痛,久方知痛"。

针灸治疗本病,在古代文献中有不少记载,如《针灸大全》载:"项生瘰疬,绕颈起核,名曰蟠蛇疬,天井二穴,风池二穴,肘尖二穴,缺盆二穴,十宣十穴"。《针灸大成》载:"肘尖穴,治瘰疬。左患灸右,右患灸左,如初生时,男左女右,灸风池。"现在针灸治疗瘰疬的方法,是在古代治疗方法的基础上发展而来的。笔者治疗瘰疬,依据病情需要,或局部火针点刺,或循手阳明、手少阳经远端取曲池、肩井穴,或取经外奇穴肘尖,以上穴位或配合或单独应用,均能起到行气消痰,软坚散结的作用。关于火针的应用,与淋巴结结核为痰核流注,经气阻滞有关;痰病得火而解者,是以热则气行,津液流通故也。

国医大师
贺普仁
针灸心法

《针灸三通法临床应用》

臀痈

臀痈即臀部的急性化脓性感染,除局部红肿热痛外,多伴有体温上升,周身不适,剧烈疼痛。

【病因病机】七情所伤,肝失疏泄;或因过食甘甜厚味,胃腑积热;或因局部皮肤不洁,外邪火毒入侵,以致本病。

【临床表现】病易发于体质较差或糖尿病患者,局部皮肤呈酱红色,高出体表,坚硬,疼痛难忍,并伴有烧灼感,甚至奇痒。痈的中心多呈坏死,有脓血样分泌物溢出,多伴有全身症状,体温升高,进而可并发全身感染,后果严重。舌苔黄腻,脉洪数。

【治则】清热解毒,散结。

【取穴】阿是穴。

【刺法】以中等火针,用速刺法。

【病案举例】

翁某,女,25 岁。

主诉:左侧臀部红肿已 1 月余。

病史:1 个月前患者左侧臀部有一指甲大的红肿块,自觉灼热,奇痒。经敷药等治疗,反而渐扩大到碗口大小,并伴有发热,体温在 37.5℃以上,剧痛难忍,经切开排脓后,伤口周围又起疖肿两个,疼痛不减,纳差,行走不便。

望诊:面黄、体瘦,左侧臀部有 10 厘米×8 厘米大小的疮口,舌苔黄腻。

切诊:脉洪数。

辨证:毒邪侵淫,气血瘀滞,发为痈肿。

治则:清热解毒,行气活血。

取穴:阿是穴(伤口周围)。

刺法:以粗火针,用速刺法,在伤口周围点刺 5 针,有恶血流出。

1 诊后,伤口已有新生肉芽长出,2 诊后伤口干燥愈合。

【按语】痈是一种较严重的皮肤和皮下组织的化脓性感染,中西医均称其为痈。好发的部位是唇、颊、颈项、臀等皮肤较厚、毛囊皮脂腺较多的部位,腹部、四肢较少。因其发病部位不同,中医命名也不同。发于项部督脉者称"脑疽"(俗称对口)。偏属足太阳膀胱经者称"偏脑疽"(偏对口)。发于背部督脉者,称"发背",其中有"莲子发","蜂窝发"之称,又有上、中、下发背之别。生于天柱骨下称"上发背"(脾肚发),生于背心称"中发背"(对心发),生于腰中称"下发背"(对脐发)。发于督脉两侧者称"搭手",生于肺俞穴的称"上搭手",生于膏肓穴的称"中搭手",生于肓门穴的称"下搭手"。发于唇部称"唇疽"。发于腹部称

"幽痈"。发于臀部称臀痈。中医对痈的描述很多,臀痈仅仅是痈的一种。

笔者认为,病案中患者生臀痈已月余,虽经切开排脓等治疗,旧疾未愈,又生新疖肿,此说明患者机体内正邪相争激烈,久病耗伤正气,气血瘀滞,经络不通,故久治不愈。火针刺之,使其局部恶血出尽,新血复生,气血流通,经脉通畅,局部可得以营养,逐邪外出,故毒邪可去,痈肿消,疮口愈。此患者仅治疗两次就取得临床痊愈。

下肢慢性溃疡(臁疮)

本病是指发生于下肢而经久不愈的溃疡。常继发于下肢静脉曲张、栓塞性静脉炎或慢性复发性丹毒等。中医称为"臁疮",俗称"老烂腿",因其多发于胫臁骨内外部,久不收口而得名。

【病因病机】本病多因湿热下注,瘀血凝聚、经络阻滞,气血运行不畅,肌肤失于濡养,溃腐流津,而成臁疮。湿热蕴毒或染毒焮发则红肿灼痛,脓血增多外溢。日久伤阴耗血,气血不足,营卫不和;或因湿寒久滞,而致经络气血阻隔,故见肉芽不鲜,周围皮肤紫黯,脓汁清稀,经久不愈,此时气虚血瘀为病之本,湿毒邪气为病之标。

【临床表现】溃疡疮面坚硬,肉芽肿胀,脓汁较多,疮周围皮肤糜烂,可有皮疹,痒痛时作,舌苔黄,脉数。

如病程日久,疮面肉芽晦褐,渗液清稀,患肢浮肿,皮肤黯而无泽,肢凉畏寒,行走过多则小腿酸胀沉重,舌质淡或有瘀斑,苔薄白,脉沉细无力。

【治则】调和气血,祛湿通络。

【取穴】阿是穴。

【刺法】以中等火针,用速刺法,点刺溃疡中央及周围数针至数十针不等。

【病案举例】

例1　徐某,男,64岁。

主诉:右小腿溃疡多年不愈。

病史:患者于1977年患右下肢静脉炎,经多方治疗,服用中西药,不仅静脉炎未见好转,反而右侧小腿前面肿胀,继则发紫、溃烂,时好时坏,走路时小腿酸胀沉重,症已持续10年。纳食一般,二便正常。

望诊:右小腿前面皮肤紫肿,有渗液形成痂覆盖在疮口上,肢体发凉。舌苔白,舌质淡。

切诊:脉沉细。

辨证:病程日久,耗气伤血,湿寒凝聚,经络气血阻隔故见溃烂不愈。

治则:温通经脉,调和气血,利湿祛寒。

取穴:阿是穴。

刺法:以中等火针,用快速法刺入局部 1～3 分深,不留针。根据面积大小不同,可刺 10～20 针,使其恶血出尽,后用消毒棉球按压针孔。

该患者共治疗 15 次,临床痊愈。

例2 李某,男,56 岁。

主诉:左侧下肢溃烂不愈已 7 年。

病史:患者 7 年前患有左下肢静脉曲张,下肢肿胀,酸痛不适,后来左小腿胫骨前皮肤发紫、溃烂,曾经多处治疗均不愈。现溃烂外流黄水不止,伤口不愈合。

望诊:左小腿胫骨前,溃烂面积约 3 厘米×5 厘米,疮面周围皮肤黑紫色,有渗出液及结痂。舌淡苔白。

切诊:患肢发凉。脉沉。

辨证:气血两虚,湿寒凝聚,经脉不畅。

治则:调气和血,温经通脉,利湿祛寒。

取穴:阿是穴。

刺法:以中等火针,速刺溃疡面及周围,每次刺 10～20 针,使其恶血出尽,最后以干棉球按压针孔。患者每周治疗 1～2 次。

患者经火针治疗 5 次后,疮面缩小,渗出液减少;10 次后,疮面基本痊愈;13 次后,诸症消失,治愈。

【按语】下肢溃疡是外科常见病之一。无论急性或慢性溃疡,均不易愈合。文中所列病案两侧,均已发病多年,虽经多方医治,均不能愈,可见此病案已成为慢性难治之痼疾。患者终年下肢糜烂流水,给他们带来很大的痛苦和不便。笔者认为,此两例患者病久不愈乃因气亏血少,寒湿凝聚所致,疮口流水溃烂,肤色紫肿,已成阴寒之证,其治之法,可借助火针疗法之温补气血,疏通经络,祛除寒湿的功效,以改善局部的血液循环,增加营养,提高机体抵抗力。大凡阴寒之证,多有气血之瘀滞,有滞则气血流通迟缓或不通,可根据病灶大小或病情轻重,以火针速刺溃疡面或疮面周围数针至几十针,一般每周 1～2 次为佳。患者初诊时,常有气血瘀滞之征象,可以火针速刺,泄其恶血,恶血既出,新血流通,则局部血脉通畅,疮口得养,利于祛除邪气而病愈。

急性乳腺炎(乳痈)

急性乳腺炎即中医学所谓之"乳痈",多发于产后尚未满月的哺乳妇女,尤以初产妇为多见;发生于妊娠期者较少见,本病以乳房红肿疼痛为主症,是乳房部位的急性化脓性疾病。

【病因病机】本病多因恣食厚味,胃经积热;或因忧思恼怒,肝气郁结;或因乳头破裂,外邪火毒侵入乳房,致使脉络阻塞,排乳不畅,火毒与积乳互凝,而结肿成痈。

【临床表现】 本病初期,乳房结块,肿胀疼痛,排乳不畅,同时全身不适,寒热往来。如果乳房肿胀加剧,焮红疼痛,常为化脓之征象。如硬块中软者则示脓已成熟。如排脓通畅,一般溃后肿消痛减,则将渐愈。如口渴喜饮,口臭便秘,苔黄腻,脉滑数,属胃热壅滞。如见胸胁闷痛、呕逆、纳呆、脉弦、苔薄,系肝气郁结。

【治则】 疏肝清胃,泄热解毒,通经活络。

【取穴】 阿是穴(病灶局部或周围)、足临泣、曲池。

【刺法】 以毫针直刺曲池1寸,刺足临泣约4分,留针30分钟,用泻法。如热毒壅盛,以锋针点刺病灶周围处以放血清热;如疮口已溃,久治不愈合者,以火针速刺局部或疮口周围,以化腐生肌。

【病案举例】

迟某,女,37岁。

主诉:右侧乳房红肿疼痛已2个半月。

病史:患者于1986年8月份,产后几日,自感乳房疼痛难忍,发热38℃以上,去某大学附属医院外科诊断为"乳腺炎",注射青霉素、口服红霉素、止痛片等,均无效。乳房肿胀疼痛,高热达40℃,发病已2周,建议手术切开,未同意,后至某中医院外科,诊断为"乳痈",外敷、内服中药及抽脓等法治疗近2个月,病情时好时坏,脓液排后疮口不能愈合,又重新聚脓,如此反复,经久不愈。后经人介绍来诊。

望诊:体略胖,面色赤。舌尖红,苔薄白。

切诊:脉弦滑。

辨证:病程日久,毒热尚盛,气血瘀滞不通。

治则:调和气血,通经活络,泄毒去腐。

取穴:疮口局部(阿是穴)。

刺法:以中等火针,速刺疮口局部3针。

针后,患者当时立感疼痛消失,1天以后脓液肿胀皆除,共治疗3次,不久即脱痂痊愈。

【按语】 引起本病的内因是肝郁气滞和阳明里热。乳房依据经络的循行分布,乳头属足厥阴肝经,乳房属足阳明胃经。产妇气血运行有序,脾胃运化如常,则乳汁畅通,今因肝气郁结,胃热壅滞,以致局部气血凝结发为乳痈,聚脓生液,红肿热痛。由于乳痈的发生,可加重气血的损耗、经络的阻滞,故治疗之法在疏肝清胃的同时,要调和气血,通经活络。在治疗上述病案时,突出了这一思想,即"通经络,调血气"的原则,尤其对于久治不愈之疮疡,更宜"通"为主。经络通畅,气血流通,肌肤得以濡养,则脓液无生成之源,故通则病去,不通则病缠绵不愈。遵照这一思想,在治法上采用"三通法",即以毫针刺曲池、足临泣穴以微通,曲池穴为手阳明大肠经之"合"穴,与足阳明经气相通,临床上刺此穴可达到通调阳明,退热消炎之功;足临泣穴为足少阳胆经之"输"穴,肝与胆互为表里,经脉上相互交接,刺此穴可疏泄肝气之郁滞,有通经活血之功效。微通法适于急性乳腺炎各期使用,如病邪壅盛,毒热滞留肌体,可以锋针速刺病灶周围以放血,令瘀滞之经脉强通;如病程久而不愈,虽有毒热稽留或无,皆可用火针速刺局部,调和气血,通经活络,去腐生肌,以利疮口愈合。

乳房纤维腺瘤(乳癖)

本病为乳房内的良性肿瘤,好发于青壮年妇女,少数病例可以恶性变。属于中医"乳癖"的范围。

本病的发生多见于青春生育期妇女,与雌激素分泌激增、内分泌失调,以致部分乳腺组织增生异常有关。

【病因病机】本病多因郁怒伤肝,思虑伤脾,冲任失调,以致乳络气滞痰凝,血瘀凝聚成核。

【临床表现】乳房内有一个或数个大小不等的肿块,表面光滑,可以移动,一般不觉疼痛,少数病例亦有轻微胀痛者。肿块与皮肤不相粘连,皮色不变,亦不发热,不溃破。

肝郁气滞:兼见情志郁闷不舒,心烦易怒,乳房胀痛,乳房肿块可随情志波动而增大,经前期症状加重,脉涩。

肝肾阴虚:形体消瘦,虚烦不眠,头晕,月经周期紊乱,乳房内肿块隐痛或胀痛,舌质红,脉沉细数。多见于更年期妇女。

冲任失调:见于绝经期妇女,表现为心烦易怒,腰酸膝软,精神倦怠,失眠多梦,乳房肿块胀痛,舌淡苔白,脉沉细。

【治则】以通络散结为主法。肝郁者疏肝解郁;肝肾阴虚者补之;冲任失调者调理之。

【取穴】

肝郁气滞:足临泣。

肝肾阴虚:照海。

冲任失调:照海、足临泣。局部火针。

【刺法】以火针点刺局部(乳房肿块)3～5针。以毫针刺足临泣、照海穴,视虚实情况行补泻手法,留针半小时。

【病案举例】

例1　张某,女,23岁,未婚。

主诉:右侧乳房肿块3个月余。

病史:3个月前,患者洗澡时发现右侧乳房有肿块2个,如枣大,近来因工作紧张,常有胸部不适感,乳房胀痛,尤以月经前明显,有时气急胸闷,曾去西医院,诊为"乳房纤维腺瘤",建议观察一段时间,如继续长大,可手术切除,患者因惧怕,故来就诊。

望诊:乳房外观正常,无红肿。舌淡红,苔薄白。

切诊:脉细。

查体:乳房内可摸到肿块2个,约1.5厘米×2厘米,表面光滑,可移动。

辨证:肝郁气滞,气血凝结。

取穴:足临泣。

刺法:以毫针刺入足临泣穴,用泻法,留针30分钟。隔日1次。

患者针后,自觉胸部舒畅,针刺3次后,肿块减小,共治疗10次,肿块消失。

例2　章某,41岁,女。

主诉:左乳房内生一硬块已数年之久。

病史:患者左侧乳房内上方长一硬块已达数年之久,开始如枣大,近年来因恚怒、情志抑郁逐渐增大如胡桃,且下方亦生小结块数枚,有压痛,推之可移动,恐生恶性肿瘤,即去某医院检查,诊断为"乳腺增生病"。

望诊:面色黄,舌苔白。

切诊:脉细弦。

查体:左乳内上方可触及一肿块,约3cm×3cm,乳房下方小结块数枚。

诊断:乳腺纤维腺瘤。

辨证:肝肾不足,肝郁气滞,气血凝聚。

治则:滋阴养肾,疏肝解郁,温通经络,调和气血。

取穴:照海、足临泣、局部(阿是穴)。

刺法:以毫针刺照海、足临泣穴,前者补之,后者泻之,留针30分钟。以粗火针,用速刺法,点刺肿块3~5针(每个均刺)。

2诊后,压痛消失,共治疗8次,硬块基本消失,停止治疗。

【按语】本病证分三型,肝郁气滞型多见于发育期青壮年,此时女子情绪波动较大,易于激动,故常易出现肝气郁滞,以致气血凝结而成此病,此证属实证,可取足临泣穴以刺之,足临泣为足少阳胆经之穴,肝胆相表里,刺此穴可调节肝经气机,解郁除滞,病自能除。肝肾阴虚型多见于中年及更年期妇女,此时女子因生育或劳累所致,加之体质素虚,可出现肝肾两亏之虚证,针足少阴肾经照海穴以补肾阴。冲任不调型多见于绝经期妇女,此时妇女因生理机能发生改变,常伴有多种症状出现,多呈现虚实夹杂之征象,故可取照海穴以补之,足少阳胆经足临泣穴以泻之,两穴一补一泻,具有调肝补肾之功,冲任之脉与肝肾经脉联系密切,故调补肝肾即调补冲任之脉也,本病的局部征象为乳房内肿块,火针点刺肿块,有散结除滞之功,故刺之效佳。临床根据实际情况,三种证型均可以毫针远端取穴,配以火针点刺局部肿块,两者配合使用,临床效果更佳。

乳腺癌(乳岩)

乳腺癌是妇女常见的恶性肿瘤之一,多发于40岁以上的患者,但青年妇女中也可发生。男性患乳癌的极少见。

中医称本病为"乳岩",早在《丹溪心法》一书中即有记载。到了明代,陈实功在《外科正宗》中对此作了更详细的描述,书中云:"初如豆大,渐若棋子,半年、一年、二载、三载,不痛不痒,渐渐而大,始生疼痛,痛则无解。日后肿如堆栗,或如复碗,紫色气秽,渐渐溃烂,深者如岩穴,凸者若泛莲,疼痛连心,出血则臭,其时五脏俱衰,四大不救……凡犯此者,百人百必死"。古人对乳腺癌的观察记录十分详尽,与今日临床观察相差无几。

【病因病机】 多因恚怒忧思损伤肝脾,肝伤则气滞,脾虚则生痰,气滞痰凝,发为肿块。气滞日久者,可致血瘀,冲任失调而发此病。如病程日久,耗伤阴血,肝肾阴亏亦可发生。

【临床表现】 本病早期为无痛、单发的小肿块,质硬,表面不甚光滑,与周围组织分界不清,在乳房内不易被推动。日久肿块增大,肿块处皮肤常凹陷,继而肿块更大,乳房缩小、变硬,乳头抬高。到晚期,乳房不能被推动,与皮肤广泛粘连,癌细胞沿淋巴组织转移,最后发生恶病质,病人消瘦无力、贫血、发热,以致死亡。

【治则】 主要以调和气血,活血化瘀,通乳络为主法。

【取穴】 阿是穴。

【刺法】 以中等火针,用速刺法,点刺肿物中心及上下左右共5针。

【病案举例】

例1 某女,45岁。

主诉:左乳房内肿块3年余。

病史:3年前,发现左侧乳房内有硬核,逐渐肿大,破溃,流臭稀脓水,经某综合医院病理切片检查,确诊为"乳腺癌"。食欲尚可,二便及月经正常。自觉左臂发沉,胸口郁闷不适。

望诊:形体消瘦,左乳疮口紫褐色,有分泌物,恶臭难闻,周围皮肤坚硬,舌苔白。

切诊:脉沉细。

查体:左侧腋下淋巴结肿大约1厘米×1厘米,触之移动。

辨证:肝郁气滞,瘀血阻络,毒邪停聚。

治则:疏肝调气,行血化瘀,化腐解毒。

取穴:疮口及周围阿是穴。

刺法:以粗火针,慢刺法点刺疮口内之腐肉;快速法刺周围阿是穴。

患者每周治疗两次,共火针治疗8次,疮口愈合,周围肿胀消失,腋下淋巴结亦渐缩小。回农村休养。半年后随访,病未复发。现已经5年,仍身体健壮。

例2 陈某,女,28岁。

主诉:右侧乳房肿物2个月余。

病史:2个月前,发现右侧乳房肿物,经医院诊断为"乳腺癌早期",精神不振,郁闷不舒,纳可,二便调。

望诊:舌质淡,苔白。

切诊:脉细弦。

查体:右侧乳房肿块约2厘米×3厘米,光滑,可推动,无压痛。

辨证:肝郁不舒,气滞血瘀,毒邪结聚。

治则:调气行瘀,通经活络,解毒散结。

取穴:阿是穴。

刺法:以中等火针,用速刺法,点刺肿物中心及上下左右共5针。

每周治疗两次,共火针治疗10次,肿物消失。

【按语】《外科正宗》云:"忧郁伤肝,思虑伤脾,积想在心,所愿不得志者,致经络痞涩,聚结成核"。病程久者,肝肾虚损,出现恶病质征象。故该病与肝、脾、心、肾皆有关系。从外在体征看,患者乳房局部肿块,实乃由多个脏腑功能失调,经络不畅,气血凝聚所致,故本病发于局部,而与全身功能状态有关,临床上患者一旦得知患乳腺癌,往往精神负担很重,这样就会加速脏腑功能失调,愈加降低了机体的抗病能力,从而加速了疾病的恶化,促进了死亡的到来。笔者治疗本病,以诚恳的热情话语鼓励患者,增加战胜疾病的信心,又以精湛的针刺技巧见著于医疗。笔者认为,本病的关键是毒邪结聚,气滞血瘀,其治之法以火针行气活血,解毒散结,可使毒瘤消除,毒瘤既除,患者精神放松,负担减轻,反过来又可以有利于机体抗病能力的提高,故局部除瘤是关键。患者如全身症状较多,亦可采用毫针刺法,取肝、肾、脾、胃等经穴位调理,也会取得很好的治疗效果。临证要根据病情需要,灵活掌握,不必拘泥,随证而变。

甲状腺腺瘤(瘿瘤)

本病为甲状腺良性肿瘤,好发于青年女性,其临床表现是结喉正中附近肿块,能随吞咽动作而上下移动。属于中医"痰核"、"瘿瘤"等范围。

【**病因病机**】本病多因情志内伤,肝气郁结,气滞血瘀所致。肝郁则脾失健运,痰湿凝聚,经络阻隔,结于喉部,发为瘿瘤。

【**临床表现**】结喉正中附近有肿块,圆形或卵圆形,随吞咽动作上下移动,肿块质地坚实,表面光滑,按之不痛,肿瘤发展缓慢,可有胸闷或吞咽时局部发憋。

【**治则**】理气解郁,化痰软坚。

【**取穴**】阿是穴。

【**刺法**】以中等火针,用速刺法,点刺肿物3~5针。

【**病案举例**】

例1　路某,女,21岁。

主诉:喉部左侧发现一肿块1月余。

病史:患者结喉左侧发现一肿块已1月余,自觉局部不适,发堵,吞咽不便,纳食可,二便正常,经期不准,月经量少。

望诊:舌淡苔白。

切诊:脉沉细。

查体:结喉左侧可扪及胡桃大小肿物,质地坚实,表面光滑,无压痛,可随吞咽动作上下移动。

辨证:气机不畅,痰阻经络,结于喉间。

治则:调气化痰,解闭散结。

取穴:俞府、照海、肺俞、阿是穴。

刺法:以中等火针,用速刺法点刺局部阿是穴。以毫针刺俞府、照海,平补平泻法,留针30分钟;肺俞穴以毫针点刺。

患者每周治疗2次,经4次治疗后,肿物变小,再经4次治疗,肿块消失,临床痊愈。

例2　杨某,女,32岁。

主诉:结喉右侧肿块4个月。

病史:患者于4个月前,发现结喉右侧肿块1个,曾去医院检查,诊断为"甲状腺腺瘤",建议手术切除,患者惧怕手术,故前来要求针刺治疗。现症见结喉右侧肿块大如胡桃,吞咽时局部发憋,胸闷、易气急,纳一般,二便正常。

望诊:舌淡苔白。

切诊:脉弦。

查体:在结喉右侧可扪及胡桃大小圆形肿块,质硬、光滑、随吞咽可上下移动。

辨证:肝郁气滞,痰湿凝结。

治则:理气消瘿,化痰散结。

取穴：阿是穴、三阴交、内关。

刺法：以中等火针，用速刺法，点刺肿块局部 3~5 针。以毫针刺三阴交、内关，用泻法，留针 30 分钟。

患者每周治疗 2~3 次，共治疗 1 月余，肿块消失，临床痊愈。

【按语】甲状腺腺瘤系良性肿瘤，中医属于"瘿瘤"的范围，瘿瘤的名目较多，《圣济总录》有五瘿，为石瘿、泥瘿、劳瘿、忧瘿、气瘿；《三因极一病证方论》也有五瘿，为石瘿、肉瘿、筋瘿、血瘿、气瘿。其发病皆因气滞痰凝而成。从病名考虑，甲状腺腺瘤属于"瘿瘤"范围中的"肉瘿"。关于"瘿瘤"的记载较多，古人多以理气化痰、软坚散结之药剂治之。笔者认为，引起此病的关键是气滞，气滞则痰凝成核，发为肿块，反过来肿块又加重气滞，而出现胸闷发憋等不适，从临床考虑，当先软坚散结，结散则气调，气调则滞消，经络通畅而病愈，治以取火针刺之，火针具有温通的作用，可以助阳化气，气机疏利，津液运行，化痰祛湿，故可消瘿散结。在例 1 中，针刺肾经之俞府、照海穴以行气开闭。肾足少阴之脉其直者："从肾上贯肝、膈、入肺中，循喉咙，挟舌本。"取照海穴为循经远端取穴，病在上，取之下；取俞府穴乃循经邻近取穴。肺俞穴位于胸背，可调胸中之气；三穴合用，调理气机，气调则痰散，与火针一起共同起到软坚散结消瘿的作用。例 2 中，在应用火针的同时，针足太阴脾经穴三阴交以运湿化痰，针手厥阴心包经络穴内关以行气宽胸，两穴同用，行气化痰，配合火针刺局部，亦收到了治愈病瘤的满意效果。

甲状腺功能亢进（瘿病）

甲状腺功能亢进简称甲亢，属中医的"瘿病"范围。以喉结两旁结节肿大，伴有性情急躁、心悸、消瘦等一组临床表现的疾病。本病多见于女性，20~40 岁发病较多。

西医学认为，本病的发生是由于甲状腺激素分泌过多引起，其特征有甲状腺肿大，基础代谢增加和自主神经系统的失常。

【病因病机】引起本病的主要病因是情志内伤，饮食或水土失宜，但也与体质因素有密切关系。

由于长期恼怒及思虑劳累，肝失条达，气机郁滞，影响津液的正常运行及输布，则津液易于凝聚成痰，气滞痰凝，壅结颈前，则形成瘿病。如有因饮食失调，或久居高山地区，水土失宜，一则影响脾胃的功能，使脾失健运，水湿停聚，聚而生痰；二则影响气血正常运行，痰湿郁结颈前亦发为瘿病。另外妇女经、孕、产、乳，其生理特点与肝经气血关系密切，遇有情志、饮食等致病因素，常引起气郁痰结，气滞血瘀及肝郁化火等病理变化，故女性易患此病。

国医大师
贺普仁
针灸心法丛书

《针灸三通法临床应用》

【临床表现】 颈前喉结两旁有结块或漫肿(但也有无明显甲状腺肿大者),常伴有性情急躁、烦热、汗出、胸胁胀痛、身倦乏力、手颤、易激动、眼球突出、体重下降、舌质红、苔薄、脉弦数。

【治则】 理气化痰,消瘿散结。

【取穴】 照海、神门、内关、三阴交。

【刺法】 以毫针点刺照海,不留针。其他穴位留针30分钟。

【病案举例】

例1 臧某,女,32岁。

主诉:颈前甲状腺结节肿大半年余。

病史:半年前患者自觉心慌、烦躁、颈前区域肿大,经医院检查后,诊断为"甲状腺功能亢进"。现症见甲状腺结节肿大,伴有心慌心跳,烦躁不安,手指发抖,周身无力,饮食可,二便调。

望诊:面黄,舌体胖大,边有齿痕,舌苔薄白。

切诊:脉细。

辨证:肝郁不舒,气失条达,气血瘀滞,痰湿凝结而致此病。

治则:疏肝理气,条达气机,活血化瘀,化痰散结。

取穴:照海。

刺法:以毫针点刺腧穴,不留针。

患者隔日针治1次,共按原方治疗10次,诸症消失。

例2 鲁某,女,19岁。

主诉:心慌气短已半年。

病史:患者心慌气短,全身乏力,多汗出,颈两侧肿胀,已持续半年。经医院诊断为"甲状腺功能亢进"。

望诊:面色正常,颈部弥漫性肿大,右侧较明显,局部无压痛,舌苔白。

切诊:脉细。

辨证:肝失条达,气机不畅,痰湿凝聚。

治则:调气安神,化痰散结,通络。

取穴:神门、内关、三阴交,局部阿是穴。

刺法:颈部左右各刺3针,不留针;其他穴留针30分钟(以上均用毫针)。

患者隔日针治1次,共针治10次,两侧甲状腺明显缩小,接近正常范围。基础代谢为+2%,临床痊愈,停针。

例3 王某,女,32岁。

主诉:心慌气短已2年。

病史:患者2年来,心慌心跳,气短乏力,失眠多梦,食欲尚可,二便正常,经实验室检查后,诊断为"甲亢"。

望诊:舌苔薄白,颈左右侧漫肿。

切诊:脉滑。

辨证:肝郁气滞,气血瘀滞,痰凝成核。

治则:疏肝安神,活血通络,化痰散结。

取穴:神门、内关、三阴交,局部阿是穴。

刺法:以毫针点刺局部阿是穴左右各3针,不留针。其他穴留针30分钟。

患者隔日针治1次,共治疗12次,诸症均除,两侧甲状腺大小基本正常。基础代谢为-8%,停针观察。

【按语】甲亢一病多与肝、脾、心、肾有关,然诸脏之中又以肝脏为最,肝主疏泄条达,失于疏泄,则肝气郁滞,及于他脏,则可见心、脾、肾诸脏之证,如心慌失眠为心病,纳食异常,体重下降,倦怠乏力为脾病,五心烦热,舌红等症属肾病。可见肝气郁则五脏之气皆郁,肝气滞则五脏之气皆滞,故笔者提出"病多气滞论"。古人云,肝为五脏之贼,亦说明了肝气的疏泄与条达直接影响到五脏功能。

笔者把甲亢的致病原因归结为肝气郁滞为主,而治疗上却另有独到之处。甲亢患者性情多有急躁,病久必热郁化火,火热为盛,如迎而扑之,往往有煽风助火之弊;如从心、脾、肾治之,则为巧取之法,如从心治可以泻火,从脾治可以土健抑木,从肾治可以滋水潜阳以制肝,故见肝之病不治肝,而以他经治之是谓巧,此为上工之法也。

本病表面上看来,好似亢进之证,为实证。实质上,此病多虚中夹实,故治疗中当亦补亦泻,临证据证情以区别对待之。

病案1,患者心慌烦躁,似有邪实之象,但舌体胖大,脉细提示气阴已虚,证虽系肝郁不舒为主,其治疗之法仍取照海穴以滋肾水而涵木,补肾而达到养肝疏肝之功,仅治10次获痊愈之效,病案中用穴少,疗效奇,可称为"巧"。

病案2、3,患者虽都有心慌烦躁等症,但从舌脉上看,均不及病案1之虚象明显,故治之以调气安神,化瘀除痰通络为法,取局部以毫针刺之以通络散结;取神门以安心神,宁心气,心气宁则肝气舒;取内关穴以调气宽胸,气调则血行,血行则瘀散,气调又可化痰,痰化可散结,同时内关又可助神门以安心神,取三阴交以调脾化痰,三穴同用,配合局部取穴,共同起到疏肝调气、安神、化痰除瘀、通络散结之功效,故临床取得好的效果。

皮下肿瘤(纤维瘤、脂肪瘤、粉瘤)

皮下肿瘤是指发生在皮下组织内的肿物,多属于良性组织肿瘤,包括西医学的纤维瘤、神经纤维瘤、脂肪瘤、粉瘤等。本病相当于中医学的"痰核积聚"、"脂瘤"、"渣瘤"范围。

西医学认为,纤维瘤是由于纤维结缔组织组成的良性肿瘤,可有纤维肌瘤、纤维腺瘤、纤维脂肪瘤等多种。脂肪瘤是由于体内脂肪组织异常增生所致,属良性软组织肿瘤,一般不引起不良后果,但位于神经干附近者,可有压痛现象。粉瘤是皮脂腺排泄管阻塞而引起的潴留性囊肿,囊腔内充满豆渣样皮脂腺分泌物,故又称皮脂腺囊肿。

【病因病机】 中医学认为,此类疾病的产生与脾肺功能失调有关。在水液代谢中,肺气失于宣发和肃降,脾气失于运化,痰湿之邪停聚于经络,经气郁滞,营卫失和,痰湿久聚成核,发于肌表,而致皮下肿瘤。

【临床表现】 纤维瘤可发于全身各部,大小不等,位于皮下或肌层者生长缓慢,表面光滑,质地较硬,可以自由活动。若为神经纤维瘤,多沿神经干分布,触压时可有放射性疼痛。脂肪瘤也可发于全身各部,大小不一,生长缓慢,往往可长得很大,表面皮肤光滑,颜色无改变,边缘清楚,触之柔软。粉瘤多发生于面部、耳后、背部或臀部等处,单发或多发,呈圆形或椭圆形,边界清楚,中央部位皮肤较薄,中心常有一蓝色小点,与皮肤粘连,粉瘤合并感染时,局部红肿热痛。

【治则】 调气助阳,化痰散结,通经活络。

【取穴】 阿是穴(瘤体处及周围)。

【刺法】 以中等或粗火针点刺瘤体及其周围数针,用速刺或缓刺法。

【病案举例】

例1 郭某,女,44岁。

主诉:左尾骶部肿物3～4年。

病史:左侧尾骶部有一肿物,大如核桃2cm×3cm,已有3～4年,局部有麻木、疼痛感,有时窜至左腿,经某医院诊为"神经纤维瘤"。现纳食可,二便调,月经正常。

望诊:舌苔薄白。

切诊:脉沉细。

查体:左尾骶部肿物,2厘米×3厘米,表面光滑,质地坚硬,可移动。

辨证:痰湿停聚经络,日久成核,结于筋膜。

治则:温通经脉,化痰散结。

取穴:阿是穴(瘤体或周围)。

刺法:以中等或粗火针,用缓刺法点刺瘤体处3～4针。

患者针1次后,肿物渐消,共治10次,瘤体消失,临床痊愈。

例2 肖某,女,48岁。

主诉:右腿承山穴处肿物4～5年。

病史:患者6～7年前,觉右腿腨部刺痛,4～5年前发现生一疙瘩渐渐长大,曾去某医院诊断为"神经纤维瘤"。现肿物处白天无不适,晚间疼痛,每周发作约3~4次,影响睡眠,纳可,二便调。

望诊:舌苔白。

切诊:脉沉弦。

查体:右侧承山穴处肿物1厘米×1厘米,质地硬,表面光滑,可移动,有压痛。

辨证:痰核流注,阻于肌肤。

治则:温通肌肤,化痰散结。

取穴:承山、阿是穴(瘤体及附近)。

刺法:以中等火针速刺瘤体及附近3针。

患者2诊后疼痛稍减,包块缩小,3诊后疼痛明显减轻,8诊后疼痛消失,包块已不存在,临床痊愈。

例3 魏某,男,56岁。

主诉:全身多处皮下脂肪瘤20多年。

病史:患者全身多处皮下肿物已20余年,始发时较少,渐增多,大小不一,大者约7厘米×8厘米,肿物不红不痛,皮色正常,无压痛。患者要求先治一个大的,以观疗效。

望诊:面色萎黄,舌苔白。

切诊:脉沉细。

查体:遍身有若干大小不等的肿物,左前臂处有一较大肿物7厘米×8厘米。

辨证:痰核流注,经络阻滞。

治则:化痰散结,温通经脉。

取穴:阿是穴(瘤体及周围处)。

刺法:以中等火针速刺左前臂处瘤体中央及其周围5针。

共治疗4次,瘤体明显缩小、见软,疗效显著。

例4 安某,男,50岁。

主诉:大椎穴处肿物5年。

病史:5年前大椎穴处生一包块,渐增大约鸡蛋大小,诊断为"脂肪瘤",现颈项仰俯转侧均有疼痛感,颈项僵硬不适,影响工作及生活,纳可,二便调。

望诊:舌苔白。

切诊:脉滑。

查体:大椎穴处肿物,触之柔软,边缘清楚,表面皮肤光滑,肿物似鸡蛋大。

辨证:痰核流注,阻滞经脉。

治则:化痰散结,助阳调气,通经活脉。

取穴:阿是穴(瘤体及周围)。

国医大师
贺普仁
针灸心法

《针灸三通法临床应用》

刺法:以中等火针点刺瘤体及周围 5~6 针,用缓刺法。

患者每周治疗 1 次,共治疗 4 次,肿物消失,颈项转动灵活,临床痊愈。

例 5 王某,男,32 岁。

主诉:右颧部长一疙瘩 4 个月。

病史:患者于 4 个月前,右颧部长一疙瘩,渐长大,高起皮肤,似五分硬币大小,纳可,二便调。

望诊:舌苔白。

切诊:脉滑。

诊断:粉瘤。

辨证:痰核流注,经络阻滞。

治则:化痰散结,温经通脉。

取穴:阿是穴(瘤体及周围)。

刺法:以中等火针速刺瘤体 6~7 针,流出豆渣样物。

患者每周治疗 1~2 次,经治 5 次后,瘤体消失。

【按语】 本文所论述的纤维瘤(包括神经纤维瘤)、脂肪瘤及粉瘤,分别相当于中医之痰核积聚、脂瘤和渣瘤范围,其发病原因皆因脾肺失调,痰湿凝聚,日久成核,阻滞经气,肿物均发于体表之皮下,故一并归纳于皮下肿瘤加以论述。

笔者认为,肿物发于外,实因于内,内脏脾肺失调,痰湿循经至表而凝聚,经气不畅而郁滞,日久成核故发以上诸病。其治之法,当以温通经脉,助阳行气才能化痰核以散郁结,故取火针直刺痰核处(即肿瘤),或速刺或缓刺,使其瘤体内容物尽量流出,如少量不能流出,亦可局部吸收。病案列举 5 例,例 1、例 2 为神经纤维瘤,例 3、例 4 为脂肪瘤,例 5 为粉瘤。5 个病例,3 种疾病,但从中医辨证看,皆为痰核所致,故均治以火针温通之法,助阳行气,化痰散结而获效,此可谓异病同治。

腱鞘囊肿(胶瘤)

腱鞘囊肿是指发生在肌腱或关节附近的囊性肿物,尤多发于腕背及足背部位,患者多为青壮年,女性多于男性。本病相当于中医"胶瘤"的范围。

西医学认为病因尚不清楚,一般认为与外伤、机械性刺激及慢性劳损等有关。

【病因病机】 本病多因劳伤筋脉,气血郁滞,寒凝经络,日久气滞血瘀发为胶瘤。或因脾虚气弱,气血津液运化不畅,水液积聚于骨节经络而成。

【临床表现】 本病进程缓慢,囊肿部外观圆形或椭圆形,表面光滑,推之活动,按之坚韧,有时可有波动感,局部有酸胀、麻痛及乏力感觉,多发于腕背及足背部位。

【治则】 温通经脉,舒筋活络。

【取穴】 阿是穴(胶瘤处)。

【刺法】 以粗火针速刺筋瘤数针,按压出瘤内胶冻状容物。

【病案举例】

例 1 张某,男,28 岁。

主诉:左外踝下方肿物 3 个月。

病史:3 个月前,发现左侧外踝下方肿物,大小如胡桃 3cm×3cm,时而作痛,行动不便,纳可,二便正常。

望诊:舌苔薄黄。

切诊:脉缓。

辨证:气滞血瘀,痰核流注。

治则:行气活血,消痰散结。

取穴:阿是穴(肿物处)。

刺法:以粗火针点刺肿物 3 针,用速刺法,从针孔挤出透明液体 5 毫升;2 诊时肿物明显缩小,继用前法点刺 3 针,挤出透明液体 1.5 毫升;3 诊时肿物完全消失,行履如常人,治愈。

例 2 朱某,男,26 岁。

主诉:左手腕部背侧生一囊肿已数月。

病史:左手腕部背侧囊肿现已数月,手用力时疼痛发术,影响劳动,纳可,二便调。

望诊:舌苔薄白。

切诊:脉缓。

查体:肿物约 3 厘米×2 厘米,表面光滑,按之坚韧,推之活动。

辨证:气滞血瘀,痰核流注。

治则:行气活血,化痰散结。

取穴:阿是穴。

刺法:以粗火针点刺肿物 3 针,用速刺法,从针孔中挤出透明胶状粘液 3 毫升,肿物当即消失。

3 个月后随访未复发,1 次即愈。

例 3 王某,男,30 岁。

主诉:右手腕桡背侧肿物已 1 年余。

病史:1 年前右手腕桡背侧肿物较小,以后渐长大呈半圆形,约 2 厘米×2 厘米大小,高出皮肤,质坚硬,重按有压痛,右手腕酸沉、无力,纳可,二便调。

望诊:舌苔薄白。

切诊:脉滑。

辨证:痰核流注,气滞血瘀。

治则:化痰散结,行气活血。

取穴:阿是穴。

刺法:以粗火针点刺肿物3针,用速刺法,挤出透明胶状物。

患者共针治4次,肿物消失,临床痊愈。

例4　张某,男,26岁。

主诉:左手腕桡侧背部肿物3个月。

病史:3个月前发现左手腕桡侧背部肿物,渐长大至2厘米×2厘米大小,曾去医院外科检查,诊断为"左手腕桡背侧腱鞘囊肿"。

望诊:舌苔白。

切诊:脉缓。

查体:肿物约2厘米×2厘米,无压痛,有弹性基底,可移动,表面光滑。

辨证:痰核流注,气滞血瘀。

治则:化痰散结,行气活血。

取穴:阿是穴。

刺法:以粗火针点刺肿物3针,用速刺法,挤出胶冻状液体。

患者针治1次,肿物消失,临床痊愈。

【按语】腱鞘囊肿因其多发于筋脉运动较多之处,其外观形似瘤体,刺破后可挤出胶冻状液体,故中医谓之胶瘤。

胶瘤的形成原因,主要是由于筋脉、经筋过度劳损或外伤,以致局部经气不畅,气血失养,痰湿流注于此,日久而成核,故治疗以火针行温通之法,助阳气而行气活血,消痰散结,畅通经脉,濡养筋脉而却病。治疗中以火针点刺肿物后,应当尽量将肿物内之液体排出干净,以减少局部吸收,有利于尽快恢复。治疗期间患者应注意减少病灶处关节运动,有利于恢复,勿接触脏水等,以防局部感染。

鸡　眼

本病多发于足部,为局限性皮肤角质层楔状增生,其根深陷肉里,形如鸡眼,故而得名。中医亦称"鸡眼",或称"肉刺"。

【病因病机】足底部因长期持重受压或穿鞋长期摩擦,气血运行不畅,肌肤失养而发病。

【临床表现】好发于足底及足趾,多单发,为楔状,根深陷肉里,可顶起硬凸,按压疼痛,行走不便。

【治则】活血行气,温通散结。

【取穴】阿是穴(鸡眼处)。

【刺法】以粗火针速刺鸡眼中间部分。

【病案举例】

例1 张某,男,32岁。

主诉:右脚小趾外侧生一鸡眼已数年之久。

病史:患者右脚小趾外侧生一鸡眼已数年,日渐长大,须每月修剪一次,否则疼痛难忍,影响走路,纳可,二便调。

望诊:舌苔白,面色黄。

切诊:脉沉滑。

查体:鸡眼褐色,如黄豆大。

辨证:阳气不足,血凝气滞结聚而成。

治则:行气活血,温通经脉,软坚散结。

取穴:阿是穴。

刺法:以粗火针速刺鸡眼中间部分。

患者共治疗4次,鸡眼脱落。

例2 刘某,男,45岁。

主诉:右足跖长一鸡眼已数年。

病史:数年前右足跖前部长鸡眼,曾多次修剪治疗,均不能痊愈,近来鸡眼处又疼痛难忍,行走困难。

望诊:舌苔白。

切诊:脉沉细。

查体:鸡眼如红豆大,黄白色,凸出皮肤,按压时疼痛。

辨证:经脉不通,血凝气滞结聚而成。

治则:温通经脉,软坚散结。

取穴:阿是穴。

刺法:以粗火针速刺鸡眼中间部分。

共治疗3次,鸡眼脱落,患者行走无疼痛。

【按语】本病的发生是由于足部经脉受压,气血不能畅通所致,然世上之人皆以足持重,为何仅少数人患病,究其原因,大致是一为个体差异,比如患者足底骨突有异常,持重较大,二是患者穿鞋不适,与足底长期摩擦压迫,以致局部经脉不畅,气血凝滞,肌肤失于濡养发为此病。治疗上以温通法行气活血,改善局部气血运行,且温通法可软坚散结,以其火热之力使鸡眼脱落,临床用此法,快而简,效而速,可谓是一种治鸡眼良法。

瘢 痕 疙 瘩

本病是人体修复创伤过程中的产物,为类肿瘤性肿块,又称瘢痕瘤或蟹足肿,中医称"瘢痕疙瘩"或"锯痕症"。

西医学认为本病发病原因不明,多与体质因素及家族遗传有关,此类病人常被认为是瘢痕体质,其病理变化为成纤维细胞和胶原纤维所构成。

【病因病机】中医学认为此病多与体质因素有关,任何外伤、破口、烧伤、手术、局部感染等均可造成局部经络受损,气血失和,以致肌肤营养不调,发为此症。

【临床表现】局部皮肤高出皮面,形成颜色黯红或紫黯的瘢痕,质地较硬,四周有不规则爪状突出,故称"蟹足肿",局部微微作痒,阴雨天加重,本病好发胸背、颜面、四肢等处,常有外伤、手术、烧伤等病史。

【治则】温通经脉,软坚散结。

【取穴】阿是穴(瘢痕处)。

【刺法】以中等火针点刺瘢痕处,用速刺法。

【病案举例】

季某,男,30岁。

主诉:胸正中部瘢痕5年。

病史:5年前患者胸部正中处长有血管瘤,手术后血管瘤消失,但局部产生瘢痕,高出皮肤,质硬,有痒感,阴天加重,纳可,二便调。

望诊:舌苔白。

切诊:脉缓。

查体:胸正中平第四肋处瘢痕,约3厘米×3厘米,不规则,呈黯红色。

辨证:术后经络受损,气血不和,营养失调,以致此症。

治则:温通经脉,调气和血,软坚散结。

取穴:阿是穴。

刺法:以中等火针速刺瘢痕处6~7针。

患者每周1次,共治疗7次,瘢痕消失,局部变平,痒感亦无。

【按语】本病的发生主要是由于经络损伤不通,气血失和,肌肤失养,病灶局部组织异常增生,以致瘢痕疙瘩产生,其治疗之法,当以火针温通经脉,调和气血,软化瘢痕使之散开,故以中等火针速刺瘢痕处数针,根据病情每周1~2次,可收到满意疗效。

扭 伤

扭伤是指四肢关节或躯体的软组织损伤,如肌肉、肌腱、韧带、血管等扭伤,而无骨折、脱臼、皮肉破损的证候。临床主要表现为受伤部位肿胀疼痛,关节活动障碍等。

【病因病机】 多因运动不当、跌仆、牵拉以及过度扭转等原因,引起筋脉及关节损伤,气血壅滞局部而成。

【临床表现】 扭伤部位多发生在颈、肩、肘、腕、指、腰、髋、膝、踝、趾等处。扭伤部因瘀阻而肿胀疼痛,伤处肌肤青紫,轻者按压时疼痛,重者关节屈伸不利,活动受限。

【治则】 通经活络,活血止痛。

【取穴】 扭伤处对侧相应处阿是穴,或病灶邻近处取穴。

【刺法】 以毫针刺之,留针30分钟;或以火针刺之,用留针法,留针10分钟或速刺亦可。

【病案举例】

例1 张某,男,58岁。

主诉:右手拇指掰伤,痛剧,不能活动,苦楚不堪,影响饮食和睡眠。

望诊:面黄,舌苔白。

切诊:脉缓。

辨证:筋脉受损,气血瘀滞。

治则:通经活络,调气和血,止痛。

取穴:阿是穴(病灶对侧相应处)。

刺法:以中等火针速刺对侧相应处。

针治1次,疼痛消失,痊愈。

例2 朱某,男,34岁。

主诉:左脚外踝下方疼痛2天。

病史:2天前左脚不慎扭伤,外踝下疼痛,但局部无红肿,行走时疼痛加重,走路困难,纳可,二便调。

既往有阳萎病史,至今未愈。

望诊:舌边齿痕,苔薄白。

切诊:脉沉。

查体:左脚外踝下方压痛明显。

辨证:筋脉扭伤,经络不通,气血瘀滞。

治则:调气和血,通经止痛。

取穴:阿是穴(病灶对侧相应处)。

刺法:以毫针刺阿是穴,留针30分钟。

患者针治2次,疼痛消失。

例3 李某,女,24岁。

主诉:左侧脚外踝处扭伤疼痛3小时。

病史:患者上班路上,从自行车上下来时左脚向内扭伤,以致外踝关节处疼痛难忍,局部肿胀,经 X 线检查无骨折,骨科给予药物治疗,建议回家休息,患者因疼痛难忍,故来针灸科要求治疗。现患者左脚不能落地,被人搀扶,以右脚跳入诊室。

望诊:舌苔白,痛苦面容。

切诊:脉弦滑。

查体:左外踝关节处肿,压之痛明显,皮肤颜色青紫。

辨证:筋脉受损,气血瘀滞。

治则:通经活血,调气止痛。

取穴:绝骨、昆仑。

刺法:以毫针刺入穴位,行九六泻法,留针30分钟,留针期间行针1次。

起针后,患者即诉疼痛减轻,当晚脚即可落地,次日步行来就诊,患者又针1次,巩固疗效,2诊后疼痛完全消失,临床痊愈。

【按语】扭伤的主要临床表现即患处的红肿疼痛和活动功能障碍,其患病多为意外突发,以致损伤经脉,气滞血瘀,治疗此种病变当以缪刺法为主。《素问·缪刺论》指出:“邪客于经,左盛则右病,右盛则左病,亦有移易者。左痛未已,而右脉先病,如此者,必巨刺之,必中其经,非络脉也。故络脉者,其痛与经脉缪处,故命曰缪刺。”由于扭伤部位红肿疼痛较甚,采用缪刺之法取病灶对侧处,可起到疏通经脉,行气活血的目的,故例1、例2两病案均采用此法获效。对扭伤病亦可采用循经邻近或局部取穴,如例3病案取病灶附近之绝骨、昆仑穴,疏筋活血而止痛,取得满意效果。临床根据病情,医者可灵活选用适宜之治法,获取最佳效果。

冻　疮

冻疮是由于暴露在冷的环境中而发生的限局性红斑、肿胀,严重者可发生水疱和溃疡,病程缓慢,气候转暖后自愈,但冬季易再发。

【病因病机】本病多由感受寒冷之邪,寒凝气滞,血脉不畅或因素体阳气不足,肌肤失于温煦,一旦感受寒邪,则气血运行迟缓,经脉阻隔,局部失养而发为冻疮。

【临床表现】初起时局限性红斑,继而肿胀,自觉局部痒痛发热,遇热甚;严重时发生水疱,疱破溃后形成溃疡;治愈后可遗留瘢痕及色素沉着或色素脱失。每于冬季易复发。舌淡,脉细涩或脉迟。

【治则】温振中阳,行气活血,通经活络,荣养肌肤。

【取穴】中脘。

【刺法】以中等火针,用缓刺法,刺入中脘穴,留针10~20分钟。

【病案举例】

范某,男,22岁。

主诉:每年冬季手背冻伤已数年。

病史:数年来,每冬季双手背部冻伤,双手肿胀、裂口、疼痛,手不能持物及参加劳动,每冬均需戴大棉手套休息。今冬手背冻伤又发,局部肿胀疼痛,遇热痒痛交作,影响睡眠,食欲不振,大便不调,小便正常。

望诊:面黄,舌苔白。

切诊:脉沉细。

辨证:中阳不足,四末失于温煦。

治则:温中散寒,通调经络,荣养四末。

取穴:中脘。

刺法:以中等火针,留针20分钟。

患者共用火针治疗5次,冻疮痊愈,恢复售货工作。

【按语】冻疮的发生,从表面上看是患者在冬季防护不当,感受寒冷之邪,以致血脉凝滞,肢体末端失于温煦发病;而究其根本,乃人体内阳气虚弱,寒从内生,临床上尤多见于脾胃阳虚之人最易发生冻疮。如冬季久卧雪地,耗伤人体阳气,以致阳气衰微,不能抗御外寒,亦可发冻疮,故冻疮发生乃由自然界之外寒侵袭,加之人体内阳虚生寒,两寒合邪引发冻疮。治疗此病在于祛除两寒,通经活络,荣养肢末,患者在冬季要保暖避寒,医生可取中脘穴,以火针刺之,温振中阳,而起到温阳散寒的作用,两寒既去,故可达到祛除病因,治愈冻疮的目的。

肛　裂

肛裂是肛管齿状线以下深及全层的皮肤裂隙,为一感染性慢性溃疡面。好发于肛门中线前后,一般男性多发于后部,女性多见于前部,病情常经久不愈,往往给病人造成相当大的痛苦。中医称为"钩肠痔"。

西医学认为,本病的发生与肛管的解剖学特点有关,肛门前后括约肌会合处,力量较薄弱,特别是后方在排便时承受的压力较大,如因大便燥结,排便用力过猛,则容易造成皮肤撕裂伤。如伴有肛窦炎、内痔及先天性狭窄等肛门疾患时,局部组织弹性较差,更易引起裂伤。肛管裂伤后,由于粪便经常摩擦,更易引起括约肌紧张,引流不畅,炎症不易控制,溃疡面不易愈合,以致肛门疼痛,甚至出血。

【病因病机】中医学认为此病乃由大肠燥结,粪便粗硬,极力欲下,损伤肛肠,染毒焮肿,排便困难,久忍不解,损伤益甚,日久不愈,肺阴受伤,肠管失于濡润,肠络阻滞,发为钩肠痔。

【临床表现】肛门处疼痛,痛呈阵发性灼痛或刀割样疼痛,周期性发作,大便出血,量不多,色鲜红,大便秘结,努争不下,口干渴,舌干红,少苔,脉细涩。

【治则】调气理血,润肠通络。

【取穴】孔最、承山、阳溪。

【刺法】以毫针刺之,留针30分钟。

【病案举例】

例1 祖某,女,54岁。

主诉:肛门裂痛已数年。

病史:患者数年来肛门裂痛,时轻时重。因患胆囊结石,已做手术摘除胆囊,术后疼痛,又行第二次手术,但症状仍未完全消失,至今仍腹大,面及巩膜发黄,不欲饮食。近日来肛门疼痛难忍,行路时痛重,且大便时下血如注,体渐不支,服药不效,要求针刺治疗。

望诊:舌淡,舌苔厚,面及巩膜发黄。

切诊:脉沉细无力。

辨证:气血两亏,肠管失润。

治则:调气润肠,养血止血。

取穴:承山、孔最。

刺法:以毫针刺之,留针30分钟。

针后当日疼痛大减,血下如故,次日又针刺前穴,疼痛消失,但大便时仍下血,建议去肛门科检查,后告诉有一处血管破裂,缝合3针后病愈,至今未发。

例2 刘某,男,45岁。

主诉:肛门疼痛年余。

病史:1年多来,肛门疼痛时轻时重,近日来疼痛加重,尤在排便后疼痛,持续4~5个小时后方可缓解,每次大便时带有鲜血,大便不干,日行1次。

肛肠科检查结果,肛缘12点处有一痔核,大约0.5厘米,6点处有一纵行裂伤,触痛甚。

望诊:舌苔白。

切诊:脉缓。

辨证:热灼肛肠,气血壅滞。

治则:清热理肠,通经活络,调气和血。

取穴:阳溪、孔最。

刺法:以毫针刺之,留针30分钟。

【按语】肛裂是发生于肛门的病变,肛门向上连接于大肠,人体内食物吸收后的糟粕经大肠、肛门排出体外,古代粕字通魄,故肛门又称为魄门,出自《难经·四十四难》,是七冲门之一。因其肛门与大肠在组织结构、生理功能上有着上下承接的作用,密不可分,在病理上亦很相似,故肛门的病变常与大肠病变有十分密切的关系。中医认为肺与大肠相表里,肺气的肃降功能对于大肠腑气通畅有着重要的作用,在病例1和病例2中,均选用手太阴肺经郄穴孔最,宣降肺气以助大肠腑气通畅,而郄穴又善治急证和血证,故取此穴既可通腑气止痛,又可理气止血。肛裂一病,多与大肠热郁有关,在病例2中采用手阳明大肠经之经穴阳溪,清泄大肠燥热,热除以助腑气通畅而止血止痛。从经脉循行看,足太阳膀胱经之经别"其一道下尻五寸,别入肛……"。病例1中选用承山穴,是为循经远端取穴,此穴被历代医家认为是治疗痔疮等肛肠病变的经验效穴,确实有理肠疗痔的极好作用,故病例1中承山配以孔最,1诊后疼痛大减,2诊后痛止,可见其理肠调气及止痛作用十分明显。以上列举病案两则,共使用穴位3个,临证可据证情灵活选用配伍,多可收效。

脱　肛

　　脱肛是指肛管、直肠,甚至乙状结肠下端向外翻出而脱垂于肛门外的病证,此病多见于老年人、儿童及妇女。

　　【病因病机】本病多因久泻久痢,以致脾阳受损,或为先天不足,或为妇女妊娠分娩,脾肾两虚而致中气不足,气虚下陷,升举摄取无力以致脱肛。

　　【临床表现】发病初期仅为便时肛门坠胀,时而脱出,能自行回纳,继则垂脱后回纳无力,需借外力助其回纳,病久则不能自然恢复,虽助其回纳但因行走、咳嗽等稍加压力便脱出。脱出肿物表面有大量黏液分泌物,反复脱出者,可出现充血、水肿、糜烂、溃疡、出血等并发症,甚至完全不可复位,而出现疼痛等症状。

　　【治则】振奋阳气,提肛举陷。

　　【取穴】百会、长强。

　　【刺法】以毫针刺百会,用补法,小儿不留针;以火针刺长强,用速刺法。

　　【病案举例】

　　例1　张某,男,2岁半。

　　家长代诉:脱肛3个月。

　　病史:3个月来,患儿消化不良,食则泄泻,每日4~5次,甚至8~9次之多,虽经服药治疗,但效不显,后发现患儿常有哭闹,坐卧不宁,大便时发现肛门脱出,常以手送回,但每次大便时即出,近日加重,故就诊。

　　望诊:面色㿠白,舌苔白。

　　切诊:脉沉细。

辨证:脾肾气虚,中气下陷。

治则:振奋阳气,提肛举陷。

取穴:百会。

刺法:以毫针刺之,不留针,补法。

1 诊后脱肛上收,但大便时仍下脱;共点刺百会穴 6 次,脱肛不再复发,临床痊愈。

例 2　刘某,男,26 岁。

主诉:脱肛 20 年。

病史:患者幼时身体健康,6 岁时患痢疾久泄不止,以致肛门脱出,虽经多方医治,泄泻止而脱肛不愈,参加工作后,脱肛渐重,大便时带血,稍一用力即肛门脱出不能回纳,疼痛难忍,不能下蹲,患者十分痛苦。纳食一般,大便正常,常有鲜血便出。

望诊:舌苔白,面色黄,身体消瘦。

切诊:脉细。

辨证:脾阳不振,中气下陷。

治则:振奋阳气,升阳举陷。

取穴:百会、长强。

刺法:以艾卷灸百会,每次 30 分钟,补法。以中等粗火针速刺长强,用速刺法。

第 1、2 诊以艾卷灸百会,每次 30 分钟,灸后患者仍诉脱肛如前;第 3 诊时以中等火针速刺长强穴处,每次 2～3 针,针后当即肛门回缩,共治疗 4 次脱肛消失,经追访,至今未复发。

【按语】脱肛一病,西医学称肛管直肠脱垂,认为与提肛肌松弛关系密切,尤其是当腹内压力增高时,直肠或肛管被挤出体外,就产生脱垂。中医认为此病属气虚下陷,升举无力,不能固摄而致脱肛,因此治疗应采用升补、固摄之法。百会为手足三阳督脉之会,有升阳举陷的作用,临床应用时可针可灸,均有效。长强为督脉之气所发,足少阳、少阴之所结,有固摄升陷的作用,用火针点刺该穴,更加强其升阳之功。以上两穴可单独使用,亦可配伍治疗脱肛,有良效。

肛门瘙痒

肛门瘙痒是指发生于肛门周围的一种较常见的限局性瘙痒病。

西医学认为,本病的发生多由局部摩擦或刺激、白带过多、阴道滴虫或霉菌病、蛲虫、痔瘘以及衣裤等物致敏有关。

【病因病机】本病多由脾胃虚弱,运化失常,水湿停聚,郁久化热,湿热下注流于大肠;或感染病虫,虫蚀于阴中所致。

【临床表现】 肛门周围瘙痒、多为阵发,夜间尤甚,可影响睡眠和健康,发作时患者烦躁不安,注意力分散,可影响工作。本病严重时可蔓延至会阴、女阴、阴囊部位。瘙痒发作时常用手搔抓,日久可出现患处变厚而有浸润,久之皮肤呈苔藓样变化。

【治则】 清热利湿,止痒。

【取穴】 阳溪、后溪、血海。

【刺法】 以毫针刺入穴位 5 分～1 寸深,留针 30 分钟。

【病案举例】

例1 金某,男,56 岁。

主诉:肛门周围瘙痒 6 年。

病史:病初起时肛门周围轻微刺痒,经用高锰酸钾坐浴,服用多种维生素治疗数月,未见好转,且日渐加重,发作时必须用热水烫洗方觉舒适。近 1 年来,瘙痒尤甚,每发作时必烫洗之,每日少则 5～6 次,多则 7～8 次,否则刺痒难忍。食欲尚可,二便调,夜眠差。

望诊:舌苔薄白。

切诊:脉滑。

辨证:湿热下注于肛门,以致瘙痒。

治则:清热利湿,止痒。

取穴:阳溪、后溪。

刺法:以毫针刺入穴位 1 寸深,留针 30 分钟。

1 诊后瘙痒明显减轻,当晚只烫洗肛门 1 次;2 诊后症状继续减轻,不烫洗肛门已能忍受;3 诊后基本不痒,晚上安然入睡。患者共治疗 6 次,出国赴任。

例2 何某,男,46 岁。

主诉:肛门周围瘙痒 1 个月余。

病史:1 个多月来,肛门有不适感,局部瘙痒,有时肛门处有小虫蠕动感,腹胀,纳呆,粪便中可见白色小虫,小便正常。

望诊:面色黄,舌苔白。

切诊:脉弦细。

辨证:脾胃虚弱,湿热下注,虫蚀肛门,以致瘙痒。

治则:健脾和胃,利湿清热,杀虫止痒。

取穴:血海、阳溪、后溪。

刺法:以毫针刺入穴位 5 分～1 寸深,留针 30 分钟。

1 诊后肛门不适减轻;2 诊后肛门已无小虫蠕动感。共治疗 12 次,肛门不适感消除,大便中未发现小白虫。

国医大师
贺普仁
针灸心法丛书

《针灸三通法临床应用》

【按语】瘙痒是一个自觉症状,引起此症的原因不外血虚、血燥、外风侵袭,以及湿热浸淫。瘙痒可发生于人体上下各个部位,但因于风者多犯人体上部,因于湿热者多犯人体下部。本章所述肛门瘙痒病即为湿热下注于大肠所发。正常时,人体内之糟粕经大肠、肛门排出体外,如遇运化失畅,糟粕滞留、湿热滋生,则大肠湿热熏灼肛门,以致瘙痒发作。至于肛门感染病虫和大肠湿热的关系,两者相互影响。即大肠湿热之人易感病虫,引发瘙痒;而肛门已感染病虫之人多可导致大肠湿热,故两者相互影响,可加重病情。

本病的治疗以清利湿热,杀虫止痒为主法,配以调理脾胃。阳溪穴为手阳明大肠经之经穴,有清利大肠湿热之功;后溪为手太阳小肠经之输穴,亦可清热利湿,以助运化。两穴相配,具有较强的清热利湿、杀虫止痒之功效。血海为足太阴脾经穴,有健运脾胃、和血止痒作用,故必要时可上述三穴配伍应用。

血栓闭塞性脉管炎(脱疽)

血栓闭塞性脉管炎又称血栓闭塞性血管炎,是一种动脉和静脉都被侵犯,进展缓慢,周期性加剧的疾病。在我国北方寒冷地区较为常见。属于中医"脱疽"或"十指零落"范围。

【病因病机】本病多由脾肾两虚,阳气不能达于四肢末端,失于温煦濡养,如感受寒湿之邪,则气血凝滞,经脉阻遏,不通则痛,四肢气血不充,肢端失于濡养,则皮肉枯槁不荣。患者肾阴不足,或寒邪郁久化热蕴毒,灼耗阴津,则见阴虚血瘀络阻,寒凝郁热等象;若郁热灼阴,湿毒浸淫,脉络闭阻,肢端无血供养,而致焦黑坏死,甚则脱落;若湿毒较盛,则或染毒而焮发,出现红肿、溃烂、渗液流津等病象。

【临床表现】本病多发于青壮年男性,常有感受寒冷潮湿,长期吸烟及精神刺激等诱因,多发于下肢。开始时患肢发凉,麻木、怕冷、酸胀,常有间歇性跛行,继而患肢足趾可出现持续性剧烈疼痛及小腿皮肤苍白、干冷,肌肉萎缩,汗毛脱落,趾甲增厚或脆裂,跗阳脉、太溪脉或寸口脉搏动减弱或消失。重者患肢发生干性或湿性坏死,疼痛剧烈,患者往往彻夜不眠,抱膝而坐。如继发感染时可出现高热等征象。

【治则】温阳散寒,益气养阴,活血化瘀,利湿解毒。

【取穴】阿是穴。

【刺法】以中等火针,刺入病灶局部一定的深度,如趾部刺入 1 分深即可,下肢部可深些,约 3 ~ 5 分深,最深 1 寸许。

【病案举例】

赵某,男,31 岁。

主诉:左脚患脉管炎 3 年。

病史:3 年前冬季,初起时左足背部红肿疼痛,渐变为红褐色,足趾尖端及足掌青色,全足发凉,遇冷则痛剧,步履艰难,持杖跛行,曾在外院服用多种中西药,收效甚微。

望诊:舌苔薄白。

切诊:脉沉细。

查体:左足肿胀,青紫色,触之发凉,温度明显低于右侧。

辨证:寒邪留阻经络,气血凝滞,肢末失养。

治则:调和气血,温阳散寒。

取穴:冲阳、足三里、上巨墟、下巨墟、阿是穴。

刺法:以毫针刺胃经穴位,用平补平泻法,留针 30 分钟,并加艾灸;刺阿是穴,用密刺法。以中粗火针刺阿是穴及胃经穴位 10 余针,用速刺法。

此患者治疗过程分两个阶段,第一阶段,取足背痛处为腧穴,并配以冲阳、足三里、上巨墟、下巨墟,以毫针刺之加灸法。第二阶段以中粗火针刺之,每次 10 余针。前后共经治疗百余次,以毫针、火针、艾灸并用,疗程虽长,但疗效尚属满意,1 年后追访,情况良好,病未复发。

【按语】本病的发生与多种因素有关,但最重要的因素是脾肾阳虚,寒邪侵犯机体,以致经脉不通,肢末失于温煦有关。病久者常寒郁化热灼阴或阳虚湿盛,肢端失养而发生坏死脱落。在治疗上,早期防治尤为重要,如寒邪阻遏经脉时,当以温阳散寒之法,取穴以足阳明胃经穴和阿是穴为主,补益阳气,行气活血,通脉止痛。取足阳明胃经穴,既是循经远端取穴,又是因为胃为水谷之海,后天之本,刺之可助阳气产生,有补阳祛寒之功效。在刺法上,因本病属难治之顽症,故第一阶段针灸并用,第二阶段火针焠刺,火针的作用温通较强,能加强祛寒,艾灸亦能祛寒,从治疗过程看出,治疗此病重在助阳散寒,温经止痛,故疗程虽久,但治疗大法不变,终归单用针灸方法治愈顽固之脉管炎。

多发性大动脉炎(无脉症)

本病为主动脉弓或其他大动脉的慢性、进行性炎症,且常为闭塞性。由于受累动脉不同,产生不同的临床类型。其中以头和臂部动脉受累引起的上肢无脉症较多见。其次是降主动脉和腹主动脉受累的下肢无脉症,还有肾动脉受累引起的肾动脉狭窄高血压类型。

【病因病机】本病多由风寒湿邪侵袭,以致经络闭阻不通;或因心脾肺虚,气血不足,推动无力,以致经脉不通,发为无脉症。

【临床表现】本病较为少见,由于损及动脉范围不同而有不同的临床表现。

主要分为上肢无脉症和下肢无脉症两种类型。上肢无脉症主要表现为单侧或双侧上肢动脉搏动减弱或消失,上肢动脉血压降低或测不出,受损动脉所辖区域有疼痛、麻木感觉,周身不适,易昏厥,视力减退等症状;下肢无脉症可见下肢部位动脉搏动消失或减弱,下肢血压测不出或明显降低,而上肢血压明显升高,下肢缺血产生麻木、疼痛、间歇性跛行、易疲劳。本病一般发展缓慢,多见于年轻女性。

【治则】 温经散寒,行气活血,通调经脉。

【取穴】 阿是穴。

【刺法】 以中等火针,速刺法。

【病案举例】

周某,女,26岁。

主诉:左侧桡动脉摸不到,后背疼痛多日。

病史:患者多日来后背、双肩及腹部疼痛,低热,脸色发青,周身无力,胸闷,失眠,食欲不振,后经检查发现,左侧桡动脉摸不到,血压无,右侧血压170/100毫米汞柱。

望诊:面色青无华,舌尖红,苔白。

切诊:右脉滑数,左脉无。

诊断:无脉症。

辨证:肺气不足,寒邪侵袭,闭阻经脉。

治则:益气活血,温经散寒,通调经脉。

取穴:阿是穴,沿肺经循行路线取穴。

刺法:以中等火针,速刺法。

第1次针后,寸口脉已能摸到,但搏动微弱;第2次针后,低热已退,背部及两肩微痛,寸口脉较上次搏动明显,经火针治疗10次后,诸症消失,恢复工作。后由于过度劳累,背痛复发,寸口脉又摸不到,继用前法治疗8次,病痊愈。秋后收大白菜,气候冷,劳累,背痛再次发作,脉搏又无,且食欲不振,体渐瘦,又依前法治疗,1诊后寸口脉微微跳动,背痛减轻;2诊后背痛消失,寸口脉较上次有力。又连续治疗10次,病情痊愈,停针观察。

【按语】 气为血帅,血为气母,血行于脉中,依赖于气的推动,气充足则推动血液在脉中运行畅通无阻,反之则涩滞不通;又因气血得温易行,得寒则凝滞不畅,故寒邪侵袭经脉,气血凝滞,亦可造成无脉之症。本病的形成主要是由于气虚寒凝所致,其治疗之法,当以益气活血,温经散寒,通调经脉为法,发生在上肢的无脉症,以火针刺阿是穴,沿肺经循行路线取穴,因肺主气,刺之可调补气血,通经脉;如发生在下肢的无脉症,以火针刺阿是穴,沿脾胃经循行路线取穴,因脾胃为后天之本,刺之可补气养血,调畅脉道。火针之法以火胜寒除寒,故刺之获效。本文列举之病例临床反复发作,反复治愈,从复发的情况看,此病人劳累后和感受寒冷时易于发病,由此可知此乃气虚不耐劳累、气虚不能胜寒所致,故此病治疗始终以益气祛寒为主法,每次发作均予以治愈。

血栓性静脉炎

血栓性静脉炎是指静脉内腔的炎症,同时伴有血栓形成。发生于浅表静脉者,临床称为浅层静脉炎,发生于深层静脉者,称为深层静脉炎。

【病因病机】 本病的发生多为久卧久坐,病后伤气所致,气伤则气行不畅,气为血帅,气不畅则血行缓慢,以致脉络滞塞不通;或因阴血不足,脉道空虚,血行瘀阻,以致滞塞不通。浅层静脉炎多因湿热而诱发,深层静脉炎多由寒湿引发。二者相同的致病因素为湿邪。

【临床表现】

1. 浅层静脉炎:急性期局部红肿疼痛、状如索条,触痛拒按,肢体活动不利,舌苔白腻,脉细数或弦数。

慢性静脉炎由急性期迁延而致,局部皮下有硬条索,触之如弦线,皮色可见紫黯或褐色,触之不适,可有局部或肢体浮肿。

2. 深层静脉炎:急性期恶寒发热,口渴喜饮,患肢明显肿胀疼痛,行走时剧痛难忍,小便短赤,大便干燥,舌红苔白腻,脉弦细滑数。

慢性期病程日久,患肢肿胀,按之不留指痕,沉重感,疼痛,肢凉麻木,皮肤紫黯坚硬,久行久站后症状加重,舌淡,齿痕,苔白或白腻,脉沉细数。

【治则】 急性期:清热解毒,利湿活血。慢性期:益气活血,温经通络。

【取穴】 阿是穴。

【刺法】 以中等火针,用速刺法。

【病案举例】

康某,女,40岁。

主诉:上腹壁及脐两侧有条状物,疼痛已5年。

病史:5年来,上腹壁及脐两侧有条状物,疼痛,触之痛剧,经某医院诊为"上腹壁浅静脉炎",曾服用药物及理疗等多方面治疗,未见明显好转,并有加重之趋势,素日纳差,二便正常。

望诊:面色黄,舌淡,苔白腻。

切诊:脉沉数。

查体:患者痛苦面容,上腹及脐两侧有条索状肿物,红肿,触之剧痛。

辨证:气血瘀滞,脉道不通,湿热之邪稽留。

治则:行气活血,化瘀通脉,清利湿热。

国医大师
贺普仁
针灸心法
《针灸三通法临床应用》

取穴：阿是穴。

刺法：以中等火针，点刺疼痛局部几针至十几针，用速刺法，尽出其恶血。

患者每周治疗两次。1 诊后，上腹壁及脐两旁之条状物显著缩小，疼痛明显减轻，增加了患者的治疗信心。共治疗 12 次，症状消失。

【按语】 本病形成的主要因素有三：①患者长期卧床、妊娠和静脉曲张致使下肢静脉内血流缓慢；②外伤或手术引起血液浓缩等，增加了血液的凝固性；③外伤、手术、感染和血管疾病等引起静脉壁损伤。以上三种因素是导致血栓性静脉炎发病的主要原因。本病好发部位为四肢和胸腹壁。

笔者认为，本病的主要病理表现是气血凝滞，脉络阻塞，急性期多由湿热引起，慢性期多与寒湿有关。在治疗方面，以调理气血为本，兼顾祛除邪气。病案中之患者发病 5 年，气滞血瘀较重，故刺以局部，出尽恶血，使其新血再生，畅通血脉。血脉通可逐邪气外出，病即愈。

带状疱疹（缠腰火丹）

带状疱疹，中医学称"缠腰火丹"、"蛇丹"，俗称"蜘蛛疮"、"蛇串疮"。本病常骤然发生，在皮肤上出现簇集成群、累累如串珠的疱疹，疼痛剧烈。

西医学认为，本病由带状疱疹病毒所致。一般情况下，病毒可长期潜伏于人体内，平时不发生症状，如遇感染、发热、外伤、肿瘤等，均可诱发本病。本病易发生于春、秋季，不受年龄限制，一次罹患后，可获免疫。

【病因病机】 本病多因肝郁不舒，风火之邪客于少阳、厥阴经脉，郁于皮肤；或因感染湿毒，滞留太阴、阳明经络；湿热熏蒸，浸淫肌肤，发为疱疹。

【临床表现】 初起皮肤灼痛发热，继则出现密集成簇的丘状疱疹，水疱如绿豆或黄豆大小，疱疹之间皮肤正常，患部带索状刺痛，水疱多呈带状分布于身体一侧，以腰肋部、胸部为多见，面部、其他部位者少见。发于面部者，疼痛剧烈。部分病人可伴有发热，口苦咽干，心烦气急，纳呆，胸脘痞闷，小溲短赤，舌苔黄腻，脉弦滑数。

【治则】 疏肝利湿，清热解毒。

【取穴】 龙眼、阿是、支沟、阳陵。

【刺法】 以锋针速刺龙眼、阿是穴放血；以毫针刺支沟、阳陵穴，用泻法，留针 30 分钟。

【病案举例】

例1 张某，男，77 岁。

主诉：胸及腋下起疱疹 4～5 日。

病史：患者右侧胸部及腋下起红色疱疹 4～5 日，疱疹顶部呈白色，疼痛如火烧火燎,坐立不安,烦躁不宁,食欲尚可,二便正常。

望诊:面部红润,舌质红,少苔。

切诊:脉弦滑。

辨证:肝郁气滞,毒热浸淫皮肤所致。

治则:清热解毒,疏肝解郁,通经止痛。

取穴:龙眼、阿是。

刺法:以锋针速刺放血。

患者每日针治1次,1诊后肿痛明显减轻,6诊后疱疹结痂痊愈,诸症消失。

例2　李某,女,56岁。

主诉:右侧腰肋部起疱疹3日。

病史:患者近日来劳累,3天前右侧腰肋部灼热感,继则出现疱疹,渐增多,呈簇状,三五成群,呈带状缠腰分布,灼痛难忍,夜不能寐,口苦咽干,纳呆,大便干。

望诊:右侧腰肋部位疱疹呈带状分布,内容水样物质,透明,疱疹如绿豆、黄豆大小不等,共约20余个水疱,疱疹间皮肤正常。舌尖红,舌苔微黄腻。

切诊:脉弦滑。

辨证:肝郁气滞,湿热熏蒸,毒邪浸淫皮肤所致。

治则:清热利湿,疏肝解郁,通经止痛。

取穴:阿是、支沟、阳陵。

刺法:以锋针速刺阿是穴处放血;以毫针刺支沟、阳陵,用泻法,留针30分钟。

患者每日针治1次,3诊后疼痛、口苦等症均明显减轻,7诊后已基本不痛,10诊后痛消失,诸症皆无,临床痊愈。

例3　金某,女,65岁。

主诉:1周来右侧胸部下方及腋下起水疱。

病史:患者1周来右侧胸部下方及腋下起水疱,皮肤淡红,灼痛,严重时夜间不眠,曾服中药数剂无效,要求针灸治疗。就诊时皮疹基本消退,但疼痛不止。

望诊:面色黄,舌苔白。

切诊:脉细弦。

辨证:肝郁气滞,血瘀于少阳经脉,不通则痛,故发此证。

治则:疏肝通络,调和气血。

取穴:丘墟透照海,阿是穴。

刺法:以毫针透刺丘墟到照海穴,留针30分钟。以锋针刺阿是穴(病灶局部),并拔以火罐,以图恶血排出。

患者共治疗3次,疼痛消除,病愈。

【按语】本病多因肝脾失调所致。肝郁化火,肝胆火盛,脾湿内蕴为引起本病的直接原因。湿热毒邪蕴结于肌肤,营卫气血不通,不通则痛,故见灼热疼痛难忍,湿热蕴聚于表,不得宣泄则起水疱,因此本病的临床表现以发生水疱、剧烈刺痛为主要特征。治疗上当以清热利湿解毒,通经调气止痛为主法。例1中,取龙眼、阿是穴(病灶局部)放血,1诊疼痛大减,6诊即愈。龙眼穴为经外奇穴,其位置在手小指尺侧第2、3骨节之间,握拳于横纹尽处取之,此穴有清热利湿,化瘀通经之功,可为治疗带状疱疹之经验效穴;放血疗法泄热解毒利湿之功显著,在阿是穴处放血,又可以泄其恶血,疏通局部之经络,通调郁滞之病所,故祛病止痛之效极佳。病例2在取阿是穴放血的基础上,以毫针刺支沟、阳陵泉,以泻肝胆之热盛,支沟为手少阳三焦经穴,三焦主运化水湿,刺此穴可清利湿热;阳陵泉为足少阳胆经合穴,与肝相表里,合主逆气而泄,刺此穴有调理肝气,疏泄肝胆之功,故刺之可行气消滞,活血通经以止痛。例3中,取局部(阿是穴)放血,又以毫针透刺丘墟、照海,丘墟为足少阳胆经之穴,照海为足少阴肾经穴,透刺此穴有疏肝涵木,调理气机之功,更加局部点刺放血拔罐,以图恶血排尽,加速瘀血消散,故仅治3次病痛消除,临床痊愈。

湿　疹

　　湿疹是一种常见的皮肤病,多发病。临床以红斑、丘疹、水疱、渗出、糜烂、瘙痒和反复发作为主要特点。

　　【病因病机】本病虽形于外而实发于内,多由于饮食伤脾,过食辛辣、腥味发物动风之品,以致脾胃为湿热所困扰,运化失职,更兼腠理不密,经常涉水浸湿,外受风湿热邪,内外之邪相搏,泛于肌腠,发为本病。若久病失治,血虚生风化燥,肌肤失于濡养而成慢性湿疹。

　　【临床表现】急性者初起局部发生红斑、丘疹、小水疱,自觉灼热、瘙痒,水疱破溃可发生糜烂、渗出,干燥后结黄痂、血痂,若继发感染则有脓痂,皮疹经治疗或自然缓解,可脱屑而愈。慢性表皮损伤,逐渐增厚,表面可有抓痕、血痂、色素沉着,有时呈褐色或黯红色,遇刺激易倾向湿润。本病发展缓慢,可伴有纳食不佳,身体倦怠,大便溏薄,小便清长,舌质淡,舌苔白或白腻,脉滑或缓。

　　【治则】清利湿热,疏风止痒。

　　【取穴】耳背青筋(静脉)、背部痣点、委中、劳宫、耳尖。以上穴位据病情选用。

　　【刺法】以锋针挑刺背部痣点出血加拔火罐;以锋针刺耳背青筋、耳尖、委中出血;以毫针刺劳宫,留针半小时。

　　【病案举例】
　　例1　王某,男,52岁。

主诉:全身起小红疹已数月。

病史:患者背部、腋下、小腹及四肢有小红疹已数月,奇痒难忍,夜不能寐,心中烦乱,纳差,二便正常,曾在多处就医,服用中西药无效。

望诊:面黄无泽,背部、腋下、小腹及四肢部位皆有抓痕,并有褐色痂。舌苔白腻。

切诊:脉滑。

辨证:湿困脾气,脾失健运,复受风邪,风湿相搏,泛于肌肤而发病。

治则:祛风利湿,调气和血。

取穴:耳背青筋(静脉)、背部痣点。

刺法:耳部青筋以锋针用缓刺法,背部痣点用挑刺法加拔火罐,使其出血充分。

患者每周治疗 2 次,共治疗 20 余次,2 个月后痊愈,至今未复发。

例 2 郭某,女,30 岁。

主诉:右耳及耳后湿疹 1 年余。

病史:患者右侧耳后及耳部湿疹已 1 年余,刺痒难忍,食欲尚可,月经正常,二便正常。

望诊:体胖,舌苔白。

切诊:脉滑。

辨证:脾失健运,外受风邪侵袭。

治则:祛风利湿,活血止痒。

取穴:耳背青筋,背部痣点、耳尖。

刺法:以锋针挑刺背部痣点出血加拔罐,以锋针刺耳背青筋,耳尖穴放血。

患者每周治疗 2 次,共治疗 6 次病情痊愈,刺痒消失。

例 3 付某,男,56 岁。

主诉:背部及双下肢起小红疹已 1 年余。

病史:1 年多来,患者背部及双下肢起小红疹点,刺痒难忍,每晚必抓破流血方觉痛快,曾多方求治未能取效,故来针灸科求治。

望诊:体胖,面色黄无泽,背部及双下肢有多处搔痕及结痂。

切诊:脉滑。

辨证:体胖多湿,外受风邪,风湿相搏。

治则:祛风除湿,活血止痒。

取穴:背部痣点、耳背青筋、委中。

刺法:以锋针挑刺背部痣点出血拔罐,以锋针缓刺耳背青筋及委中出血。

患者每周治疗 2 次,共治 10 次痊愈。

例 4 张某,男,59 岁。

国医大师
贺普仁
针灸心法
《针灸三通法临床应用》

152

主诉:两手掌经常起小湿疱疹 16 年。

病史:患者 16 年来,经常两手掌起小湿疱疹,皮肤潮红,奇痒难忍,时有溃烂流水,时好时发,近 2 个月来加重,睡眠可,纳食佳,二便正常。

望诊:双手掌面均起满疱疹,流黄水,舌质淡,舌苔薄白。

切诊:脉沉。

辨证:湿毒淫于肌肤。

治则:利湿解毒,止痒。

取穴:劳宫。以毫针刺之,用泻法。

患者每周治疗 2~3 次,经 16 次治疗后,双手掌面皮肤基本正常,湿疹消退,不痒。3 年后追访仍未犯,双手掌正常。

【按语】古代医书中虽然没有"湿疹"的病名,但是对于某些病象的描写与湿疹相似。例如,发于面部的为"奶癣"(婴儿湿疹),发于耳部的为"旋耳疮",发于四肢肘弯腘窝的为"四弯风",发于阴囊部的为"肾囊风"等等,其描述不下数十种之多,这些描述相当于西医学的婴儿湿疹、耳周湿疹、肘腘窝湿疹、阴囊湿疹等。

本病的发生主要是内因于湿,外因于风,湿邪泛滥于表则生疱疹,破溃则流水,风邪袭于肌表,扰乱营卫之气血则生痒,故治疗之法当以利湿解毒,活血止痒为主。在治疗的 4 例患者中,其中 3 例均取耳背静脉、背部痣点放血。笔者认为,放血有利湿解毒,调和气血之功,本病虽发于外,形于肌表,实则内连于气血,气血不调,风邪侵袭,故易患此病。放血疗法有行血活血之功,血行则外风可疏,内风可灭,故可除痒。例 2 在上法治疗同时加用耳尖穴,以加强局部的调整作用,祛邪止痒。例 3 在上法治疗同时增加了委中放血,委中为足太阳膀胱经之穴,膀胱主一身之表,刺此穴放血,可利湿解毒,又可活血疏表,以治湿疹。例 4 与前 3 例不同,其湿疹病发手掌,取手厥阴心包经之劳宫穴,心包经与三焦经相表里,三焦有运化水湿之功,此穴位于掌心,为病灶局部之取穴,故刺之可利湿解毒,通调局部经气,活血祛风而治愈手部湿疹。综合上述情况可以看出,治疗湿疹病多用放血疗法,此因该病日久不愈,风湿毒邪入于血分,病入深而难治,放血可理血解毒,故为常用之法。例 4 以毫针刺之,亦取得愈病之效,这又说明,病有千变万化,治亦应有相应的办法,临证要据病分析,不可拘泥,本病例中仅取劳宫一穴,取穴少而效果好,值得学习。

荨麻疹(痦瘤)

荨麻疹,中医称之为"风疹"、"瘾疹"、"痦瘤"等名称。是一种常见病。其特征是皮肤上出现鲜红色或苍白色的瘙痒性风团,急性者短期发作后多可痊愈,慢性者常反复发作,可历经数月或经久不愈。

西医学认为,本病是一种常见的变态反应性皮肤病。

【病因病机】 多因体质因素,不耐鱼虾、荤腥等食物,或肠道寄生虫病,导致胃肠积热,腠理不固,风邪侵袭,遏于肌肤而成此病。

【临床表现】 初起皮肤出现大小不等的风团样损害,剧烈瘙痒,越抓越多,此起彼伏,可在数小时后逐渐消退,不留痕迹,一日可发数次,皮损泛发全身,黏膜每可累及,发生在胃肠道时可有腹痛、腹泻或呕吐,严重者可产生喉头水肿,而引起呼吸困难,常同时伴有发热、恶寒、胸闷气短、腹疼腹胀、恶心等症状,慢性者可反复发作,迁延至数月或数年。

【治则】 清热和营,活血疏风,止痒。

【取穴】 曲池、合谷、风市、血海、三阴交。

【刺法】 以毫针刺入穴位,留针 30 分钟。

【病案举例】

曹某,男,10 岁。

主诉:反复发作荨麻疹已 2 年。

病史:2 年来,患者全身反复起风团样疹块,尤以夏秋季较重,可每日起 3～4 次,瘙痒异常,到了傍晚或夜间,奇痒难忍,不能入睡,必抓之方感痛快,有时腹痛,纳一般,大便 2～3 日 1 行。

望诊:舌苔白,四肢、躯干均有风团样疹块,皮肤上有搔痕。

切诊:脉细。

辨证:患儿年幼,正气不充,胃肠积热,腠理空疏,汗出受风所致。

治则:清热和营,活血通络,疏风止痒。

取穴:曲池、合谷、风市、血海、三阴交。

刺法:以毫针刺入穴位,用平补平泻法,留针 30 分钟。

患者每周治疗 2～3 次,共治疗 10 次,疹块完全消失,临床痊愈。

【按语】 荨麻疹的病名出自西医,中医学对本病的描述较多,如"风疹"、"瘾疹"、"鬼饭疙瘩"等皆相当于荨麻疹,中医对本病最早的记载出自《素问·四时刺逆从论》,到了隋唐时期,对本病的病因病机及其治疗均有了详细的记载,对针灸治疗本病的记载,当推宋朝王执中所撰《针灸资生经》较详,书中云:"曲泽治风疹,臂肘腕善动摇;肩髃治热风瘾疹;曲池刺风瘾疹;涌泉、环跳治风疹;下昆仑疗刺风疹、风热、风冷痹;曲池疗刺风疹疼痛;伏兔疗瘾疹;合谷、曲池疗大小人遍身风疹"。

本病的发生既有内因,又有外因,素体患胃肠积热、营卫不调,腠理空虚之人,外受风邪,最易发生此证,故治以清热和营,疏风止痒,方中以合谷、曲池清理胃肠之热,血海、三阴交、合谷调理营卫之气,风市、合谷疏风,全方用于荨麻疹发作期使用,常可获得较好的疗效。

神经性皮炎(牛皮癣)

神经性皮炎相当于中医的"牛皮癣",因其皮损状如牛领之皮,厚而且坚,故名。本病因多发颈项部位,故亦称之为"摄领疮"。

本病是一种慢性病,以局部瘙痒,皮肤增厚,皮沟加深等为特征。

西医学认为,本病的发生,常与精神过度兴奋、忧郁或神经衰弱有关。其主要发病机理是当神经功能异常时,大脑皮质的活动功能发生了紊乱,不能调节大脑皮质与皮肤的相互关系,故本病是一种有痒感的皮肤神经官能症。

【病因病机】 本病多因情志不遂,气血运行失调,日久耗血伤阴,血虚生风化燥;或因血蕴湿热,复感风邪,风湿蕴阻肌肤而发。

【临床表现】 阵发性瘙痒,搔抓后出现扁平丘疹,色淡红或如正常肤色,逐渐皮肤增厚,纹理加深,形成肥厚斑块苔藓样变化或色素沉着,表面有少许鳞屑、抓痕及血痂。局限性神经性皮炎,好发于颈、肘、膝及骶部;播散性神经性皮炎可泛发全身。多见于成年精神焦虑者及神经衰弱者。患者常伴有心烦易怒,精神抑郁,失眠多梦,头晕,口苦咽干,舌苔厚腻,脉弦滑。

【治则】 祛风利湿,调和气血,润肤止痒。

【取穴】 血海、曲池、耳背青筋、背部痣点、委中、阿是。

【刺法】 以毫针刺血海、曲池穴,留针30分钟;以锋针挑刺背部痣点放血,缓刺耳背青筋、委中放血;以火针速刺病灶局部处(阿是)数针。

【病案举例】

例1　田某,女,8岁。

代诉:项部、两肘、两膝、两臀部皮肤瘙痒变粗糙已6年。

病史:患者6年来,项部、两肘、两膝、两臀部皮肤瘙痒,皮肤变粗变厚,尤以项部及两肘部均呈苔藓样改变为甚,常抓搔不止,奇痒,为此时常啼哭,夜不能寐,纳一般,二便正常。

望诊:面色黄,四肢、项部均有苔藓样皮损,有搔痕,舌苔白。

切诊:脉沉细。

辨证:气血瘀滞,血虚生风。

治则:调和气血,养血润肤,祛风止痒。

取穴:曲池、血海。

刺法:以毫针刺入穴位,留针30分钟。

患者每周治疗3次,1诊后瘙痒明显减轻,2诊后皮损已停止扩大,共治疗15次,诸症消失,临床痊愈。

例2　寇某,女,40岁。

主诉:全身瘙痒5年余。

病史:5年前,开始从腹部起皮损,奇痒难忍,虽经多方医治,未见好转,反而病情加重,发展到全身瘙痒,出现红色粗糙皮损,夜不能寐,必搔之而觉痛快,患者感到非常痛苦,近又经数家医院诊治,诊断为"泛发性神经性皮炎",治疗后仍不见好,故特来针灸科就诊。

望诊:四肢、躯干红色皮损,多处色素沉着,舌苔白,舌质淡。

切诊:脉细滑。

辨证:体内蕴有湿热之邪,复感外风而发。

治则:调理气血,清热除湿,疏风止痒。

取穴:耳背青筋,背部痣点。

刺法:耳背青筋用锋针缓刺放血;背部痣点挑刺放血,并加拔火罐,使出血充分。

患者每周治疗3次,3次后痒感已明显减轻,可以忍受,共计治疗12次,为期1个月治愈。

例3 苏某,女,35岁。

主诉:项部及全身关节活动部位均有粗糙皮损及瘙痒不适已10余年。

病史:10余年来,患者项部、双肩、肘、腕、臀、尾骶、膝、脚跟部全身多处瘙痒,皮肤粗糙,凡是全身关节活动部位皆不适,奇痒难忍,经常搔抓,致使局部皮肤粗糙、变硬,曾服中西药、涂药等均未见好转,且日渐加重,故来针灸科就诊。

望诊:全身多处皮损,皮肤粗糙、坚硬,呈苔藓样改变,舌苔白。

切诊:脉滑。

辨证:患者病程日久,气血不调,血虚生风,肌肤失养以致此症。

治则:调和气血,通经活络,祛风止痒。

取穴:阿是穴。

刺法:以粗火针,用速刺法,点刺局部瘙痒处。

患者每周治疗2次,共计治疗半年余,日渐好转,直至痊愈。

例4 施某,男,28岁。

主诉:左腿外侧皮肤粗糙瘙痒8年。

病史:患者于8年前,在工作中不慎左腿外侧膝以下部位受外伤,后局部有痒感,渐加重至刺痒难忍,经常抓破出血,屡治不愈,去医院外科,诊断为"神经性皮炎"。患者自感发病与在外工作接触潮湿有关,素日纳食一般,二便正常。

望诊:面色黄,舌苔白腻。

切诊:脉沉细弦。

辨证:湿浊之邪蕴于肌肤,滞塞经络,皮部失养以致此证。

治则:通经活络,调和气血,利湿止痒。

国医大师
贺普仁
针灸心法卷

《针灸三通法临床应用》

取穴:阿是穴。

刺法:以中等火针,用速刺法,点刺局部10针许。

患者隔日针治1次,连续治疗8次后,小腿外侧刺痒停止,皮损消失,临床痊愈。

【按语】神经性皮炎是一种慢性病,也是一种顽固难治的皮科病,本病可引起瘙痒不已,故影响患者夜间睡眠,影响患者情绪,以致病人出现烦躁气急,气滞血瘀,气血失调的征象,久之血虚生风,如体内蕴湿之人,郁而化热、湿热蕴结、风邪外侵,亦为本病常见之因,故治疗本病重在调理气血,祛湿清热,疏风止痒。例1和例3患者,均为气血失调,血虚生风所致,例1取血海、曲池以调气血疏风,属微通经脉之法,例3中,取粗火针速刺病灶局部瘙痒处,以温通经脉之法,此因例3患者病变部位更为广泛,病史更长,故以火针加强温通经脉,调和气血的作用。例2和例4患者均有湿邪,但例2中患者湿兼有热,故例2以放血法清利湿热,调气血,疏风止痒;而例4患者无热象,故以火针刺病灶局部,以温通经脉,调和气血之法而获效。总观上述4例病案,例1用微通法,例2为强通法,例3、例4均采用温通法。三法不同,治愈不同的病人,可见治疗疑难杂证,要思路宽,方法多,手段活,这是临床治病效果好的原因之一。

过敏性皮炎

过敏性皮炎是由人体卫外不固,遇冷空气或某些物质刺激,皮肤发生红斑、水肿或水疱损伤。

【病因病机】中医学认为,本病多因先天禀赋不足,皮毛腠理空疏,营卫失调,复感风热之邪,亦有素体内蕴湿热之邪,外感风邪所致本病。

【临床表现】皮肤遇冷空气或某些物质刺激后,皮肤红肿,继而发生水疱或大疱,局部灼热、刺痒或微痛。患者常心烦不安,食欲不振等。

【治则】调理气血,清利湿热,祛风。

【取穴】委中、耳背青筋。

【刺法】以锋针缓刺出血。

【病案举例】

孙某,女,26岁。

主诉:面部、躯干、四肢出现皮疹已1年余。

病史:患者1年前突发面肿,继之面部、躯干、四肢发生皮疹,呈丘疹状,密布成片,色红作痒,每遇冷热刺激后,病情加重,曾在皮肤病研究所检查,诊断为"过敏性皮炎",服用中西药效果不显著,仍每月或数月发作1次,故求治于针灸。近日来皮疹骤起,刺痒难忍,心烦不安,食欲不振,大便干,小便黄,夜眠不宁,月经正常。

望诊:面赤,舌尖红,苔黄。

切诊:脉细弦。

辨证:湿热内蕴,外感风邪,郁于皮肤而生斯疾。

治则:清利湿热,调和气血,疏风止痒。

取穴:委中、耳背青筋。

刺法:以锋针缓刺放血。

患者每周治疗2次。2诊后自述刺痒感大为减轻,皮疹未新发,唯仍面赤,舌脉同前。继之前方放血治疗,共13次痊愈,半年后追访,未复发,如同常人。

【按语】本病的发生与患者的过敏性体质有关,引起过敏的变应原往往是食物,特别是蛋白类食物,或是生活环境中的某些物质,通过呼吸道进入体内。中医学亦认为本病多与先天因素有关,明代《外科正宗》记载:"儿在胎中,母食五辛,父餐炙煿,遗热与儿,生后头面遍身发为奶癣,流脂成片,睡卧不安,瘙痒不绝"。这也说明了过敏性皮炎可以是遗传所得,可以发生于婴儿、成年人不限。

治疗本病要注重调理气血,致病原因无论是湿热、风邪均为入侵血分,导致营卫失调而发病。治疗上,取委中、耳背青筋缓刺放血,既有调和气血营卫之功,又有清利湿热,祛除风邪而止痒之效,故可治愈本病。

银屑病(白疕)

银屑病即牛皮癣,是一种慢性具有复发倾向的红斑鳞屑性皮肤病。本病相当于中医学中所说的"白疕",又名"蛇虱"。

西医学对本病的认识,尚未得出肯定的结论,大致认为与遗传、寒冷潮湿、精神刺激、感染等方面有关。本病男女老幼皆可发病,但以青壮年为多见。一般夏季减轻或缓解,冬季加重或复发。

【病因病机】本病多因七情内伤,气机壅滞,郁久化火,心火亢盛,毒热伏于营卫;或因饮食不节,过食辛辣、腥味发物动风之品,脾胃失和,气郁化热,复受风热毒邪而发病。若病程日久或反复发作,阴血耗损,气血不和,化燥生风或经络阻滞,气结血凝,肌肤失养而致本病。

【临床表现】皮疹初起为淡红色点状斑丘疹,逐渐扩大或融成斑片,边界清楚,表面覆盖干燥的白色鳞屑,刮除表面鳞屑,露出一层淡红发亮半透明薄膜,称为薄膜现象。再刮除薄膜为细小的出血点,称为点状出血现象,以上为本病的两大临床特征。患者常伴有皮肤瘙痒,口干舌燥,大便秘结,心烦易怒,小便溲赤等全身症状。舌质红,舌苔薄白或黄,脉弦滑或数。

【治则】调理气血,清热祛风,止痒。

【取穴】 委中、耳背青筋、膈俞。

【刺法】 委中、膈俞、耳背青筋均可用锋针点刺放血。

【病案举例】

例1 石某,女,17岁。

主诉:四肢、躯干起皮疹,瘙痒已1个月余。

病史:患者既往有牛皮癣史,1个月前原因不明,全身起皮疹,渐增大如斑块状,皮肤红,瘙痒,口苦咽干,不欲饮,大便秘结,夜眠不安,烦躁气急。

望诊:舌尖红,苔薄白。

切诊:脉弦细。

查体:四肢、躯干部均有斑状皮损,搔之脱屑,皮肤红。

辨证:血分郁热,风邪侵袭而发病。

治则:调理气血,清热疏风。

取穴:委中、膈俞。

刺法:以锋针缓刺委中放血;以锋针点刺膈俞出血后拔火罐,以使出血充分。

患者每周治疗2次,2诊后痒减,7诊后皮损消失,临床痊愈。

例2 张某,女,20岁。

主诉:全身起皮疹3年余。

病史:患者于3年前腹部起丘疹,渐扩大到全身多处,搔之脱屑,但发病位置以腹部及腋下为重,稍痒,知觉不敏感,纳食一般,二便正常。

望诊:舌质红,苔黄。

切诊:脉弦滑。

辨证:气血不调,肌腠失密,风邪侵袭。

治则:调和气血,祛除风邪,润肤止痒。

取穴:委中、耳背青筋。

刺法:以锋针缓刺放血。

患者每周治疗2次。放血治疗3次后,刺痒减轻明显,6次后鳞屑减少,共计治疗12次,丘疹完全消失,痒止,临床痊愈。

【按语】 牛皮癣、银屑病均为西医病名。此病大致相当于中医学中的"白疕",又名"蛇虱"。关于中医所称之牛皮癣一病,其描述"状如牛领之革,厚而且坚"的皮损,并非是此病,而是西医的神经性皮炎。

中医学关于本病的记载和描述较详,如《外科大成》说:"白疕,肤如疹疥,色白而痒,搔起白屑,俗呼蛇虱,由风邪客于皮肤,血燥不能荣养所致"。《外科证治全书》中说:"白疕(一名疕风)皮肤燥痒,起如疹疥而色白,搔之屑起"。从中医文献记载看,白疕即西医的银屑病,其发病原因多由血燥化风所致。

此病由气血不调、营卫空虚、腠理不密、外感风邪所致,如因病久血中郁热,血燥亦可生风,故本病与风有直接关系,又有内外之别,然所生之风皆与气血失调有关,故气血失调为患病之内因,临床上以委中、膈俞、耳背青筋等放血,是调和气血而疏风也。

笔者在临床中,运用放血疗法配合中草药治疗银屑病患者 12 例。其中男性 9 例,女性 3 例。年龄为 14 岁到 50 岁之间,其中 14～30 岁 8 人,占 2/3;30～50 岁 4 人,占 1/3。病程在 1 年以内 3 人,1～5 年 3 人,5～10 年 1 人,10～20 年 4 人,20 年以上 1 人。其中进行期 7 人,占 58%;静止期 3 人,占 25%;还有 1 人为消退期,另 1 人为亚急性期。

治疗方法

1. 放血疗法:

全部 12 名患者均用此方法,每周放血 1 次,12 次为一疗程。

(1)放血穴位

主穴:曲泽、尺泽、曲池、委中。

随症加减:头部皮损顽固,可选加大椎、率谷、百会、太阳、印堂。

多次放血效果不显者可加膈俞。

顽固皮损有肘膝以下者可加手足十二井穴(少商、商阳、中冲、关冲、少冲、少泽、隐白、大敦、厉兑、窍阴、至阴、涌泉)。

(2)放血疗法具体操作:将塑料布铺在治疗床上,取四肢穴时取卧位,取头颈及手指穴时病人取坐位。

放血的穴位,要用 2.5% 碘酒消毒,然后以 75% 酒精脱碘;消毒后,将弯盘放在穴位肢体下接血,穴位近端扎上止血带,放血后针刺穴位处要用消毒棉球遮盖,用胶布贴好。

(3)注意事项:三棱针进针不宜过深,过深则易穿透对侧血管壁造成瘀血,不易吸收,而局部肿硬疼痛,影响下次治疗。

血流不畅,不宜用手推挤,可用拔火罐协助。

放血时,如有喷射性出血量较多而血不止者,可将止血带放松,血量可当即减少,血色多由深变浅。

针曲池、曲泽、委中穴时放血,应尽量在穴位附近选取血管刺之。

大椎、膈俞点刺放血后,多需拔罐协助,使出血充分。手足十二井穴多用三棱针点刺,出血少量即可。

对于素有凝血不好的患者,应当特别注意,止血带扎的时间不宜太长,针刺的不宜过深,血变而止,出血量不宜太多。

2. 内服药物:12 人中间,除 1 人外均服药治疗,以服白疕 1 号为主,占 8 人;其余服白疕 3 号 1 人,服除湿丸 1 人,尚有 1 人曾自服一段时期灰黄霉素。

3. 外用药,除 2 人外,均用一般外用药。

疗效判断标准

1. 基本痊愈：自觉症状与皮损基本消失，仅残留数小块皮损。
2. 显效：自觉症状显著消退，原有皮损大部分消退，留有少数薄的鳞屑斑。
3. 好转：自觉症状减轻，皮损鳞屑变薄，基底炎症消退，皮损有部分消退。
4. 无效：主客观症状均无变化，甚者仍有新皮疹发生。

疗效分析

1. 治疗结果：疗程治疗结束后，基本痊愈者 3 例，占 25%；显效 3 例，占 25%，好转 6 例，占 50%；12 例患者经治疗后均有效，占 100%。
2. 放血次数与病情开始好转的关系：放血治疗 4 次时，3 例好转，占 1/4；放血 5 次时，4 例开始好转，占 1/3；放血 7 次时，6 例好转，占 1/2；放血 10 次时，全部患者均获得不同程度的好转，好转率为 100%。
3. 病情开始好转与进行期和静止期的关系：进行期患者放血治疗 4～5 次后，好转 7 例，静止期患者为 0，静止期患者好转需经 6 次治疗后，方逐渐好转，故说明进行期患者疗效优于静止期患者，从而说明放血疗法对进行期患者效果较好。

银屑病是一种慢性病，又具有极易复发的临床特点，所以成为中西医共认的难治之顽证，笔者治疗本病，多从调理气血入手，采用放血疗法，在调气血同时，又可祛除血中邪气，从而达到消除皮损、止痒等目的。

结节性红斑（瓜藤缠）

结节性红斑系发生在小腿伸侧的急性炎症性皮下结节，多发于青年女性，春秋季多见。本病相当于中医学中的"瓜藤缠"一病。

西医学认为，本病病因复杂，可能是由于多种毒素激发机体中体液免疫或细胞免疫系统而产生在皮肤的一种免疫反应。

【病因病机】本病发生的主要原因，多由脾虚失运，或过食辛辣厚味之品，以致湿热内蕴，日久下流肢体，蕴蒸肌肤，凝滞血脉，气血运行不畅，经络阻滞而发病。

【临床表现】患者下肢出现皮下结节，对称发生，多见于下肢小腿外侧，结节由杨梅到葡萄大小，色淡红，疼痛较剧，行动受影响。重者四肢均可发生，但很少累及躯干者。舌苔白，脉弦滑。

【治则】活血化瘀，清热除湿。

【取穴】阿是穴。

【刺法】以中等火针，点刺结节处（阿是穴）2～3 针。

【病案举例】

张某，女，34 岁。

主诉:双侧小腿起疙瘩,反复发作已7个月。

病史:去年12月份,双侧小腿外侧起疙瘩,淡红色,渐长至葡萄大小、色红、肿痛,劳累后疼痛明显,经抗结核药物治疗后,结节变小,色渐淡,以后消失,但随后又长出几个,如此反复发生,现双下肢小腿外侧各有2个疙瘩,色淡红,疼痛不已,身体疲倦乏力,夜眠差,纳食一般,二便正常,月经正常。

患者10年前患肺门淋巴结核,治愈。

望诊:舌淡红,边尖齿痕。

切诊:脉沉细。

查体:双侧小腿外侧有结节各2个,约葡萄大小,色已黯红,疼痛。

辨证:湿热下注,气血凝滞,经络阻隔。

治则:活血化瘀,通经活络,清热除湿。

取穴:阿是穴。

刺法:以中等火针,点刺阿是穴(病变结节)各2~3针。

患者每周治疗1次,共治疗3次,结节消失,无疼痛,临床痊愈。

【按语】结节性红斑是由湿热下注,气血凝聚而成,患者有疼痛的临床表现。火针疗法是笔者治疗癥瘕结聚包块最常用的方法。此病用火针疗法,一是发挥了火针温通气血,破凝滞、积聚的功效;二是发挥了火针"以热引热",导热邪火毒外出的作用;三是火针有通阳化气,运化水湿之功。利用火针的上述三个作用,可以起到活血化瘀,通经活络,清热除湿,治愈结节性红斑的目的。

系统性红斑狼疮

系统性红斑狼疮亦称全身性或播散性红斑狼疮,是一种较严重的自身免疫性疾病。临床表现为多系统损害,反复发作,多见于青年女性。中医古典医籍中虽未查到类似本病的记载,但近代有些中医学者将本病称之为"红蝴蝶"、"鬼脸疮"。

【病因病机】本病的发生多与先天禀赋不足,或因七情内伤,劳累过度,或因房事不节,以致阴阳气血失于平衡,气血运行不畅,气滞血瘀,经络阻隔,此为本病的内因。亦有多数患者与暴晒强烈日光有关,故此外受热毒是诱发本病的条件。

【临床表现】常见于女青年,发病急或渐进性,一般常以发热、关节痛、四肢痛、头痛开始,继则出现皮疹或粉红色斑,可发生于全身各部。病程日久可以侵犯肾脏、呼吸系统、消化系统、心血管系统、中枢神经系统等,临床尤以肾脏损害较常见,尿中可出现蛋白、红细胞、白细胞及管型,尿量少、腹水、水肿等。还可伴有月经紊乱、停经、纳呆等症。

【治则】 急性期多以清热解毒为主,后期多以补脾益肾,调气血为主。

【取穴】 急性期取大椎、委中,后期取肾俞、脾俞、关元、中极、水分。

【刺法】 以锋针刺大椎出血加拔罐,以锋针缓刺委中出血;肾俞、脾俞、关元等穴用艾灸法或用太乙神针,每次灸1小时。

【病案举例】

王某,女,34岁。

主诉:红斑狼疮10年,加重1年。

病史:患者于10年前发现系统性红斑狼疮,虽经多方医治,但病情愈来愈重,1年前开始出现水肿,腹部隆起,心慌气短,实验室检查发现尿中有蛋白、红细胞、白细胞,经某医院诊为"系统性红斑狼疮后期"、"合并肾脏损害"、"腹水"。患者感觉疲倦乏力,懒言,四肢凉,月经前后不定期,经量少,纳呆,小便少。

望诊:舌淡红,苔薄白。

切诊:脉沉细。

辨证:患者病程日久,损伤正气,脾肾两虚,以致水肿等症。

治则:温补脾肾,运化水湿。

取穴:关元、肾俞、水分。

操作:以太乙神针灸以上3穴,共计1小时,每日1次。

患者经太乙神针灸治疗,共计2个月,初期需坐车就诊,后期已单独骑自行车就诊,实验室检查:尿常规正常。临床检查:腹水消失,诸种不适均无,临床痊愈后恢复工作。

【按语】 系统性红斑狼疮是一种全身性系统性疾病,症状比较复杂,病情也比较危重,特别是后期,患者的心、肾等脏器均受到损害,属于正气损伤阶段。病案中患者病程日久,出现腹水,既是肾气损伤严重的表现,又是水湿停聚体内、阻滞阳气、邪气实的征象,治疗上以温补脾肾之阳来运化水湿之邪,从而起到扶正固本,祛除邪气的目的。

太乙神针是艾灸法的一种,最早始于清代。其制作方法是用细软艾绒加少许人参、麝香药末,以桑皮纸卷紧,外用鸡蛋清封固,阴干后备用。笔者在前人经验的基础上,结合实际情况,制作了铁制的灸具,解决了缺少桑皮纸的问题,使用起来更为方便。即选用粗铁筒一个,长25厘米,直径5厘米,内配以胆,铁筒两端有螺纹,配以螺盖,平时选用纯净细软艾绒放入铁筒内,旋转螺盖,使艾绒压紧,以备用。使用时,根据病情选定施灸部位,作好标记,将铁筒一端内的艾绒用火烧着,以红色棉布7层包裹,对正穴位,紧按其上,使艾绒温热,透入深部,如病人感太烫、有烧灼感,可略提起,等热减再灸,冷后可再烧,重复施灸,一般每穴灸10~15分钟即可,重证病人可适当延长,笔者常用此法治疗疑难顽证,如晚期癌证,肾功能不全等重证患者。

局限性硬皮病

局限性硬皮病是硬皮病的一种类型。本病可使部分皮肤硬化,影响关节活动。

西医学认为,本病病因尚不明了,可能是一种自身免疫疾患,亦有人认为与感染、内分泌失调、神经精神因素及变态反应等有关。

【病因病机】 本病多为脾肾阳气不足,卫外不固,腠理不密,风寒之邪乘虚外侵,阻于皮肤肌肉,以致经络阻隔,气血凝滞,营卫不和而闭塞不通。

【临床表现】 皮肤损害初期多为边界清楚,轻度肿胀,颜色淡红,日久则皮肤颜色变深,触之似皮革样硬度,粗糙,靠近关节时,可影响活动。舌苔白,脉沉。

【治则】 温补脾肾之阳气,通经活络。

【取穴】 阿是穴。

【刺法】 以中等火针,用速刺法,点刺局部病灶处。

【病案举例】

孙某,女,29 岁。

主诉:右小腿内侧一块皮肤发硬 4~5 年。

病史:4~5 年以前,患者无明显诱因,右侧小腿内侧一块皮肤发硬,色淡红,以后红色渐退,局部皮肤颜色变深、变硬。2 年前行剖腹产术,术后皮损面积扩大明显,局部有刺痒感,不疼,有知觉存在,纳食可,二便正常,月经正常。

望诊:舌苔白。

切诊:脉沉细。

查体:右侧小腿内侧可见一块皮损面积约 10 厘米×5 厘米,触之硬,粗糙感。

辨证:经络阻滞,气血运行失畅,肌肤失养以致此病。

治则:温通经络,行气和血,荣养肌肤。

取穴:阿是穴。

刺法:以中等火针,用速刺法,点刺病灶局部约 10 针。

患者每周 1 次,经治 3 次后,皮损发硬及粗糙感均明显好转。

【按语】 局限性硬皮病为西医病名,中医无此明确记载,但从病因病机分析,当属中医"皮痹"范围。引起本病的原因多因正气不足,风寒湿邪乘机侵袭所致。病案中患者虽初发时无明显诱因,但在行剖腹产手术后,病变皮损扩大明显,这亦说明了身体虚弱,气血不足之时可加重此病,故认为本病与气血不足,肌肤失养关系最为直接。笔者治疗此病,以温通经络,调和气血为治则,以火针补益阳气,驱除经络阻滞,使病灶局部气血流畅,以达到荣养肌肤,软坚皮损的目的,故取得明显好转的效果,此病案虽仅举 1 例,但以火针疗法治疗此病,当仍属可研究的题目,故录之于此,供同道参考。

对称性进行性掌跖红斑角化症

本病是西医学病名,多发于幼儿,患者手足心皮肤过度角化所引起,与遗传有关,是临床上较为少见的一种疾病。

【病因病机】 中医学认为,本病系由先天禀赋不足,或因脾胃虚弱,气血生化无源,以致气虚血少,经络阻滞,掌跖部位失其濡润所致。

【临床表现】 患者手足掌跖心发红、发板,皮肤增厚、脱屑,有时干裂疼痛,握物不便。

【治则】 补脾益肾,调补气血,通经活络。

【取穴】 中脘、涌泉、劳宫。

【刺法】 以毫针刺入俞穴,得气后起针,不留针。

【病案举例】

刘某,女,4.5 岁。

代诉:15 天来患儿手足心发红发硬、脱皮。

病史:患儿 15 天来双侧手足掌跖心发红、变硬、脱皮。曾去某医院皮科检查,诊断为"对称性进行性掌跖红斑角化症",给予润肤软膏及维生素 A 等药,食欲一般,二便正常。

望诊:舌苔白厚。

切诊:脉滑数。

查体:两手掌心及足心均呈深红色,皮硬,脱皮,握拳不灵活。

辨证:脾肾不足,中焦失运,气血不能濡润肌肤所致。

治则:健脾益肾,调理中焦,通调气血。

取穴:中脘、涌泉、劳宫。

刺法:以毫针刺穴位,得气后起针,不留针。

患儿隔日 1 次,1 次针后手足掌跖颜色变为浅红色;5 次针治后颜色又变浅,双手足掌跖皮肤变嫩,尤以足跖心疗效明显;10 次针治后双手足掌跖颜色正常,皮肤柔嫩,恢复如同常人。

【按语】 本病为少见病,亦为皮科难治之病,临床服用或肌注维生素 A,疗程较长,故本例患儿在外院就诊时被告知,此病无特效疗法。笔者认为,此病与先后天有关,脾肾不足则气血生化无源,气亏血少,经脉空虚,最易发生阻滞,故肌肤失于营养发为此病。方中取足少阴肾经井穴涌泉以补肾;取任脉的中脘穴以补脾胃,中脘穴位居腹部,为胃之腑穴,故为健脾胃常用之穴;劳宫为手厥阴心包经之荥穴,位居掌心,既能调补气血,又与涌泉穴一样,可以疏通局部病灶处之经络,祛除郁滞,全方合用,共同起到补益脾肾,调补气血,通经活络,濡养肌肤,治愈疾病的目的。

皮肤血管瘤(血瘤)

皮肤血管瘤属于先天性疾病之一,是一种良性肿瘤,有血管生长在肿瘤内,据其病理分为三类:即毛细血管瘤、海绵状血管瘤和多支状血管瘤,也有些肿瘤是血管瘤和淋巴管瘤混合而成。肿瘤多数在新生儿时期出现,少数出现较晚。

【病因病机】本病皆因先天禀赋不足,血结气滞,经络不通,痹阻血脉所致。

【临床表现】多数在出生时或出生后数月内即出现,最初几个月生长很快,以后生长比较迟缓,到一定时期趋于稳定。血管瘤大小和形状不一,其特点是用手指压迫肿瘤时,其颜色变浅,瘤体缩小,压力解除后,其颜色及大小立即恢复原状,有时可在瘤体上摸到搏动或颤动。

【治则】活血化瘀,通调经脉。

【取穴】阿是穴。

【刺法】以中等火针,刺入局部 1~2 分深,用快速法。如婴幼儿,可用细火针。

【病案举例】

例1　项某,男,7 个月。

代诉:左耳尖皮肤颜色紫红 7 个月。

病史:患儿出生后,左耳尖部皮肤颜色紫红,出生时面积较小,约黄豆大,出生后生长迅速,渐增大约 5 分硬币大小,后经人介绍,来针灸科就诊。

望诊:左耳尖皮肤色紫红,略高起,边缘不规则。

切诊:脉细数。

辨证:先天禀赋不足,血结气滞,脉道不通。

治则:温通血脉,活血行气。

取穴:阿是穴。

刺法:以细火针,用速刺法,点刺 4 针。

患者每周针治 1 次,共治 3 次,血管瘤消失,临床痊愈。

例2　韩某,女,5 个月。

代诉:左额角处皮肤颜色紫红 5 个月。

病史:患儿出生后,即发现左额角处有一块皮肤紫红色,初时较小,日渐增长至约 1 厘米×1.5 厘米,去某医院皮肤科检查诊断为"血管瘤"。谓目前无特效疗法,只能等孩子长大后手术治疗。家长因惧怕血管瘤扩大,影响患儿面容,故来就诊。患儿发育良好,食欲佳,睡眠好,二便调。

望诊:舌淡红,苔白。左额角处皮肤紫红,不规则,略高出皮肤,大约1厘米×1.5厘米。

切诊:脉细。

辨证:先天不足,血结气滞,脉道不通以致此病。

治则:温通经脉,行气活血。

取穴:阿是穴。

刺法:以细火针,用速刺法,点刺3~5针。

患儿每周针治1次,1诊后瘤体颜色变浅,3诊后明显缩小,4诊后血管瘤消失,皮肤颜色恢复正常,无瘢痕。

例3 张某,女,8个月。

代诉:鼻根部处皮肤紫红8个月。

病史:患儿出生时即鼻根部皮肤紫红,面积约1厘米×1厘米,经医院诊断为"血管瘤"。患儿食欲好,二便调,身体无不适。

望诊:舌淡红,苔薄白。鼻根处皮肤紫红,面积约1厘米×1厘米,质硬,边缘不清楚。

切诊:脉滑。

辨证:先天不足,气滞血结,脉道不通。

治则:温通经脉,行气活血。

取穴:阿是穴。

刺法:以细火针,用速刺法,点刺3~4针。

患者每周针治1次,2诊后血管瘤变小变软,3诊后血管瘤消失。

例4 田某,女,6岁。

代诉:淋巴血管瘤2个月。

病史:患者于2个月前发现左侧膝关节处有一肿物,色红,经某医院肿瘤科诊为"淋巴血管瘤",不疼痛,不影响走路,瘤体面积开始时较小,后渐长大,纳食及二便均正常。

望诊:舌质淡,苔白。左膝关节处肿物,色红,质硬。

切诊:脉细数。

辨证:痰湿流注,阻于肌肤,气滞血瘀。

治则:温通经脉,行气活血,助阳化湿。

取穴:阿是穴。

刺法:以中等火针,用速刺法,点刺瘤体上、中、下3针。

患者每周治疗1次。2诊后,瘤体缩小变软,6诊后瘤体消失。休息半月后,患者又去某医院皮肤科复查,淋巴血管瘤完全消失。

例5 李某,女,20 岁。

代诉:自幼时起,左面部血管瘤。

病史:患者自幼时始,左侧面部皮肤紫红,开始时面积较小约黄豆大,随年龄增长,瘤体面积渐大,已扩展到整个左半侧面部,覆盖左侧额、鼻、上下眼睑,颧外侧及口外角。患者身体好,无任何不适。

望诊:舌淡红,苔薄白。左侧面部皮肤深红,略微高出皮肤,边缘不规则,面积约 12 厘米 ×9 厘米。

切诊:脉沉细。

辨证:气滞血结,脉道不通。

治则:温通经脉,行气活血。

取穴:阿是穴、背部痣点。

刺法:以中等火针刺阿是穴(即瘤体处)10 余针,从外向里刺。以锋针挑刺背部痣点出血拔罐。

患者每周治疗 1 次,经治疗约半年,现瘤体已缩小至 5 厘米 ×7 厘米,疗效显著。

【按语】血管瘤一病属于中医"血瘤"范围,多因先天不足,气滞血瘀,脉络壅聚不通所致。本病可发生于身体任何部位,但以四肢和颈面部最为多见,生长于颈面者,影响患者面部容貌,故多被重视予以治疗,但此病手术治疗难度较大,尤其是面积广泛者治疗更难,笔者从实践中发现,火针的温通作用,可以产生行气祛瘀、通行经脉的效果,对血瘤局部刺之效果较好,尤其是血瘤早期,瘤体面积较小,刺 3 ~5 次即可治愈。例 1、2、3 患者均为婴幼儿,患儿为稚阳之体,皮肉娇嫩,血瘤均在头面部,以细火针速刺均获速效。血瘤多发婴儿时期,早期治疗效果最好。例 5 患者血瘤发于婴儿时期,但苦于当时无良法可治,现时年已 20,半侧面部血瘤已大,有盘根错节之势,此女子十分希望早日治愈,以还其美貌。笔者急患者之所急,以中等火针刺病灶局部,并配合使用锋针挑刺背部痣点出血,结果使原来血瘤缩小了许多,效果显著。但此患者如能在早期用此法治之,那时病灶很小,要容易治愈得多。例 4 为下肢膝部血瘤,火针治疗 6 次而愈,可见火针对于头面、肢体血瘤效果均佳。

脱 发

脱发是头皮常见疾患,原因很多,有因内分泌紊乱、营养代谢障碍或神经精神因素引起的,也有发生于其他慢性疾病或妊娠后,本病可有遗传倾向,但也有找不到原因的。

本病即指头发早期脱落,临床可分为脂溢性脱发、广泛性脱发和斑秃三种。

【病因病机】中医认为,肾精亏少,髓海空虚,发失所养;或因产后、病后或心脾损伤,气血生化无源,加之劳累、情绪紧张,以致头发失于滋养所致。

【临床表现】斑秃起病突然,头发呈斑块状脱落,患处成圆形或不规则形状,其范围、大小、数目均不相等。脂溢性脱发是由于皮脂腺分泌亢进引起头发营养不良,脱落稀疏。广泛性脱发一般无自觉不适,毛发普遍稀疏,多有家族倾向。

【治则】补脾益肾,养血和血。

【取穴】中脘、足三里、上廉。

【刺法】以毫针刺入俞穴1寸,用补法。

【病案举例】

例1　王某,女,27岁。

主诉:毛发稀疏3年余。

病史:3年前自觉头发脱落较多,每次洗头掉一大团,逐渐毛发越来越少,几见头皮,一般情况好,纳食好,睡眠佳,二便正常。

望诊:头发稀少,舌淡苔白腻。

切诊:脉沉细。

辨证:脾肾不足,血不养发。

治则:补脾益肾,养血荣发。

取穴:中脘、足三里、上廉。

刺法:以毫针刺以上腧穴1寸,补法。

患者隔日治疗1次,经针治3次后,停止脱发,洗头时仅掉少量头发。共针刺12次,已有毛发新生。

例2　刘某,女,27岁。

主诉:脱发已半年余。

病史:半年来头发脱落较多,每遇工作劳累、精神紧张时脱发最甚,每次梳头时均有大量头发掉落,自觉头发较以前干涩,失其光泽,故要求治疗。现纳可,二便调,夜眠一般。

望诊:舌苔白。

切诊:脉沉细。

查体:头顶部头发较稀疏,毛发较干。

辨证:气血亏虚,头发失养。

治则:调补气血,养血荣发。

取穴:上巨墟、上廉。

刺法:以毫针刺1寸深许,留针30分钟,用补法。

患者每周治疗2次。共治疗2个月,毛发脱落明显减少,头发已较前润泽。

例3 张某,女,36 岁。

主诉:头部脱发 10 年余。

病史:患者素日睡眠不好,易做噩梦,精神紧张,每遇心中有事,则反复思考,夜眠更差,常伴有脱发已 10 年余,脱发部位小者如黄豆大小,大者如 5 分硬币,形状常不规则,曾外用某生发精 2 瓶,未见效果。近半月来工作紧张,夜眠差,头顶和枕部各有一块脱发处,请求诊治。现纳可,二便调。

望诊:舌体胖大齿痕,苔薄白。

切诊:脉细。

查体:头顶脱发处约 2 分硬币大小,枕部脱发处似黄豆大小。

辨证:劳伤气血,血不养发。

治则:调补气血,养血生发。

取穴:上廉、阿是穴(头部脱发处)。

刺法:以毫针刺上廉 1 寸深,密刺阿是穴。

患者针治 10 次长出细发。

例4 齐某,男,1 岁。

代诉:头部脱发 5 个月。

病史:患儿七八个月时开始发现头部毛发部分成片脱落,继则食欲不振,面黄体瘦,多汗出,经医院检查,诊断为"缺钙",内服钙片及龙牡壮骨冲剂无效,脱发有加重之势,大便日行 1～2 次,小便正常。

望诊:面色萎黄无泽,头发枯黄成斑状脱落数处,不规则。

切诊:脉细数。

辨证:饮食失节,克伤脾胃,气血不足,血不养发故部分头发脱落。

治则:调和脾胃,益气养血。

取穴:四缝、足三里。

刺法:以小锋针速刺四缝,挤出黄白色黏液少许;以毫针刺足三里,不留针。

针 5 次后,脱发明显好转,部分头发已经新生,不仔细辨认,已看不出斑秃,食欲亦明显好转。又针 3 次以巩固疗效。

【按语】脱发是头皮的一种常见疾病,来针灸科就诊的患者,多为广泛性脱发和斑秃,广泛性脱发患者多表现为头发稀疏,是因满头发脱所致,而斑秃表现为局限性部位脱发,多呈斑状,因其发病突然,故中医又谓之为"鬼剃头"、"油风"。中医认为,发为血之余,气血充盈,上充养于发,则头发黑亮润泽,如气血亏虚,失其所养,则头发枯槁甚至脱落,故头发的好坏,可以反映人体气血盛衰。笔者认为,任何原因导致的气血亏虚,气血失和,经气阻滞皆可引发此证,如精神抑郁、紧张焦虑,可以扰动气血不和、经脉之气郁滞,确切地讲是荣养毛发的经脉郁滞,故经脉不通,不能上荣于发,以致发脱。

国医大师
贺普仁
针灸心法丛

《针灸三通法临床应用》

治疗以调理气血为原则，重视选用阳明经特异穴位。手足阳明经气相通，多气多血，胃与大肠两腑又共同参与水谷精微的吸收过程。根据临床经验，以上廉、上巨墟为主，配合使用足三里、胃之募穴中脘等。例1、例2均属广泛性脱发，治以远端取穴。例3、例4属斑秃，则根据症情不同选用穴位，例3采用远端和局部穴位相配合获效，例4患儿虽为脱发前来就诊，但此患儿兼有疳积，故选用治疳积之效穴四缝刺之，配合刺以足三里，调理脾胃，养血而生发。从上可知，治疗脱发要重视调理脾胃、气血，远端和局部取穴的选用和配合，辨证求因，对因施治。

黄 褐 斑

黄褐斑也称肝斑，是发生于面部的一种色素沉着性皮肤病。因其发于面部，皮损常互相融合，形成蝴蝶样，故俗称"蝴蝶斑"。

【病因病机】本病的发生主要由于情志变化，心情抑郁不舒，气血不能上荣于面；或因久病之后，或消耗性疾病以及妇女妊娠、月经不调、子宫病变等均可导致气血不和，面部失养而发此病。

【临床表现】皮损为黄褐色或咖啡色的斑片，形状不同，大小不等，可由蚕豆大到铜钱大或更大，边缘多清楚，表面平滑，无鳞屑，无炎症，无自觉症状。皮损多发生于面部中央，以颧、鼻、额及口周为多见，个别患者可波及全面部。鼻部及其两侧皮损有时互相融合，形成蝴蝶样。

【治则】调理气血。

【取穴】耳尖穴、背部痣点。

【刺法】以锋针速刺耳尖出血；以锋针挑刺背部痣点出血，辅以拔罐。

【病案举例】

例1　徐某，女，32岁。

主诉：面部起黄褐色斑块已多年。

病史：多年前，额部面颊部起黄褐色斑，两眼下方明显，初起时未注意，也未治疗，近几年来逐渐加重，颜色越来越深，心情十分苦恼，涂药、用化妆品均无效。月经、食欲、二便均正常。

望诊：舌苔薄白。

切诊：脉细涩。

辨证：肝郁不舒，气滞血瘀，面部失养。

治则：疏肝解郁，调理气血。

取穴：耳尖穴、背部痣点（肺俞、肝俞附近）。

刺法：以锋针速刺耳尖穴，挑刺背部痣点出血后拔罐。

患者每周治疗 1~2 次,共治疗 10 次,面部皮损消失,肤色完全正常。

例2　王某,女,35 岁。

主诉:双侧面部散在多发黄褐色斑已 20 余年。

病史:20 余年前,月经周期不准,时来时停,经量时多时少,加之当时学习较紧张,故未曾治疗,后发现面部有小块色斑,持续几年后消失,结婚生育后面部色斑又起,双侧颊部较多,不规则,双鼻旁互相融合,似蝴蝶样,斑呈黄褐色,有的呈咖啡色。现月经尚可,二便调。

望诊:舌黯瘀点,苔薄白。

切诊:脉沉细。

辨证:气血失和,经气阻滞,面部失养。

治则:调理气血,通经祛滞。

取穴:背部痣点(肺俞、肝俞附近)。

刺法:以锋针挑刺痣点出血后拔罐。

患者每周治疗 1 次。共治疗 7 次,面部色斑消失,肤色恢复正常。

【按语】黄褐斑是西医病名,本病是黑色素分泌过多,沉着于面部皮肤,故属于色素沉着性病变,本病的发生多与内分泌失调有关,临床女性发病较多。

笔者认为,蝴蝶斑即为此病,也有人称之为面部色素沉着。本病发于面部是其表象,实则反映了气血失调的内在病理变化,中医有心主血脉,其华在面之说,又有肝藏血及肺主气,外合皮毛的论述。正常情况下,气血充足,上荣于面,则面色润泽。如气血不足,或心肝肺的功能发生障碍,则导致经脉之气郁滞,气血失和,面部失于荣养故发此证。治疗上取肺俞、肝俞附近的痣点(心俞亦包含在内),挑刺出血后拔罐,可调理气血,祛郁除滞,通达经脉,荣养面部,以达到治疗黄褐斑的目的。

痤疮(肺风粉刺)

痤疮相当于中医的"肺风粉刺",好发于青年男女,发病部位多在颜面、胸、背等处。西医学认为,本病是一种毛囊皮脂腺结构的慢性炎症性疾患,发病的原因可能是青年人体内雄性激素增多,皮脂腺分泌增多,堵塞毛囊口,因而形成粉刺,进而发展成为炎症性丘疹、脓疱或结节等损害。

【病因病机】本病多由情志不畅,过食辛辣厚味肥甘之品,以致肝郁气滞,脾胃湿热,复因肺卫失固,腠理疏松,风邪侵袭而引发。

【临床表现】面部、胸、背部出现黄白色小点或丘疹、脓疱、黑点粉刺、结节等,常伴有皮脂溢出,如脓疱破溃或吸收可留有暂时性色素沉着和小凹坑状疤痕,亦有的形成结节,居皮下或高出皮肤。舌苔白或腻,脉弦滑。

【治则】调和营卫,清利湿热,解毒。

【取穴】耳尖穴、背部痣点。

【刺法】以锋针速刺耳尖穴出血;以锋针挑刺背部痣点出血后辅以拔罐。

【病案举例】

例1 张某,男,24岁。

主诉:面部、胸、背部痤疮6~7年。

病史:患者发病初期仅以面部起粉刺,喜用手挤,后粉刺渐多,胸、背部亦常有粉刺,略有痒感,曾去医院就诊,服中药汤剂多日,但始终未能治愈。近半年来面部粉刺较多,常形成脓疱,破溃后有脓血和粉状物流出。纳可,大便略干,小便正常。

望诊:舌尖红,苔白腻。患者外观身体健壮,面部凹凸不平,以两颧部明显。

切诊:脉弦滑有力。

辨证:脾胃湿热,营卫不和,风邪袭表,经络壅滞不畅乃发为此病。

治则:调和营卫,清利湿热,疏风解毒,通经活络。

取穴:背部痣点、耳尖穴。

刺法:以锋针挑刺背部痣点,出血后拔火罐;以锋针速刺耳尖穴出血。

患者每周治疗1~2次。治疗7次后面部已不起新粉刺,治疗13次后粉刺已全部消失。治疗期间,嘱患者忌食鱼腥辛辣之品。

例2 谢某,女,19岁。

主诉:面部痤疮4年,背部痤疮1年。

病史:患者自15岁时面部起疙瘩、发痒,月经前症状加重,食肥甘厚味之品时亦加重。近1个月来面部痤疮未愈,背部又发,似有痤疮增多之势,故前来就诊。

望诊:舌苔白,面部及背部有红斑丘疹。

切诊:脉滑。

治则:营卫失和,气血郁滞。

取穴:背部痣点。

刺法:以锋针挑刺背部痣点出血后,辅以拔罐。

患者共治疗10次,面部、背部痤疮消失,月经来潮时亦未见反复。

【按语】痤疮是一种好发于青年男女的皮肤病,中医称“肺风粉刺”,俗称“粉刺”或“青春痘”,严重者可影响美容和造成痛苦。

笔者认为,本病的发生与肺、脾、胃、肝脏腑失调,营卫不和有关。正常情况下,肝脏疏泄条达,脾胃运化水谷,上输精微于肺,肺输精于皮毛,则卫气和分肉解利,皮肤调柔,腠理致密,才能维持正常的腠理开阖及防御外邪的作用,皮肤才能保持洁净、润泽、光滑。反之,上述脏腑中,任何环节的失调皆可导致发病,如肝失疏泄或脾胃湿热或肺气失宣均可造成营卫之气失和,腠理疏松,开阖不利,复受外邪侵袭,面部络脉郁滞不通,发为痤疮。

治疗上应以调和营卫,清热利湿,解毒为主。本病多发于面,其次是胸背。中医理论认为,腹以上为阳,故本病发于阳位,从临床角度看,发病患者中大多体内蕴热,热为阳邪,最宜犯上,又背部在体亦为阳,主要是督脉和膀胱经循行的部位,督脉主一身之阳气,膀胱经主人身之表,且诸脏腑之腧皆布于此,故与营卫之气关系密切。此病乃属阳性病变,治疗上可选背部阳位痣点为主,选穴时以肺俞、肝俞、脾俞、胃俞附近之异常反应点(即痣点)挑刺出血,后辅以拔罐,以清利湿热毒邪,调和营卫。另外耳尖穴和大椎穴亦是常用之穴,放血亦能起到治疗痤疮的作用,常和背部挑刺一起配合使用。

鹅 掌 风

鹅掌风是发生于手掌的病变,初起掌心及手指皮下生小水疱,日久脱屑,皮肤增厚。

本病包括西医学的手癣、手部慢性湿疹、掌跖角化症等。

【病因病机】本病多因手掌接触水湿日久,复感风邪,风湿凝聚,经脉不畅,气血失养;或素患足癣,接触染毒于手而发此病。

【临床表现】初起手部起水疱,或聚集成群,疱壁较厚不易破,以后水疱吸收,干燥脱屑,自觉刺痒胀痛;但最常见的是手指间因汗液浸渍而糜烂发白,发痒而搔抓,破后露出红润面,常继发感染;有的由于手掌有较厚的鳞屑,有的甚至全部手掌的皮肤角质层增厚,可有深的裂口,引起疼痛;有的进一步发展可引起指甲变厚,色灰黑而脆,病程缠绵。

【治则】疏风清热,利湿解毒,调和气血。

【取穴】劳宫、合谷、外关、中渚、曲池。

【刺法】以毫针刺入穴位,留针30分钟。

【病案举例】

例1 李某,男,27岁。

主诉:双手痛痒时作已6年。

病史:患者6年来双侧手掌脱白屑,掌心皲裂,手指干裂甚多,刺痒疼痛难忍,因系锅炉工人,常须用手劳动,故每用力时,干裂之手掌手指均疼痛加重,甚至出血,常影响工作。

望诊:舌苔白,面色黄。

切诊:脉缓。

辨证:风毒稽留,血燥失润。

治则:养血润燥,疏风止痒。

取穴:合谷、中渚、外关、劳宫、曲池。

刺法:以毫针刺入穴位5分~1寸深,留针30分钟,用补法。

患者每周治疗3次,共治疗18次后症状消失,临床痊愈。

例2 王某,男,47岁。

主诉:右手掌心痒已1年余。

病史:患者发病初起右手掌心起水疱,瘙痒,每接触水湿及肥皂加重,继则脱屑,局部红润,工作时不能持物,常引起疼痛,要求治疗。纳可,二便调,素日手易出汗。

望诊:舌尖红,苔薄白。

切诊:脉缓滑。

辨证:湿热浸淫,复受风邪,气血不和,手掌失养所致。

治则:清利湿热,疏风解毒,调和气血,荣养手掌。

取穴:劳宫、中渚、外关。

刺法:以毫针刺入穴位5分~1寸深,留针30分钟,用泻法。

患者每周治疗3次,3诊后水疱消失,痒止,又针2次,以巩固疗效。

【按语】 鹅掌风一病出自明代《外科正宗》,书中载:"鹅掌风由手阳明,胃经火热血燥,外受寒凉所凝,致皮枯槁,又或时疮余毒未尽,亦能致此。"

笔者认为,本病初起湿热之邪浸淫手掌发为水疱,复感风邪而作痒,风湿热稽留日久,脉络阻塞,气血不和,手掌失养而脱屑、皲裂、干裂,引起痛痒交作。其治疗之法,取手阳明大肠经合谷、曲池清利湿热;取手少阳三焦经中渚、外关清利湿热,疏风止痒;取手厥阴心包经劳宫既能清热,又可调理局部气血,是止痒的效穴。全方配合选用,常可奏效。

白癜风(白驳风)

白癜风是因皮肤色素脱失而发生的限局性白色斑片。中医西医均称白癜风,中医又称之为"白驳风"。

西医学认为,本病是一种局限性色素代谢障碍的疾病。发病原因有遗传因素、自体免疫和神经因素等。

【病因病机】 本病多由七情内伤,肝气郁结,气机不畅,复感风邪,客于肌肤,致令气血失和,血不荣肤而成。

【临床表现】 皮肤突然出现色素脱失斑,渐渐扩大,形状不规则,可多发或对称性,皮损处呈纯白色,边缘色素往往较深,病灶处一般无自觉症状,有的患者可伴有精神忧郁或心烦急躁。舌质淡或有瘀斑,舌苔白,脉缓。

【治则】养血疏风,调和气血,荣养肌肤。

【取穴】阿是穴、背部痣点。

【刺法】以短毫针浅刺患处,约间隔1厘米1针,留针30分钟;火针速刺病灶及边缘处;以锋针挑刺背部痣点处,辅以拔罐出血。

【病案举例】

例1 华某,女,16岁。

主诉:左耳前及项部忽生白斑已2个月。

病史:2个月前,偶然发现左耳前及项部有白斑2块,局部无不适感,纳可,二便调。

望诊:舌苔白。

切诊:脉沉滑。

查体:左耳前有4.5厘米×3厘米白斑,项部有2厘米×1厘米白斑。

辨证:气血不和,肌表失养。

治则:调气和血,营养肌表。

取穴:阿是穴。

刺法:以短毫针围刺病灶,浅刺半分许,留针30分钟。

针治2次后,白癜风面积大大缩小,3次后仅留痕迹,共治疗23次,痊愈。

例2 胡某,女,17岁。

主诉:两髂棘上方有白斑2年余。

病史:患者两髂棘上方长有白斑已2年余,局部刺痒,双侧白斑对称。纳可,二便调,夜眠佳。

望诊:舌苔白。

切诊:脉沉细。

查体:两髂棘上方有10厘米×20厘米大小的白斑。

辨证:气血失和,肌肤失养。

治则:调和气血,荣养肌肤。

取穴:阿是穴。

刺法:以短毫针围刺病灶处,浅刺,留针约30分钟。

针刺治疗后,白癜风范围日渐缩小,皮肤颜色逐渐变深,共治疗25次,皮肤颜色基本正常。

例3 刘某,女,18岁。

主诉:全身多处白斑。

病史:患者于7年前发现左下肢外侧皮肤发白,约1厘米大小,去年双手腕部、脚腕部及右季胁部均出现白斑,最大处约5厘米×7厘米。患者素日性情急躁,饮食一般,睡眠可。

望诊:舌红,舌边齿痕,舌苔薄白。

切诊:脉滑。

辨证:气血不和,肌肤失养。

治则:调和气血,荣养肌肤。

取穴:阿是穴、侠白。

刺法:以短毫针密刺病灶处,浅刺,留针30分钟;用艾卷灸侠白穴,每侧半小时,可教会病人,自行在家中灸。

患者共计针刺治疗10次,白斑面积明显缩小,其中左手腕部1块已基本消失。

例4 孙某,男,30岁。

主诉:左手背白斑半个月。

病史:患者半月前生气后发现左手背部白斑,在此之前因左手腱鞘炎,行药物封闭治疗,恰好是药液留存处皮肤颜色变白,面积约3厘米×6厘米。

望诊:舌质红,苔薄白。

切诊:脉滑。

辨证:气滞血瘀,气血失和,肌肤失养。

治则:调和气血,荣养肌肤。

取穴:背部痣点。

刺法:以锋针速刺背部痣点出血,辅以拔罐,使出血充分。

患者每周治疗1次,共治疗4次,左手背白斑消失。

例5 李某,女,24岁。

主诉:项部发际下白斑,左右侧各1块,已数月。

病史:患者于数月前发现项部发际下白斑,左右侧各1块,每块约3厘米×2厘米大小,局部无任何不适,皮肤科诊断为"白癜风",涂以药物治疗未效,故来就诊。素日白带较多。

望诊:舌苔薄白。

切诊:脉滑。

辨证:体内蕴湿,气血失和,肌肤失养。

治则:调气和血,荣养肌肤。

取穴:阿是穴(白斑处)。

刺法:以中等火针速刺白斑处,每处约6~8针。

患者每周治疗1次,治疗5次后,项部右侧白斑消失,左侧明显减小。

【按语】白癜风是一种发生于皮部的病变。笔者认为,此病发于外是表象,实在内因于气血失和,以致肌肤失养所致,故气血失和是引起本病的基本病理过程,这一过程的产生多由外感风邪或情志不畅引起。在治疗方面,调气和血是基本原则,例1、2、3均采用微通之法,施以毫针刺病灶处,调和局部气血,以濡养肌肤;在此基础上,例3又以艾卷灸侠白穴,因侠白为肺经穴,肺主皮毛,肺色白,皮肤发生白癜风乃为肺经病变,灸侠白穴可起到调理肺气、调气和血、荣养肌肤的作用。例4采用强通法,以锋针挑刺背部痣点出血,调气和血,营养肌肤。例5采用温通法,助阳通络,调气和血,濡养肌肤。以上病例,灵活选用三通法,对不同病例的治法不同,结果均取得了较好的疗效。

月 经 后 期

月经不能应时来潮,向后推迟8~9日以上甚至延期50~60天,叫作月经后期。如仅向后延迟2~3日或原本月经周期正常,偶有一次后期,其后又恢复正常周期,可以不作本病论治。临床还要注意除外妊娠或其他疾病所引起的后期,后者要治疗原发疾病。

【病因病机】 本病产生的原因,主要由于病后失调,产孕过多,营血亏损;或饮食劳倦,脾胃两虚,气化之源不足,气衰血少,冲任两脉虚损,血海不足;或肝气不舒,气滞血瘀,胞脉血运不畅;或素体阳虚,寒邪内生;或行经之际,淋雨涉水,贪食生冷,寒邪搏于冲任,血为寒凝,冲任不通,经行受阻。

【临床表现】 月经周期推迟7天以上,甚至50~60天一潮。月经色黯而量少,小腹冷痛,得热则减,或畏寒肢冷,面色苍白,舌苔薄白,脉沉紧者为寒实证。月经色淡而量少,经质清稀,小腹隐隐作痛,喜热喜按,小便清长,大便溏薄,舌质淡,苔薄白,脉沉迟者为虚寒证。月经量少色淡,经质清稀,面色苍白,头晕目眩,心悸少寐,舌淡苔少,脉细弱者为血虚证。月经错后,经量少,经色黯红,夹有瘀块,小腹胀痛,胸胁乳房作胀,舌苔薄白,脉弦者为气滞证。

【治则】 调经和血。取任脉和脾、胃经穴为主。针灸并施。

【取穴】 关元、中极、水道、归来、三阴交。

【刺法】 虚者补之,寒者灸之,气滞者平补平泻以调之。

【病案举例】

例1　肖某,女,37岁。

主诉:月经后期20年。

病史:患者月经初潮为16岁。20年来,月经后期10天到2个月不等,经色黯黑,无血块,量中等,行经5~7天,经前两乳胀满,腰酸痛,有时胸闷、抑郁,情绪低落时则月经后期更为明显加重,平素白带量多。曾服用多剂中药,但效果不显著。

望诊:舌质淡,舌边有齿痕,舌苔薄白。

切诊:脉沉细。

辨证:脾肾两虚,冲任失养。

治则:调补脾肾,荣养冲任。

取穴:关元、中极、水道、归来、三阴交。

刺法:关元补之,余穴平补平泻以调之,留针20分钟。

患者平常每周治疗1次,月经来潮前,隔日针治1次,经过2个月的治疗,月经周期正常,又治1个月白带减少,腰酸痛消失,患者心情舒畅,无任何不适。

例2 沈某,女,29岁。

主诉:月经后期2年余。

病史:患者近2年来,每间隔30~60天行经1次,经量多,经色略深,有血凝块,每次行经7天。月经来潮前腹痛,喜暖恶寒,经来痛止。素日大便时干时溏,有时2~3日大便1次,腹胀满,纳可。

望诊:舌淡苔白。

切诊:脉沉滑。

辨证:脾肾两虚,寒凝血脉,冲任失畅。

治则:调补脾肾,温经和血,畅通冲任。

取穴:关元、中极、水道、归来、三阴交。

刺法:关元穴针加灸法,余穴平补平泻以通之。

患者隔日针灸治疗1次,治疗5次后,大便溏消失,腹胀减轻,共治疗10余次,月经周期正常,诸症消失。

【按语】 月经后期又名月经延期、经迟。本病与月经先期、月经先后不定期同属月经不调范围,是妇科常见疾病。此三种疾病共同具有月经周期的异常,又都伴有月经量、色、质的变异,因此临床治疗上,皆以调理冲任、调经为主法,而根据寒热虚实不同又有所变通。月经后期的致病原因,主要是冲任不足,或寒客冲任,或气滞血瘀,冲任不畅而致月经不能按时来潮而延期。其临床表现,虚证多见月经色淡,腹痛缠绵;实证多见月经色黯,有血块,腹痛拒按。

本病的发生与冲任失荣、脉道不通有关。脾为后天,主生化水谷精微,化生血液,充养冲任之脉。肾为后天,藏元阴元阳,提供五脏六腑的原动力。故脾肾足则冲任盈,月事以时下,脾肾虚则冲任亏,月事无以下而致延期。其治之法,调补脾肾,通冲任。上述两病例均属脾肾两虚,然病例2月经来潮前腹痛,喜暖恶寒,月经来潮痛止,有血块,故认为尚有寒气凝滞经脉,其治疗在针刺关元穴后加用灸法,以温经祛寒,和血活血,通调冲任之脉,而病例1无明显寒凝征象,故仅针刺补关元穴。中极为任脉穴,取之通调冲任。水道、归来足阳明胃经穴,胃者,受纳水谷,与脾同属后天之本,共生精微,针之可调补脾胃;又因此两穴位居腹部,邻近胞宫,其穴特性善治妇科诸疾,尤归来穴刺之可使血液充盈冲任之脉,月事以时下而治疗月经后期之疾。三阴交为脾经穴,通于足之三阴,刺之可调理足三阴经气。以上五穴合用,补脾益肾,充养血海。血海足,冲任脉通,故可治疗月经后期病,本组处方是笔者治疗此病的常用效方。

痛　经

　　妇女在月经期或经期前后,小腹及腰部疼痛,甚则剧痛难忍叫作痛经;严重者,甚至伴有呕吐,影响身体健康及工作。

　　西医学认为,子宫过度前倾和后倾,子宫颈管狭窄,子宫内膜增厚,盆腔炎,子宫内膜异位等病均可引起痛经。

　　【病因病机】痛经与月经有密切关系,主要病机是气血运行不畅所致。常由于经期淋雨、涉水感寒或冷水淋浴,或贪吃生冷,寒湿客于胞中,经血为寒湿所凝,运行不畅而作痛;或因忧思抑郁、恼怒气忿以致肝气郁滞,气机不得宣畅,气滞则血瘀,气血运行不畅,滞于胞中,而腹中作痛;或平素气血不足,行经之后血海空虚,胞脉失于荣养,以致痛经。

　　【临床表现】经前或行经期间小腹疼痛。小腹冷痛,按之痛甚,重则连及腰脊,得热痛减,经水量少,色黯,常伴有血块,舌苔薄白,脉沉紧者为寒湿凝滞。经前或经期小腹胀痛,胀甚于痛,经行不畅,月经量少,常伴有血块,兼见胸胁乳房胀痛,烦闷气急,舌质黯或有瘀斑,苔薄白或薄黄,脉沉弦者为肝气郁滞型。经期或经后小腹绵绵作痛,按之痛减,喜按喜暖,经血量多时症状尤为明显,经期全身乏力、气短、懒言、面色萎黄或青白,脉象缓弱无力,舌质淡者为气血两亏。

　　【治则】调气和血,通经止痛。取任脉和脾胃经穴、肝经穴为主。有寒湿者加灸法。

　　【取穴】关元、中极、水道、归来、三阴交。气滞者,加中封或蠡沟穴;寒湿者,灸关元穴,如腰脊酸疼亦可针刺命门、肾俞、次髎等;气血两虚者,灸中脘、关元,亦可针刺气海穴、足三里穴。

　　【刺法】虚证用补法,寒证用灸法,气滞者,肝经穴泻之,余穴平补平泻。

　　【病案举例】

　　例1　李某,女,27岁。

　　主诉:经期腹痛6～7年。

　　病史:6～7年来,月经来潮即出现腹部疼痛,疼痛部位在右下腹,伴有少腹发凉,月经周期不准,3～4个月行经1次,带经5～6天,经量少,色黯黑,曾经去西医院检查,诊断为"宫体后倾",现正行经第3天,右侧小腹部疼痛。已婚6年未孕,诊断为"原发性不孕症"。

检查:右侧少腹部有明显压痛。

望诊:舌苔薄白,脉沉细。

辨证:证属胞宫虚寒,冲任不调,寒凝气滞,血行不畅所致。

治则:温煦下焦,调和冲任。

取穴:关元、中极、水道、归来、三阴交。加灸关元。

患者隔日针灸治疗 1 次,连续 15 次,至下次月经来潮时,少腹疼痛已明显减轻。

例2 张某,女,32 岁。

主诉:小腹疼痛 10 余年。

现病史:患者婚后 11 年未孕,月经周期不准,有时提前或错后,经量多,色紫黑,有血块,月经前半个月全身浮肿发胀,手足肿甚,自半年前开始月经量更多,经期腹痛加重,每次必须服用止痛药和止血药月经才能止住,生气后即出血,注射止血针剂无效。近三四天来小腹内有烧灼感(正值月经前期),头晕,眼花,全身乏力,心慌,心跳,食欲尚可,二便正常,夜寐一般。

望诊:舌苔薄白,中间黄厚。

切诊:脉象沉细。

辨证:冲任失调,瘀滞不通,以致不孕及小腹痛。

治则:调理冲任,通经脉。

取穴:中封。

针刺治疗 1 次疼痛减轻,3 次疼痛消失,经追访月经亦恢复正常。

【按语】痛经一证,为妇科最常见病之一,给病人带来很大痛苦,甚至影响正常生活与工作。西医学将痛经分原发性与继发性两种,原发性痛经多见于未婚及未孕妇女,月经初次来潮后即有腹痛者。妇科检查无明显器质性疾患,婚后、产后多能自愈。继发性痛经多继发于盆腔器质性病变,临床表现为月经初次来潮后一段时间内无痛经,由于盆腔疾病引起痛经者。中医学认为,本病是由于气血失调,气机不畅,血行受阻以致引起疼痛,所谓不通则痛。其治疗以通调冲任之脉,和血活血为主法。笔者治疗本病以任脉、冲脉、脾胃经穴及肝经穴为主,亦取背部膀胱经腧穴,取穴依病情轻重、证型所属,用穴或多或少,或灸或针。在病例 1 中,针关元、中极、水道、归来、三阴交五穴,并灸关元。所用之穴与治疗月经后期完全相同,此乃其证型同而病不同,为异病同治之法。病例 2 中,患者小腹痛 10 年之久,且伴月经量多,全身乏力等症,但主要症状是患者生气后出血加重,此属冲任失调,瘀滞不通,此瘀滞实乃肝气郁滞而引起经血瘀阻不畅,以致痛经,其治疗疏理肝气,宣通气机,调理冲任,通经和血以止痛,取穴肝经之经穴中封,1 次痛减,3 次消失,真可谓用穴少而精,针到痛除。从针灸文献看,《针灸甲乙经》记载中封穴治疗脐少腹引痛,腰中痛。《针灸大成》载此穴治疗绕脐痛,但尚未见有明确记载治痛经者。笔者在前人针中封穴治疗少腹痛、绕脐痛的基础上,准确辨证,仅选用中封一穴,就取得治愈顽证的奇效,为患者解除10年之苦。从经脉循行看,"足厥阴肝经之脉,起于大趾丛毛之际,上循足跗上廉,去内踝一寸……过阴器,抵小腹"。由此可见痛经病的发生与肝经关系密切,肝气郁滞,脉道不通,及于冲任,冲任不畅,血行受阻故痛,取去内踝1寸处之中封穴,治疗小腹部疼痛,此为循经远端取穴,病在中,下取之,综观此例治疗过程,用穴少而巧,疗效速且宏。

闭　经

凡女子年满18周岁从未行经者,或月经周期已建立但又发生3个月以上无月经者,称为闭经,前者为原发性闭经,后者为继发性闭经。

【病因病机】闭经的主要原因是由于冲任和脏腑功能失调所致。有虚实两大类,虚者多因先天不足,肾气未充,或早婚多产,耗损精血;或饮食劳倦,损及脾胃,化源不足;或久病大病,耗损气血;或失血过多等,均可造成阴血不足,甚至枯竭,血海空虚,使冲任之脉无血以充,导致闭经。实证者多因恼怒忧思,肝气郁结,气机不畅,血滞而不行;或饮冷受寒,邪气客于胞宫,血脉凝滞等均可造成冲任不通,胞脉闭阻而致闭经。

【临床表现】年满18周岁月经未至,或月经周期已建立但又停经3个月以上。如兼见心悸气短,神倦肢软,面色无华,皮肤失于润泽,形体瘦弱,舌质淡,脉细者为气血不足。如兼见头晕耳鸣,腰酸膝软,口干咽燥,五心烦热,潮热汗出,舌质红,脉弦细者为肝肾不足。如兼见烦躁易怒,胸胁胀满,小腹胀痛拒按,舌质紫黯或有瘀点,脉沉弦者为气滞血瘀。如兼见形寒肢冷,小腹冷痛,得温则舒,苔白,脉沉迟者为寒凝血滞。

【治则】和血调经。

【取穴】关元、大赫、气冲、三阴交、合谷、曲池。

肝肾不足者加照海或水泉穴。

气滞血瘀者加太冲、蠡沟。

寒凝血滞者加灸关元。

【刺法】虚证补之,实证泻之,关元、大赫深刺约1寸,留针30分钟。

【病案举例】

例1　靳某,女,31岁。已婚。

主诉:闭经3年。

病史:患者于1988年因自然流产,去某医院行刮宫术,术后闭经2个月,经注射黄体酮,口服中西药物治疗后,偶然少量来经,1990年作B超发现左侧卵巢囊肿,1991 年经 B 超发现子宫肌瘤 3.4 厘米×3.4 厘米,2 年间月经一直未来潮,不孕,经妇科检查诊断盆腔炎。患者素日神倦乏力,急躁,腹部胀感不适。

望诊:舌淡红,苔薄白,舌边有齿痕。

切诊:脉弦细。

辨证:术后气血亏虚,冲任不充,以致闭经。

治则:补气养血,通调冲任。

取穴:关元、大赫、气冲、三阴交、合谷、曲池。

刺法:针刺穴位均用补法,关元、大赫、气冲刺 1 寸许,留针 30 分钟。

患者每周治疗 2 次,8 次后月经来潮,色红,带经 3 天,量中等。

例 2 杨某,女,35 岁。

主诉:闭经 4 年。

病史:患者素日好胜,4 年前因与人生气后心情郁闷不舒,当时正值月经前期,自觉胸胁胀满,善太息,月经来潮时经量少,经行不畅,腹部疼痛不适,以后月经时来时闭,约持续 1 年,近 3 年来偶有少量月经来潮。

望诊:舌黯有紫点。

切诊:脉沉涩。

辨证:肝郁气滞,血瘀经闭。

治则:疏肝理气,活血化瘀。

取穴:关元、大赫、蠡沟。

刺法:蠡沟穴平刺约寸许,行九六泻法,余穴平补平泻,刺约 1 寸,留针 30 分钟。

患者每周针刺 3 次,1 周后自觉胸胁腹部不适感消失,经治月余月经来潮,经量中等,色仍黯,少量血块,后又治 1 个月,每周 1～2 次,诸症消失,月经正常,经追访一直未复发。

【按语】 闭经一病,仍属月经不调的范围,或仍可称为月经病。月经的主要成分是气血精微所化,统称为血,来源于脏腑,通过冲任二脉下达胞宫,所以月经是否正常与脏腑气血的盛衰、经脉的通畅有直接关系。月经既然为血,月经病即属血病。血属阴,依赖于气的推动而运行,月经病故与血气关系最为密切,血行者气行,血瘀者气滞;气滞者血瘀,气行者血行。治疗此病,调理气血是根本原则,临证要究其致病之因,在应用关元、大赫穴补益肾精以养血的基础上,再针刺脾经之三阴交补阴血调经,针气冲、合谷、曲池穴以调补气血,阳明经多气多血,冲脉隶属阳明,其脉起于胞中,循会阴上行于气冲穴,并足阳明之经挟脐上行。故可见足阳明之气冲穴为冲脉与胃经相交之处,其穴位置重要,故名气冲,又名气街。冲脉为十二经气血汇聚之所,是全身气血运行的要冲,故《灵枢·海论》说:"冲脉者为十二经之海"。经脉为气血运行的通道,故又名血海,当谷气充盛的时候,阳明脉气旺盛,血海充盈,则月事以时下,否则经乱或闭经。因于气滞以致闭经者,针刺蠡沟或太冲穴以泻之,此两穴属肝经,肝主血液贮藏与调节,其体阴而用阳,全身各部化生之血除营养周身外,皆藏于肝,其余则下注血海为月经。临床上肝气郁滞者则血滞而不行发为闭经,故"调经肝为先,疏肝经自调"。

不 孕 症

凡夫妇同居 3 年以上,丈夫身体健康,其妻仍不能受孕,或曾受孕,但间隔 3 年以上未再受孕者,称为不孕症。

【病因病机】本病的致病原因主要是由于先天禀赋不足,或后天失养,肾气虚弱,气血不足,冲任失调,胞脉失养所致。

【临床表现】临床多表现为月经量少,月经周期紊乱,经色淡,性欲低下,腰膝酸软,四肢厥冷,神疲倦怠,小腹冷痛,喜暖,心悸,不寐,舌苔白,脉沉。

【治则】补益肾气,调理气血。

【取穴】关元、中极、水道、归来、三阴交。

【刺法】用补法,留针 30 分钟,腹部穴位刺入 1 寸深。

【病案举例】

例 1 　肖某,女,32 岁。

主诉:婚后 3 年不孕。

病史:患者 14 岁月经初潮,开始时月经周期正常,无痛经等不适。1975 年行经期间感受淋雨,双足部发冷,后出现痛经,行经第 1 天或第 2 天最为明显,经量适中,经色深紫,周期正常,伴腰酸腿软,恶心呕吐,大便溏薄,神疲乏力,小腹冷痛,遇热则缓,以上诸症经期后缓解。

望诊:舌苔白,舌边齿痕。

切诊:脉滑。

辨证:患者经期淋雨,寒湿损伤阳气,以致肾气不足,脾阳不振,冲任失调,乃诸症丛生。

治则:补脾益肾,调理冲任。

取穴:关元、中极、水道、归来、三阴交。

刺法:腹部穴位,以毫针刺入 1.2 寸深,全部穴位均用补法。

患者每周针刺 2 次。3 诊时,经期刚过,患者自述症状略好转,腹痛略减,余症如前,针阴廉、关元、气海、三阴交,针后感觉腹部较舒,现仍在治疗中。

例 2 　鹿某,女,29 岁。

主诉:月经不调 7 年,婚后不孕。

病史:患者于 22 岁时因劳累过度,闭经达 10 个月之久,虽经多方医治,但疗效不佳,有时服药后月经来潮,停药后即闭经,至今已有 7 年。婚后性欲减退,因此与夫离婚,睡眠及饮食尚可,二便正常。

望诊:声息正常,舌质红,苔薄白。

切诊:脉沉弦。

辨证:先天不足,劳伤气血,加之情志不畅,思虑伤脾,以致冲任失调。

治则:补益肾气,调理冲任。

取穴:关元、水道、归来、三阴交。

刺法:以毫针刺入腹部穴位 1.5 寸深,全部穴位均用补法,留针 30 分钟。

患者每周治疗 2 次,12 次为 1 疗程,前后针治 1 年,月经来潮,每月 1 次,周期正常,经色,经量均适中。患者第 2 次结婚后当年怀孕,生一男婴。

【按语】不孕症的发生与多种因素有关,其临床最常见的致病原因与肾气不足、精血亏少、胞宫虚寒、冲任气血失调有关。女子以血为本,血液盈则荣于冲任,冲脉盛则任脉通,月事以时下。任脉司人身之阴,足三阴之脉皆会于任脉,故称之为阴脉之海,人体孕育之根本,故有“任主胞胎”之说。任脉起于胞中,出会阴、上出毛际,与肝脾肾三脉会于曲骨、中极、关元。故不孕症的产生与冲任气血关系最为密切。临床表现为月经的异常,从病理角度看,即属于血的异常,血虚、血少、血闭是造成不孕症的直接原因,也是多见的原因;除此,临床上亦有血寒等原因造成不孕。例 1 即属于淋雨后损伤阳气,以致血液失于温煦,遍生诸症而不孕。例 2 则属气血不足,冲任失养所致。在治疗方面,凡不孕症患者有月经不调者,当治以调经为先,法用补肾固元,调理气血,荣养冲任。取穴以关元、中极、水道、归来、三阴交为主方。亦可选用气海穴以加强行气补气的作用;针刺阴廉穴调经血,为治疗月经不调,不孕症的效验之穴。本穴位于肝经,居股内侧近边缘处,故名。穴在胃经气冲穴下 2 寸。《甲乙经》载“治妇人绝产”。《针灸大成》亦说“治妇人绝产,若未经生产者”。以上诸穴配合使用,为治疗不孕症的常用穴组。

外 阴 白 斑

外阴白斑是指出现在外阴部位局灶性或弥漫性萎缩性白色病变。女性任何年龄组都有可能发生。其临床表现,患者多感外阴部位瘙痒或疼痛。本病与外阴癌有一定的关系,故应该加以重视。

西医学认为本病的致病原因尚未十分明了。近年来趋向于认为局部神经血管营养失调是造成外阴白斑的原因。

【病因病机】前阴为肾所司,肝经循行所过之处,肝为风木之脏,赖精血柔养,才能疏泄畅达,若肾脏虚弱,精血不足,肝气失畅不能达于前阴,以致局部气血不足,血不润肤,故见局部干燥,色白、阴痒等症。

【临床表现】早期阴部多红肿,继而皮肤变厚、变白,并发生裂纹,此时患者多感阴部瘙痒或疼痛,有时甚至因搔抓而致成皮炎,白斑严重时亦可蔓延至会阴部或肛门周围,瘙痒有时很强烈,夜间加重,对工作及睡眠都有影响。

【治则】疏肝解郁,清热疏风,止痒。

【取穴】阿是穴。

【刺法】以粗火针,用速刺法,点刺局部皮损处。

【病案举例】

例1　杜某,女,58岁。

主诉:外阴色白,瘙痒15年。

病史:15年前,患者外阴部位颜色变白,瘙痒,起小水泡,破后则疼痛难忍。曾用激光、胎盘组织浆注射液、针灸、中药外洗、中药内服等多方医治,病情略有好转,白斑颜色变深,去年因爱人患病,情志刺激又诱发外阴瘙痒加重,夜不能寐。

既往患十二指肠溃疡病,至今未愈。

望诊:舌苔薄白。

切诊:脉沉细。

辨证:肝肾不足,气失调达。

治则:温通肝肾经脉,调达气机。

取穴:蠡沟、阿是穴。

刺法:以毫针平刺蠡沟穴,行九六补法,留针30分钟。以粗火针速刺局部肤色变白处。

2诊后,患者瘙痒减轻;3诊时,症如前述,加刺血海穴,用补法;4诊时,白斑减小,皮损处变粉红色,瘙痒已除;10诊时,患者近日吃羊肉多,瘙痒又作,治同前法;16诊时,患者已2周内无瘙痒及疼痛;24诊后,患者外阴颜色已变深,诸症消失,临床治愈。此患者每周针治1次,前后共治疗半年。

例2　宋某,女,38岁。

主诉:外阴白斑11年。

病史:患者于11年前,生小孩后第2年,发现外阴大面积白斑,局部瘙痒甚、疼痛,以致不能骑自行车,夜间瘙痒最重,难以入睡,神疲倦怠,影响工作,曾去多家大医院诊治,妇科予以洗药等皆不效。

望诊:外阴呈白色,局部有搔痕,舌尖红,舌苔白。

切诊:脉沉细。

辨证:产后阴血不足,肝肾两虚,经气失畅。

治则:调和气血,温通经脉。

取穴:阿是穴。

刺法:以粗火针速刺白斑处,每周 1 次,每次点刺局部 7~8 针。

患者经治疗 10 余次,疼痛消失,痒已轻微,又经针治 15 次,外阴白斑处已变粉红色,基本不痒。

例3 来某,女,57 岁。

主诉:外阴部位有一肿物伴疼痛瘙痒 2 年。

病史:2 年前发现右侧外阴有一如枣大小的肿物,疼痛、瘙痒,有时右侧大腿内侧也疼痛,走路多时即疼痛加重。经某肿瘤医院活检确诊为"恶性肿瘤"。

望诊:外阴白色斑块,右侧有 1 厘米 ×2 厘米肿物,呈紫褐色。面黄少华,体瘦,舌质淡,苔薄白。

切诊:脉沉细。

辨证:肝郁气滞,情志不遂所致。

治则:疏肝解郁,温通经脉,调和气血。

取穴:阿是穴。

刺法:以粗火针,速刺法,点刺局部 5~7 针。每周 1 次。

1 次火针治疗后,大腿内侧疼痛明显减轻,肿物未见缩小。2 次治疗后,肿物渐小,但瘙痒不减。3 次治疗后,局部疼痛消失,周围仍痒。10 次火针治疗后,肿物缩小 4/5,体重增加,面色较前有光泽。

【按语】中医学对于外阴白斑无明确的记载。本病系因肝肾不足,精血亏虚,肝失条达所致。肝为刚脏,喜阴血之滋柔与充养,肝血足,则肝脉通畅,气血循经荣养外阴,如精血不足,肝失所养,肝脉不通,经气不能荣于外阴,故见局部肤色变白,萎缩,如肝经虚风内动,则瘙痒疼痛,因属阴不足,故夜间为甚。从经脉循行看,足厥阴肝经之脉入毛中,过阴器,是与外阴联系最密切的经脉,所以治疗上应以肝经为主,例 1 在应用火针点刺局部的基础上,又针刺蠡沟穴调补肝经之气,畅达气机。三例病案均采用了温通经脉,畅达气机的治疗原则,火针速刺局部,均取得了满意的治疗效果,从而可以推断出,温通法促进了病灶局部的血液循环,增加了局部的抵抗力,改善了营养状况,故火针疗法是治疗本病的有效方法之一,值得临床推广应用。

前庭腺脓肿

本病为前庭大腺急性感染,为妇科常见疾病。

【病因病机】多因肝郁生热,脾虚生湿,湿热蕴结,注入下焦,阻闭气机,或因体肤不洁,邪毒入侵,气血壅滞,发为脓肿。

【临床表现】大阴唇内肿胀,局部黏膜发亮、充血,疼痛剧烈,多数影响行走及大小便。伴有周身不适,食欲不振,体温增高。严重时可并发局部淋巴结炎,舌苔薄黄,脉滑数。

【治则】 解郁清热,利湿解毒,通经。

【取穴】 阿是穴。

【刺法】 以粗火针,用速刺法。

【病案举例】

丘某,女,27岁。

主诉:左侧阴部长一硬疖半月余。

病史:患者于半月前,左侧阴部长一硬疖,初起时仅黄豆大小,几天后渐长到鸡蛋大,经某医院诊为"前庭腺脓肿",予手术引流并服药,治疗后虽有好转,但伤口不愈合,仍疼痛。行走不便,纳差,二便正常。

望诊:面黄无华,舌边尖红,舌苔黄腻。

切诊:脉滑数。

辨证:毒邪未尽,经脉不通,气血瘀滞。

治则:消除余毒,通调经脉,行气活血。

取穴:阿是穴。

刺法:以粗火针,用速刺法,点刺脓肿处3~5针,出恶血数毫升。隔日1次。1次火针治疗后,肿渐消,疼痛明显减轻,已能行步。共治疗6次,伤口愈合,症状全部消失。数月后追访,病未复发。

【按语】 本病系由肝脾失常,湿热蕴结,毒邪壅遏经脉,气血瘀滞,发为疖痈,其治疗当以祛除邪毒,通调气血经脉为主法。病案中患者虽经手术引流治疗,但余邪不尽,经脉不通,故以粗火针速刺,放出恶血,则新血得生,经脉通畅,故针治6次,诸症消失,临床痊愈。

子 宫 脱 垂

子宫位置由阴道下移至阴道口或脱出阴道口外,称"子宫脱垂"。中医学称之为"阴挺"、"阴茄"、"阴疝"。本症以农村妇女及经产妇多见。

【病因病机】 发病原因主要是素体虚弱,产后气血未复,过早参加体力劳动,或因多产伤气,或因分娩时用力过度,或便秘努责,以致气虚下陷,损伤胞络,失于固摄胞宫,以致此症。

【临床表现】 阴道中有物下坠到阴道口,或脱出阴道口外,大者如鹅卵,其色淡红,自觉腹部下坠感,腰酸痛,多伴有神疲乏力,倦怠懒言,白带多,舌淡,脉虚弱。常因劳累、咳嗽、便秘等引起反复发作,如不及时治疗,往往迁延不愈。

【治则】益气固胞。

【取穴】关元、大赫、曲骨、水道。

【刺法】以毫针刺入 1.5 寸深，用补法。留针 30 分钟。

【病案举例】

李某,女,57 岁。

主诉:阴道有下坠感 10 余年。

病史:患者 10 余年阴道有下坠感,腰酸,尤为走长路后明显加重,小腹亦有胀感,两腿发沉,绝经后仍下坠。经妇产科检查诊为"子宫脱垂Ⅱ°",纳可,二便正常。

望诊:舌苔薄白。舌质淡。

切诊:脉沉细。

辨证:素体虚弱,肾气不足,气虚下陷所致。

治则:补益肾气,收摄胞宫。

取穴:关元、大赫、水道、曲骨、三阴交。

刺法:以毫针刺入穴位 1.5 寸深,用补法,留针 30 分钟。

一诊后,患者自觉子宫上收。3 诊后,仍有上收感。3 诊后,由于洗澡出汗过多,站立过久,病情出现反复,子宫下垂Ⅰ度。针上穴,用补法,症状又减轻,子宫上收。共治疗 10 次,子宫恢复原位,阴道下坠感消失。

【按语】阴挺一病多由气虚下陷所致。笔者认为,导致阴挺的原因与肾气关系最为密切,肾气虚,带脉失约,冲任不固,无力维系胞宫,故子宫下垂,小腹坠胀,腰为肾之府,肾主骨。肾虚则腰酸腿沉,行走劳累后症状更重,舌淡,脉沉细,均为肾虚之征象。处方中以关元、大赫补益肾气,以曲骨穴固冲任,刺水道穴调补脾胃之气,四穴合用,益气而固胞,故针后患者有子宫上收之感,共治 10 次而愈。

子 宫 肌 瘤

子宫肌瘤相当于中医"石瘕"一病,多发于 30 岁以上的妇女,约占10% ~ 20%,故为妇女多发病。

西医学认为,子宫肌瘤又称子宫纤维肌瘤,是子宫的实性、良性肿瘤,本病的发生可能与雌激素的刺激有关。

【病因病机】本病多由情志失调,忧思过度引起肝脾不和,致使冲任功能紊乱,气血瘀积或痰湿凝滞,郁久而成癥瘕。如久病失血,则气血双亏,出现体虚病实之证。

【临床表现】子宫逐渐长大,较坚硬,多于下腹触及肿块,一般无触痛,时感腹痛,月经量多,或带经日久,或有带下,腰酸痛,身倦乏力,头晕、心慌、五心烦热,舌淡,脉缓而细弱。

【治则】以活血化瘀,通经散结为主法。

【取穴】关元、中极、水道、归来、中空、八髎、痞根、行间、隐白等穴。

【刺法】以毫针刺入腹部穴位1.5寸深,或用火针速刺腹部穴位;隐白穴,毫针刺入3分深,痞根穴用灸法。

【病案举例】

例1　靳某,女,30岁。

主诉:体检时发现子宫肌瘤。

病史:患者于上月体检时发现小腹部肿块,经B超诊断为"子宫肌瘤",大夫建议手术切除,妇科检查时诊断"右侧附件炎性包块性质待定",建议进一步观察确诊。患者于1988年曾作人流,术后月经前后不定期,经量少,经色黑,小腹冷痛,服中药等效果不显。现症:周身乏力,性情急躁,小腹时有疼痛,纳可,夜寐不安,二便调。

望诊:舌质淡,苔白。

切诊:脉沉细弦。

查体:B型超声波检查发现,子宫右方见不均质团块,大小约3.2cm×2.9cm。诊断为"子宫肌瘤"。

辨证:肝郁气滞,气血瘀结以致石瘕。

治则:调气活血,化瘀通络。

取穴:关元、大赫、气冲。

刺法:以中等火针,用速刺法以温通之。

针刺后,小腹冷痛减轻,继用上方,3诊时火针点刺关元、中极、水道、归来、血海、三阴交,症状继续减轻,月经逐渐正常,用以上穴位,共治疗2个月,每周3次,B超检查结果:回声正常,子宫肌瘤消失。

例2　田某,女,45岁。

主诉:体检时发现子宫肌瘤。

病史:患者于体检时发现"子宫肌瘤",大小如怀孕4个月胎儿。素日月经淋沥不断,最长一次行经50多天,经量多,质稀如血水,有血块,血流不止,血色素下降,卧床不起,身体虚弱乏力,心悸气短,食欲不振。

望诊:面色黄,舌质淡,苔白。

切诊:脉细数。

辨证:气血瘀积,冲任失调,日久以致血亏气少之虚证。

取穴:关元、中极、隐白、痞根。

刺法:以毫针刺关元、中极1.5寸深,先补后泻,留针30分钟。隐白穴刺入3

分深,瘕根穴用灸法。1诊后下血停止,乏力、心悸消失。按原方治疗2个月,月经正常,妇科检查子宫缩小,接近正常大小。

例3 杨某,女,44岁。

主诉:经血不止已达半月。

病史:患者子宫出血不止,已持续约半月,经某妇产医院诊为"子宫肌瘤",月经周期不准,行经量时多时少,色淡,有时伴紫黑色血块,腰腹疼痛,轻度浮肿,心悸气短,厌食,二便正常。

望诊:面色红,舌苔白。

切诊:脉细弦。

辨证:腹有癥瘕,瘀阻经络,瘀而化热,热迫血行,病程日久,耗气伤血,遂成气血俱虚之证。

治则:调气止血,通经散结。

取穴:行间、中空、八髎、瘕根。

刺法:瘕根穴用灸法,余穴以毫针刺之,均用泻法,留针30分钟。

针后漏血减少,精神好转,加针肾俞3次,月经基本恢复正常,又针5次,经某妇产医院检查,子宫肌瘤已消,但宫颈糜烂较重,经电烙治疗致出血量增多,加针脾俞,余穴同前,针两次后血止。患者仍有心悸气短之感,又针数次后停针观察3个月,经妇产医院检查,肌瘤全部消失,子宫体、宫颈正常。

【按语】 子宫肌瘤为妇女常见病之一,临床上多需手术切除。笔者以火针、毫针、艾灸,以微通、温通经脉,调气行血,消癥散结,祛除肌瘤,给患者带来了福音。此病初期,多因气血瘀积而致癥块,发于胞宫,古人皆称之为"石瘕",此时正气尚充,故为邪实之证,可治以活血化瘀、调气散结法。如病程日久,冲任失调,月经发生异常,多有出血不止等症,久之气血两亏,旁及五脏六腑,变生诸症蜂起,此时瘤体未除,而正气已虚,故为虚中夹实,实中夹虚之难治之证,其治法当以补泻兼施,微通、温通之法酌用,方能奏效。病例1中,以火针刺关元、大赫、气冲等穴温通经脉,行气血散结而获愈。例2中虚实夹杂,但虚实之比,气血虚已成标急之证,故治以刺关元、中极补肾气,刺隐白补脾气以统血止血,灸瘕根以温通经气,消散结块。此处方中隐白穴为脾经井穴,是古人治崩漏之要穴,临证可针可灸;此穴位于下肢踇趾之端,连接阳经之气,有升发之功,故可治下血崩漏之证,是止血治标之主穴。瘕根穴出自《重编医经小学》一书,位居第1腰椎棘突下旁开3寸半,古人每遇瘕块、瘰疬之证,常用此穴针或灸之。笔者治子宫肌瘤,多艾灸此穴,临床效果较好。例3中亦属虚实夹杂之证,先针行间穴调肝气而化瘀,刺八髎、中空通经调气以散结,灸瘕根以温通,临床取得效果,因病人久病体虚,故在复诊中加刺肾俞、脾俞以补脾益肾,调补气血,以上穴位共同起到了调气止血、通经散结、治愈疾病的作用。

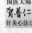

卵 巢 囊 肿

卵巢囊肿是卵巢肿瘤的一种,是女性生殖系统肿瘤中最常见的一种,可分为良性与恶性两类,两者之比约9∶1,良性卵巢囊肿以假黏液性囊腺瘤、浆液性囊腺瘤最为常见。

中医学认为,此病属于"癥瘕"、"积聚"范围,生于胞脉,故称为"肠覃。"

【病因病机】多因情志不遂,月经不调,脾不健运,痰湿内停,加之气血凝滞,日久结聚不化,渐致癥瘕。

【临床表现】此瘤多从下腹部一侧向上增大,生长缓慢,常可以形成巨大的肿块,肿块呈球形,多数表面光滑,上缘境界清楚可触,经妇科检查可触到肿块的下缘。一般食欲、月经、二便正常。瘤体过大者可使患者骨瘦如柴,影响纳食、月经及二便。

【治则】温通经脉,化痰祛湿,散结化癥。

【取穴】阿是穴。

【刺法】以中等火针,用速刺法,点刺肿物数针。

【病案举例】

唐某,女,38岁。

主诉:左少腹肿块多年。

病史:患者8年前曾流产一次,以后再未受孕。多次在医院检查,均诊断为"左侧多发性假黏液性卵巢囊肿"、"继发不孕症"。胃纳佳,月经正常,二便正常。患者因惧怕手术,故来就诊。

望诊:面黄,舌苔薄白。

切诊:脉细弦。

查体:左小腹可扪及16厘米×16厘米及14厘米×14厘米肿块两个,表面光滑、坚硬,推之不移,无压痛。

辨证:气机不畅,痰湿凝聚,阻于胞宫,结而为癥。

治则:温通经脉,化痰祛湿,散结化癥。

取穴:阿是穴(肿物处)。

刺法:用中等火针,行速刺法,点刺左侧小腹部肿物,深至肿物中心,每个肿物点刺3针。

患者每3天火针治疗1次,3次治疗后肿物缩小,7次后左小腹基本触不到肿物,共计火针治疗13次,肿物完全消失,经妇科检查未触及原肿物。

【按语】卵巢囊肿,在中医书中无明确记载,查阅《灵枢·水胀》中所说的"肠覃"可能与此病类同。因为"肠覃"是指生于肠外、腹内的一种息肉,可以逐渐增大,并不影响女子月经。由于当时解剖学的限制,对于卵巢的解剖记载不详,但该器官位于下腹部,故该部位的囊肿应被包括在内。

该病的发生是由气机不畅,痰湿凝聚而成。其治疗以火针温通经脉,调气助阳,运化痰湿而散结聚。操作时以火针深刺肿物中心,则其温化痰湿的作用更为显著。

国医大师
贺普仁
针灸心法丛书

《针灸三通法临床应用》

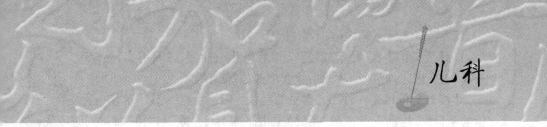

急 惊 风

急惊风是以四肢抽搐,口噤不开,角弓反张和意识不清为特征的一种儿科急症。多见于 5 岁以下的婴幼儿,年龄越小发病率越高,7 岁以后逐渐减少。

本病类似西医学的惊厥,可由很多疾病引起。

【病因病机】 本病大多由于小儿肌腠不密,外感时疫邪气,热极生风,内陷厥阴以致本病。或因乳食不节,积滞胃肠,水液凝滞,痰浊内生,气机壅阻,郁而化热,热极生风。或因暴受惊恐,恐则气下,惊则气乱,神无所依,亦可引起惊厥。

【临床表现】 本病起病急,意识突然丧失,多有双眼球上翻,牙关紧闭,面部及肌肉强直,四肢抽搐,角弓反张,发作一般持续数秒至几分钟,甚至成持续状态。发病前一般都有高热、呕吐、烦躁不宁,关纹青紫。

【治则】 清热解毒,平肝息风,镇惊安神,开窍。

【取穴】 攒竹、大椎、合谷、太冲。

【刺法】 针刺用泻法。

【病案举例】

马某,女,6 个月。

家长代诉:阵发性四肢抽 10 余日。

病史:患儿于 10 天前发热 38.7℃,后抽风,当即某医院就诊,经检查后诊为"脑膜炎",治疗后热退,抽风止,待 3 天后抽风又作,发作时两目圆睁,口开不闭,上下肢抽动,角弓反张,呼吸急促,痰声漉漉,每日 2～3 次,每次持续约 3 分钟,抽止汗出,深睡不醒,醒后稍进饮食,旋即又睡,大便稀薄,小便正常。

望诊:面色红润,呼吸均匀,舌苔白。

切诊:关纹淡紫,脉细数。

辨证:内有蕴热未尽,日久灼伤津液,引动肝风,夹痰上扰所致。

治则:清热保津,平肝息风,安神止惊。

取穴:大椎、攒竹、合谷、太冲。

刺法:以毫针点刺穴位,不留针。

1 诊后只抽 1 次,较前减轻。2 诊后患儿未抽,但睡眠不实,易惊醒。3 诊后未抽,以上诸症均消失。4 诊后饮食增加,二便正常。

【按语】惊风是一种小儿常见的症状。习惯上将"惊风"称作一种病。"惊"指的是惊惕,悸动不安,"风"指的是抽搐。临床上"惊"与"风"常常同时出现,故称之为"惊风"。与惊风相近的还有癫痫,主要临床表现也是抽搐,与风相似,但其表现以屡发屡止,抽时吐沫,喉间作声为特点。中医认为,"诸风掉眩,皆属于肝"。临床上凡抽搐振掉多与肝有关。"心主惊",惊惕,惊动不安又与心有关。而心与肝又有密切关系,两者可以相互影响,肝气太过可以生火,即"气有余便是火","木旺生火",心火太盛,可以引动肝风,风火相煽,发为抽搐等症。"风气通于肝",肝喜疏泄条达,如因食滞痰郁,化生积热或阻遏肝的疏泄功能,均可引起惊风。

惊风按其病因病机及临床表现分为 3 种:急惊风,正气未伤,属于实证、热证者居多。如惊风日久不治,反复发生,可以转为慢惊风。慢惊风时致惊原因尚未去尽,而正气已虚,属于虚中夹实之证。如慢惊风仍未控制,最后可以发展为慢脾风,到了慢脾风,则正气耗竭,脾肾阳微,为难治之证。

笔者认为,急惊风的治疗以泻实热之邪、息风止痉法为主,取督脉大椎穴泻实热,此穴位于第 7 颈椎棘突下,为手足三阳、督脉之会穴,功专疏风解表,清热通阳,为治疗热证的主要穴位之一。该穴在清热的同时,还可以通调诸经之阳气,使之郁结消除,脉道通畅,以防热盛气壅,壅而为郁,郁而化热,热盛风动的发生,故大椎穴是治疗急惊风的主要穴位之一。攒竹穴为足太阳膀胱经穴,位于眉头,其穴可安神镇惊以息风。合谷、太冲为四关穴,具有开窍醒神、息风止痉的作用,历来为止抽的常用穴位,以上 4 穴合用,共同起到清热、息风,安神止惊的作用。如临床上,患儿口噤不开,神志不清,亦可加用人中、十宣等穴,以开窍醒神、止抽。

小 儿 麻 痹

本病是以发热、肢体麻痹为主证。中医属"湿痹"、"痿证"范围,亦有人称为"软脚瘟"。

西医认为本病是由脊髓灰质炎病毒引起的急性传染病,流行于夏秋季节,以 5 岁以下儿童为多见。

【病因病机】湿热之毒邪侵及肺胃,浸淫筋脉,继而病及肝肾,阴血不足,筋骨失养,痿弱弛缓,肢体不用,发为麻痹。本病早期属于邪实,晚期属于正虚。

【临床表现】病初起表现为头痛,发热,咽痛,身痛,咳嗽,呕吐,嗜睡,烦躁。

热退后发现患儿肢体瘫痪,若累及躯干肌肉,则出现肌肉萎缩,关节畸形,以下肢多见。

【治则】 养血活血,濡润肌肉,通经活络。

【取穴】 气冲、髀关、阴市、风市、足三里、上巨墟、下巨墟、解溪、内庭。

【刺法】 以毫针点刺穴位,不留针。

【病案举例】

陈某,女,5岁。

家长代诉:患儿两腿软弱无力,不能站立约10天。

病史:患儿半月前发热体温达38.3℃,恶心、呕吐、头晕,不思饮食,汗出,大便3~4天未解,小便黄,经治疗后热退,体温降至正常。热退后即发现患儿两腿发软无力、发麻,不能独自站立活动,经某医院神经科诊为"小儿麻痹症"。

望诊:面色正常,双腿不会站立,仰卧时腿不能抬高,俯卧时两腿不能屈曲,脚趾不能活动。唇干,舌苔白根厚。

闻诊:声音正常,呼吸均匀。

辨证:湿热之邪侵入肌体,热灼津液,阳明气血不能濡养筋骨、利关节,以致本病。

治则:清利湿热余邪,养血活血,通经活络。

取穴:髀关、风市、阴市、足三里、上巨墟、下巨墟、解溪、内庭。

刺法:点刺不留针,隔日1次。

2诊时,双腿均见好转,自己能站立片刻,且能向前迈一步,腿外臁已不麻,仰卧能抬腿,俯卧时已能屈曲,脚趾稍能活动,食纳乏味,大便正常,针治同前。3诊时,两腿大见好转,已能独立行走数步,脚趾活动较前灵活,食欲、二便好转。4诊时两腿走路如常,且能跑步,外观无畸形,饮食、二便正常,针治同前。停针1周后复查,患者两下肢正常,走路跑步均无异常。

【按语】 小儿麻痹是小儿神经系统的传染性疾病,西医分前驱期、瘫痪前期以及瘫痪期。临床如治疗不当,可使患儿肢体麻痹,严重者肌肉萎缩、关节畸形,可造成终生残疾,给患者带来痛苦。临床急性期一般以药物治疗为主,一旦出现瘫痪,可用针刺及早治疗。笔者的经验是,此病治疗越早越好,早期治疗,患儿肌肉萎缩尚未形成,经络虽有阻滞,但尚轻微,气血虽有损耗,但尚未虚损。在治疗方面,以足阳明经穴为主治疗下肢麻痹,其意有三:①针刺足阳明穴位可清热利湿,祛除致病之邪气;②阳明经多气多血,针刺该经穴位可养血活血,通调瘀滞之经络;③阳明者,五脏六腑之海,主润宗筋,宗筋主束骨而利机关也。针刺该经穴位,可调整五脏六腑之功能,营养筋脉肌肉,加强各关节以及肢体的活动,在防止肌肉萎缩、关节畸形的基础上,轻症患者可较快祛除麻痹,恢复肢体正常功能。病例中患者被发现下肢麻痹后,很快进行针刺治疗,并在短期内取得满意效果即是例证。重症麻痹患者,如已出现肌肉萎缩等症,也要树立信心,坚持针灸治疗,坚持体育锻炼,亦能收到较好的效果。

腮腺炎(痄腮)

"痄腮"是以发热、腮部肿疼为主要特点的疾病。多发生在 5～10 岁之小儿。

本病是小儿常见的传染病之一,西医叫"病毒性腮腺炎"。

【病因病机】外感时疫温毒之邪,更兼夹痰化热,郁滞少阳,少阳经脉失于疏泄,气血不通,故耳下腮部肿胀疼痛,并有恶寒发热等症。

【临床表现】轻症,仅觉耳下腮部酸痛,继而肿胀,如无其他症状,可在数日后逐渐消退。较重的初起有恶寒、发热、头痛、呕吐等症,并渐见腮部焮热红肿,咀嚼困难,舌苔黄腻,脉浮数或滑数。

【治则】清热解毒,活血消肿。

【取穴】阿是穴、颊车。

【刺法】以中等火针或细火针,用速刺法,点刺肿胀之局部。

【病案举例】

刘某,男,7 岁。

主诉:3 日来高热,两腮肿痛。

病史:患者 3 日来持续高热 38.5℃,两侧腮部漫肿无际,酸胀疼痛,咀嚼困难,食欲不振,大便干,小便黄赤。

望诊:面赤,咽红,两腮隆起,皮色不变。舌苔黄。

闻诊:呼吸急促。

切诊:脉滑数。

辨证:感受时疫之邪,毒热壅阻少阳、阳明经络,以致痄腮。

治则:法宜清热解毒,疏通少阳、阳明经络。

取穴:漫肿中心及其周围。

刺法:以细火针,用散刺法点刺漫肿局部。每次 4～7 针。1 诊治疗后,漫肿渐消,体温降至 37.5℃。2 诊后肿完全消除,体温降至正常。共治疗 3 次而愈。

【按语】本病的发生主要责之于毒热之邪阻遏少阳、阳明经所致,其治疗之法在于通其经络,驱邪外出。痄腮一病,历来以药物治疗者为多见,然针灸治疗本病,或毫针刺合谷、颊车、翳风、下关等穴,或少商等穴放血,或灯心草灸角孙,尚未见有用火针者。火针速刺治疗痄腮,其病虽属热证,但疗效颇佳。此好比用艾灸治疗热证一样。唐代著名医家孙思邈常用艾灸治疗毒热蕴结之痈疮,脏腑实热之胀满,阳证之发狂,阴虚之内热。其理在于,毒热蕴结者火郁发之;脏腑实热者,宣泄之;重阳发狂者,引阳散泄之;阴虚内热者,阳中求阴也。如《千金翼方·卷二十八》:"凡卒患腰肿,胕骨肿,痈疽疔肿风,游毒热肿,此等诸疾,但初觉有异,即急灸之立愈……"《千金要方·卷十三》说:"不能食,胸中满膈上逆气闷热,灸心输二十七壮,小儿减之。"像以上用艾卷治疗热证的原文,在孙氏的著作中记载多处,这不仅丰富了针灸的理论,而且扩大了灸法的治疗范围。笔者在前人经验的基础上,提出了热证用火针的治法,并用之临床,取得满意效果。痄腮病属毒热蕴结,阻遏经络所致,火针速刺之,在于通其经络,使"火郁发之",驱邪外出。"病多气滞",经气阻滞是引发诸病的根源,也是诸病发生后对经络作用的结果,所以气滞既是致病原因又是致病的病理过程和结果。痄腮病之温热时邪流行于自然界,素体经气畅通之人,抵抗外邪而健康生活,素体经气阻滞之人,无力抵御邪气,外邪乘虚而入,使人致病。今痄腮之人,所以患病,一是经络之气阻滞,二是与毒邪强有关,但前者是致病的根本原因。火针治疗痄腮,就是运用了"通其经络",祛其郁滞,使得火气毒热之邪外出,郁热肿胀得以宣散,故病治愈。

流　脑

流脑以起病急,发热、头痛、呕吐、颈项强直及皮肤小瘀点为特征。多流行于冬春两季,14 岁以下儿童发病率高。

流脑即流行性脑脊髓膜炎,是一种急性传染病。

【病因病机】本病的发生主要是患儿内有蕴热,感受温疫时邪,经口鼻侵入肌体以致发病。

【临床表现】始见发热、恶寒、无汗。邪犯太阳经脉,则见颈项强直,病情进一步发展,邪毒入里,则见壮热、烦躁等症。邪火犯胃,热毒上冲,故呕吐频频,甚至喷射状呕吐。如邪热化火,扰乱心窍,则见壮热、神昏,如引动肝风,则病厥、抽搐等。少数病儿发病急暴,起病不久因邪毒炽盛,病情急剧进展,临床又可表现为热深厥深的闭证,或者表现为阳气暴脱的脱证。

【治则】泄热息风,解痉开窍。

【取穴】攒竹、印堂、十宣、人中、大椎等穴。

【刺法】十宣穴点刺放血,大椎穴挑刺放血后加拔火罐,使血液出其充分。

【病案举例】

唐某,女,6 岁。

主诉:8 天来持续高热。

病史:患者8 天来持续高热39℃不退,头痛项强,精神不振,不思饮食,经某儿童医院诊断为"流脑",欲作腰椎穿刺,检查脑脊液,家长不同意,特转来我院求治。来院时仍高热39℃,神志时清时昧,面垢倦怠,自云:"前额剧痛,心中烦躁,口苦,昼轻夜重"。

望诊:急性病容,舌苔腻黄。

切诊:脉浮数。

查体:项强。

辨证:风热在表未解,邪热内蕴阳明,此乃表里同病,有热极生风之虞。

治则:外散表邪,内泄里热,表里同治。

取穴:十宣、攒竹、大椎。

刺法:十宣(手足共10穴)、攒竹穴用速刺放血法;大椎用挑刺放血,并加拔火罐,使血液出其充分,强通血脉,促邪外出。

2诊患儿体温降到38.6℃,诸症均大减轻,已能饮食。以原法治之,3诊体温恢复正常,诸症痊愈。

【按语】流脑一病属中医"温热病"范围,以其发病急、进展快、高热为特点,如治之不当,则患儿有生命危险。治疗本病应以泄热为主法。此病诸症蜂起,来势凶险,皆由温热时疫毒邪侵入肌体所致,其治之法,当以泄热为主,热邪祛除,则诸症可除,而泄热的最佳方法以放血为宜,据临床观察,放血可以退热,可以改变血象变化,还可以改善微循环,正是由于放血疗法有如此作用,所以在温热病中,采用放血可以泄热解毒,又可以调节、改善机体的功能状态,促使紊乱的生理功能恢复正常,有助于祛除邪气,恢复正气,其病向愈。在病案中,取手足十宣以速刺点刺放血,一是放血泄热,二是其穴位于指、趾末端,为阴阳经相交之处,在热性病中,由于毒热壅盛,气血大多表现为壅滞不畅之候,尤以肢体末端明显,病重者,甚至肢端不温,取十宣穴放血可以改善气血之运行,促进阴阳经之相通。用西医学的观点看,就是改善微循环。取攒竹穴放血,可起到泄热息风、镇惊安神的作用。大椎穴挑刺放血,其量少而难以清泄炽盛之热,故需加拔火罐利用负压,使出血充分,热随血出。以上三穴同用,祛除邪热而病愈。

遗　尿

遗尿又称"尿床",是指满6周岁具有正常排尿功能的儿童,在睡眠时不能自行控制而排尿者。

【病因病机】肾司封藏,主气化,膀胱有贮藏和排泄小便的功能,若肾气不足,开阖失利,下元不能固摄,每致膀胱约束无权,而发生遗尿。

【临床表现】睡梦中遗尿,轻者数夜1次,重者每夜1次或数次,若迁延日久,可有精神不振、食欲减退,以及消瘦萎黄等症。

【治则】调补脾肾,固摄下元。

【取穴】关元、中极、气海、肾俞、三阴交。

【刺法】以毫针刺入穴位0.5～1寸深,视患者胖瘦而定,针刺前排尿。用补法。

【病案举例】

例1　孟某,女,5岁。

主诉:遗尿1年余。

病史:1年多来,患孩常常尿湿裤子,白昼较重,夜间轻,小便频数。近2个月来,小便淋漓不尽,不能自行控制,入睡后略好转,纳一般,大便正常。

望诊:舌苔白。

切诊:脉细。

辨证:先天禀赋不足,肾气虚弱。

治则:温补肾阳。

取穴:气海、中极、三阴交。

刺法:以毫针刺入5分深,用补法。

寒假期间,共治疗8次,患儿痊愈。

例2　张某,男,10岁。

主诉:自幼尿床。

病史:患儿自幼尿床,每夜尿1～2次,因惧怕尿床,患儿于晚上不敢饮水,纳一般,二便调。

望诊:身体瘦弱,面色萎黄,舌苔白。

切诊:脉细,手足凉。

辨证:脾肾不足,下元失于固摄。

治则:补益脾肾之阳气,固摄下元。

取穴:关元、中极、三阴交。

刺法:以毫针刺入穴位5分深,用补法。关元针加灸。留针半小时。

患者隔日针刺治疗1次,艾灸每日1次(自行在家中灸)。针治5次后,尿床明显减少;10次后,已基本不尿床。嘱可继续灸关元穴数日,以巩固疗效。

【按语】小儿遗尿多由肾气虚弱所致,虽临床有脾气虚者,但皆以肾虚为根本。小儿本为稚阴稚阳之体,如因先天不足,肾气虚弱,气化无权,则不能自行控制而遗尿。对此病的治疗原则是温补肾元,采用关元、中极、气海、三阴交等穴补之,亦可用艾灸关元,更加强温补肾阳的作用,其灸之法,可告知患儿家长,自行回家艾灸,每次约半小时为宜,每日1次。气海、中极均为任脉穴位,可补肾气,中极穴又为足太阳膀胱经之募穴,功专助阳,利膀胱,为治疗遗尿之重要穴位,故上述两病案中均用此穴。三阴交补脾气以调理后天,而助肾气之恢复。以上诸穴,合理选用配合,故取得满意效果。

多 动 症

多动症是指儿童期多动综合征,又称儿童多动症,简称为多动症,是一种较常见的儿童行为异常性疾患。其临床表现为,患儿的智力正常或基本正常,但注意力涣散,活动过多,情绪不稳,冲动任性,自我控制能力差,以致影响学习成绩,甚至出现破坏性行动,导致少年犯罪。本病不仅影响儿童健康成长,而且关系国家人口素质,给家庭、学校、社会带来不良影响,目前已引起国内外有关方面的关注。

【病因病机】 本病的发生多由先天禀赋不足,致使患儿出生后肝肾虚弱;或因饮食不节,过食生冷损伤脾胃,造成气亏血少,心神失养;或过食肥甘厚味,痰浊内生,阻滞气机,扰乱心神;或因产伤或其他外伤,致使儿童气血瘀滞,经脉不畅,以及心肝失养而神魂不安;或由于患儿久病之后,损伤气血或气血逆乱,使心神失养,以致神不安藏。

【临床表现】 患儿智力大致正常,注意力涣散,活动过多,情绪不稳定,易兴奋恼怒,打人骂人,蒙骗家长老师,课堂上患儿不能控制自己,做小动作、说话多、好插嘴干扰别人说话,做作业时难以保持安静,故学习成绩较差、学习困难等。

【治则】 平衡阴阳,调和气血,安神宁志。

【取穴】 攒竹、譩譆、大椎、腰奇。

【刺法】 以毫针速刺之,不留针。

【病案举例】

吕某,男,9 岁。

主诉:多动多语已 10 个月。

病史:患儿 1 年前有外伤病史,头部被击伤,头皮下血肿,经治疗后血肿消失,10 个月前开始,患儿常耸肩搐鼻,挤眉弄眼,手脚易动,上课时精力不集中,做小动作,说话,不团结同学,有时骂人打人,被老师多次留校,学习成绩明显下降。开始时家长误认为孩子淘气,常施以严格管教,但毫无奏效,后经某医院诊断为"进行性抽搐",又经某儿童医院诊断为"秽语综合征",经治疗后未见明显效果,经人介绍来此就诊。

望诊:舌淡红,苔薄白。患儿来就诊时,不自主地搐鼻耸肩、挤眉弄眼。

切诊:脉细数。

辨证:患儿外伤,气血瘀滞,阴阳不调,心肝失养,神魂不安。

治则:调和阴阳,化瘀通络,宁神安魂。

取穴:攒竹、譩譆、大椎、腰奇。

刺法:以毫针刺之,不留针。

国医大师
贺普仁
针灸心法

《针灸三通法临床应用》

患者隔日针治 1 次。5 诊后挤眉弄眼、搐鼻耸肩动作消失;10 诊后活动明显减少,较少与同学吵架骂人,自我控制能力增强;15 诊后患儿已能遵守课堂纪律,学习成绩较前提高;20 诊后已基本正常,能团结同学、尊敬老师、按时完成作业。

【按语】 多动症是发生在儿童的一种疾病,在 6～8 岁儿童中发病率最高,或者说在此期间的临床表现最为突出,由于本期的发生是渐进性,病程多在 6 个月以上,从中医角度可以认为是在儿童发育过程中渐进形成的一种阴阳失调现象。儿童在此阶段的发育特点是功能(阳)蓬勃旺盛,物质(阴)相对消耗过多的"纯阳之体",阳主动,阳盛阴衰,阴阳失衡是多动症患者发病的关键。心藏神、肺藏魄、肝藏魂、脾藏意、肾藏志,此为五神。五神是五脏的生理活动,也包含了西医学所指的中枢神经活动。五神的活动实际上以心为主,即心神居于统率其他四神的地位。儿童多动症,不论何种类型,所共同的表现均为五神失调,尤以心神失调最为多见,即神不宁、意不周、志不坚、思不专(不能反复计度)、虑不远、智不谧的神志病变。中医强调形体决定精神,又重视精神在生命活动中的统帅地位,多动症患者心神不宁,五神不安则表现形体多动、口多言、打人骂人、自我失控。气与血,一阴一阳,互为根本,相互促进,维持着脏腑生理功能正常协调,经络间相互沟通流畅,多动症患者气血逆乱,脏腑失养,经络不畅,故失其和平,出现病态。以上讨论了多动症的发生主要与阴阳失衡、脏腑失调、五神失宁、气血失和有密切关系。

治疗多动症要重视调理气血阴阳,安神宁志。常用穴位中以督脉之大椎穴,以及督脉循行线上的腰奇穴(本穴为奇穴,但位居督脉线上),抑阳而息风。督脉属阳,多动症临床表现以多动多言为主,故为阳盛之证,取督脉阳经之穴以抑制阳盛而达调理阴阳之目的;攒竹为足太阳膀胱经穴,有镇惊安神之功,历来为医家所用安神之要穴;譩譆亦为足太阳膀胱经穴,位居背后第 6 胸椎棘突下旁开 3 寸,是治疗神志病变的效穴,也是笔者善于应用之穴。以上四穴合用,治疗多动症可收到很好效果。

疳　积

疳积即积滞和疳证的总称。积滞也叫"食滞"或"食积"、"停食";疳证是积滞日久,以脾脏虚损,津液干涸为特征,故名疳证,又名"脾疳"。

疳积是一组比较复杂的综合征,从西医角度看,可包括消化不良、营养不良、某些维生素缺乏症、肠道寄生虫症等多种疾病。

【病因病机】 小儿脏腑娇嫩,脾胃功能薄弱,再加上不知饥饱,饮食不节,尤其是过食生冷、油腻和甜食,以致食滞中焦;此外肠寄生虫或病后失调也可引起脾胃失和,日久中焦失运,食滞化热,耗伤津液,发为疳积。

【临床表现】胃纳减退,厌食,恶心呕吐,吐出不化奶块或食物,腹胀而硬,大便不调,烦躁哭闹,手足心热。

【治则】调理脾胃,消积化滞,清热。

【取穴】四缝。

【刺法】以小三棱针速刺穴位,挤出少量黄白黏液。

【病案举例】

例1 季某,女,8 岁。

家长代诉:食欲不振 4 个月。

病史:4 个月前,患儿感冒发热,口渴欲饮,连续吃冰棍 2 支,后经口服中药汤剂后,发热退,感冒愈,但食欲一直不好,厌油腻,饥饿时常吃巧克力以充饥,体力差,上课时精力不集中,平日大便时有干燥。

望诊:身体瘦弱,皮肤干皱,面色失润发黄,有白斑,舌苔白。

切诊:脉沉细数。

辨证:病后正气不足,饮食失于调理,脾胃不运,中焦积滞。

治则:消积祛滞,调理脾胃。

取穴:四缝。

刺法:以小三棱针速刺穴位,挤出少量黄白色黏液。

患儿每周针治 1～2 次。共治疗 5 次,饮食增加,大便调,皮肤、面色恢复正常。

例2 王某,男,1 岁。

家长代诉:厌食半年。

病史:患儿半年来厌食,食后腹胀,大便不调,面黄消瘦,毛发稀疏发黄直立,右手经常挖鼻孔,易哭闹,不玩耍。

望诊:形体干瘦,面色萎黄无华,舌苔薄白,关纹色淡。

切诊:脉细数。

辨证:饮食不节,克伤脾胃。

治则:调理脾胃,消积化滞。

取穴:四缝。

刺法:以细小三棱针,速刺穴位,挤出黄白色黏液。

患儿每周治疗 1～2 次。治疗 2 次后,食欲好转,共治疗 7 次,饮食增加,二便调,毛发、面色恢复正常。

例3 何某,女,9 岁。

家长代诉:食欲不振 1 年。

病史:1 年来,患儿食欲不振,食纳甚少,日渐消瘦,性情急躁,易患感冒,夜间出汗,头晕,乘车尤甚,大便不调,时干时溏,小便正常。

望诊:面黄无华,体瘦,舌苔薄白。

切诊:脉细数。

辨证:食滞化热,中焦失运,滋生诸症。

治则:消滞清热,健运中焦。

取穴:四缝、脾俞。

刺法:以三棱针速刺四缝,挤出黄白色液体;以毫针点刺脾俞,不留针。

患儿经25次治疗后,纳食大有改善,体重增加,大便调,性情平和。

【按语】疳积一病所包括的范围较广。从中医角度,此病包括积滞和疳证两部分,但由于其致病原因相同,只是疾病程度轻重不同,症状表现轻重有异。《证治准绳》说:"积为疳之母,所以,有积不治,乃成疳。"可见积证为病之始,较轻,疳证为病之后,较重。由于医疗的发展,现今积证多见,疳证已大为减少,但积证如久延不治,亦会严重影响患儿健康。

本病的发生主要责之于脾胃,胃主受纳和腐熟水谷,这一过程即相当于饮食物的加工研磨过程;脾主运化是水谷精微的分布利用过程。这两个过程一前一后,相互衔接,任何一环节停止或消极工作,均会引起本病发生,出现厌食、腹胀、大便不爽、消瘦等症。日久不愈者,还可积滞化热,加重病情。

治疗方面以四缝穴为主,此穴位最早出自《奇效良方》一书,穴位居于第2、3、4、5指掌面,近端指关节横纹中点。此穴主治小儿疳积,为其经验效穴。笔者在前人应用此穴的基础上,多次加以验证,治愈了多例小儿疳积患者。如病情需要,在应用四缝穴的同时,还可配以脾俞、胃俞、中脘、足三里等穴,但每次选配1~2穴即可,临床可据病情选穴配伍,不必拘泥。

结膜炎(暴发火眼)

结膜炎是一种传染性疾病,按其发病快慢可分为急性和慢性两类。急性结膜炎中医学称之为"天行赤眼"、"天行赤热",民间俗称之为"暴发火眼"。本病发病急剧,常常累及双眼,往往一人发病,迅速传染,广泛流行,多发于春夏暖和季节。西医又称此病为"红眼病"。

【病因病机】此病乃由时气毒邪侵袭,或兼肺胃积热,内外合邪,交攻于目,气血壅滞,脉络不通所致。

【临床表现】病初起,自觉眼痒,继而眼目红赤,白睛瘀血,磨痛难忍,畏光羞明,流泪,睑胞肿胀,头痛,眵多黏结,每于睡起时睫毛与两睑胶封,常一眼先发或两眼齐发,或伴有发热、咽喉痛、流涕等全身症状,舌质红,苔黄,脉数。

【治则】清热解毒,通络明目。

【取穴】耳尖、太阳、内迎香等。

【刺法】以锋针速刺穴位放血。

【病案举例】

例1　赵某,男,54岁。

主诉:左眼红肿疼痛2天。

病史:2天前左眼开始发痒磨痛,半日后出现白睛红赤,眼胞肿起,磨痛难忍,眵多黏结,流泪怕光,曾点氯霉素眼药水无效,于是来诊。

望诊:舌尖红,苔白。

切诊:脉弦细。

辨证:毒热之邪侵袭,血脉壅滞所致。

治则:清热解毒,通络明目。

取穴:左耳尖、太阳。

刺法:以锋针速刺穴位放血。

国医大师
贺普仁
针灸心法丛书

《针灸三通法临床应用》

针后患者当即左眼疼痛减轻,可以上班工作,连续针治 3 日,每日 1 次,左眼痛止,红肿消失,诸症皆愈。

例 2 沙某,男,20 岁。

主诉:2 年来右眼结膜充血。

病史:患者 2 年来右眼结膜充血,视物模糊,有异物感,发痒,羞明,经某医院诊为"右眼慢性结膜炎",外用卡那霉素、利福平等药物治疗,未见好转,病情反有日趋加重之势,兼有便秘、溲赤。

望诊:右眼红肿,舌淡体胖,边有齿痕,舌苔白。

切诊:脉弦细无力。

辨证:热毒久蕴体内,气滞血瘀,经脉不畅。

治则:清热解毒,疏理肝气,祛瘀通络。

取穴:眼睑内侧、背部痣点(肝俞附近)。

刺法:以锋针点刺眼睑内侧放血;以锋针挑刺背部痣点出血加拔罐。

患者隔日 1 次,经 3 次治疗后,眼疾痊愈,便秘、溲赤好转。

例 3 郭某,女,75 岁。

主诉:两目红赤反复发作已 2 年余。

病史:患者 2 年多来双眼经常红赤,近来视力下降,视物模糊,食欲好,二便正常。

望诊:面色黄,舌苔白。

切诊:脉细弦。

辨证:肝血不足,虚火上升,复感毒邪,化热发炎。

治则:泄热解毒,通络明目。

取穴:耳尖、上眼睑内、内迎香。

刺法:以锋针速刺穴位出血。

患者隔日 1 次,针治 5 次眼红赤消失,视物较前清楚。

【按语】 本病是一种传染性眼病,中医学早有记载,如《银海精微》载:"天行赤眼者,谓天地流行毒气,能传染于人"。由于本病传染性极强,故一旦发生流行,要注意眼睛卫生,家庭中出现此种患者,要注意隔离,单独使用脸盆和毛巾,以防止传染。

对本病的治疗《针灸大成》载:"目暴赤肿疼痛,攒竹、合谷、迎香"。其他医籍也对此做了记载。

治疗本病应以清热解毒、凉血为主法,本病的发生主要是由于毒热壅滞经络,以致目窍之浮络红赤,肿痛难忍等症,治疗上侧重于放血泄热,解毒,通调血脉,畅通经气,无论急性、慢性结膜炎均适用此法。常用穴位以耳尖、太阳、内迎香、背部痣点、眼睑内侧等处,临证时一般挑选 2~3 处即可。

角膜炎（凝脂翳、混睛障）

角膜炎是指发生在角膜的炎症，是主要的致盲原因之一。本病常可使黑睛生翳，状若凝脂，故中医学谓之"凝脂翳"；又因黑睛可出现混浊翳障，故称之为"混睛障"。

西医学认为，绝大多数角膜炎是由外来感染引起的，轻微的角膜外伤，往往是导致感染的诱因。因此在结膜炎和巩膜炎的过程中，有时会累及角膜。少数全身疾病也可能通过免疫反应等途径，导致角膜炎。

【病因病机】 本病多由风热毒邪外侵，肝胆实火内炽，风火毒邪搏结于上所致；若病程日久，肝肾阴亏，瘀血凝滞，则黑睛被翳障所掩，影响视力。

【临床表现】 黑睛混浊、生翳、严重时赤脉伸入，翳色暗红，视物不见，白睛红赤，头目剧痛，流泪、羞明难睁，眵多黏结。亦有伴全身症状者，如感冒后恶寒，发热，腰酸痛等。舌红苔薄黄，脉数。

【治则】 急性发病者，疏风清热解毒为主；病程日久者，补肝益肾、祛瘀通络为主。

【取穴】 睛明、太阳、肝俞、肾俞等。

【刺法】 以毫针刺穴位，留针30分钟；急性期以锋针刺太阳出血。

【病案举例】

王某，男，27岁。

主诉：双眼视物模糊，眵多已月余。

病史：患者1个月前发现双眼眵多，流泪，羞明，曾去某医院诊断为"双眼角膜炎"，外用消炎药后症状不减，且双眼视物模糊，患者急来就诊。

既往患肾炎2年多，蛋白尿，自觉腰酸痛，素日易患感冒。

望诊：双眼有眵，白睛红，舌黯苔白。

切诊：脉弦细。

辨证：肝肾阴亏，虚热上攻于目所致。

治则：补肝益肾，清热明目。

取穴：睛明、肝俞、肾俞。

刺法：以毫针刺睛明，不留针，以毫针刺肝俞、肾俞，留针30分钟。

患者隔日就诊1次，针治4次后，双眼眵少，白睛已不红，视物较前清楚，共针治7次，眼部症状消失，角膜炎已愈。

【按语】 角膜炎种类较多，但引起本病的原因主要可以概括为病原微生物感染、化学物理因素等。中医将本病分为风热、肝胆火热、阴虚内热等型，但无论何型，皆有热邪壅滞于目窍之血络，以致黑睛混浊、生翳，甚至赤脉伸入等症。

笔者的看法是,目窍位于身体之阳位,最恶火热之邪上攻,攻则赤肿疼痛、眵多、视物模糊,故本病治法离不开清热,然热有虚实,病有急慢。实证急证者可以放血泄热,虚证慢性者可以扶正同时清热。病案中取睛明穴通调局部经气清热,取肝俞、肾俞补益肝肾之阴,以收敛上浮之虚热。诸穴同用补肝肾,清热明目而获效。

虹膜睫状体炎

虹膜睫状体炎是西医病名,临床表现为睫状体充血、虹膜改变、角膜水肿等。病人常有疼痛、畏光、视力减退等症状。

【病因病机】外感风热火毒之邪,上壅于目;或因素体肝胆火盛,火热毒邪交攻于目所致;亦有因肝肾阴亏,虚热上攻所致者。

【临床表现】患者眼区疼痛,甚至连及前额及面颊,流泪,畏光,羞明,视力减退,舌红,脉数。

【治则】疏风清热解毒;阴虚者,补肝益肾,养阴清热。

【取穴】睛明、光明、太阳、水泉等。

【刺法】以毫针刺穴位,留针 30 分钟。

【病案举例】

王某,女,37 岁。

主诉:视物不清 3 年。

病史:患者右眼视物不清已 3 年。始发时无明显诱因,自觉视物有阴影,查视力双眼均 1.5,经医院诊断为"虹膜睫状体炎"。半年后右眼视力降为 0.5,口服强的松 60mg/日,静点地塞米松 10mg。1 年后,又服用环磷酰胺等药物。现视力 0.2,口服强的松 50mg/隔日,服用中药汤剂 20 余付。患者月经异常,8 个月行经 1 次,既往习惯性便秘,2~3 日大便 1 次,纳食差,眠差。

望诊:舌质黯红,苔白。

切诊:脉沉细。

辨证:肝肾阴亏,目失所养。

治则:补肝益肾,养阴明目。

取穴:睛明、光明、太阳、水泉、臂臑、曲池、攒竹。

刺法:以毫针刺入穴位,每次选用 4~5 个穴,留针 30 分钟。

患者隔日针治 1 次,3 诊后视物较前清楚,6 诊后查视力 0.4,视力有所恢复。

【按语】虹膜睫状体炎是西医病名。中医将本病分为风热火毒、肝胆火盛、阴亏虚热三种证型。治疗本病以清热解毒、补肝益肾为主法。在病案中患者发病3年,以水泉、光明、臂臑、曲池穴远端取之,补肝益肾,调理气血,取睛明、太阳、攒竹局部邻近取穴,调理眼区经气,穴位配合使用,起到养阴明目,提高视力的作用。

视网膜炎(视瞻昏渺)

视网膜组织发生水肿、渗出、出血等炎症性改变称视网膜炎。中医学之"视瞻昏渺"、"云雾眵睛"、"暴盲"等病证与本病类似。

【病因病机】 本病的病因病机多由暴怒惊恐,气机逆乱,血随气逆;或因情志抑郁,肝失条达,气滞血瘀,脉络阻塞;或因嗜好烟酒,恣食肥甘,痰热内生,上壅目窍;亦有外感风热之邪,内传脏腑,邪热内炽,上攻于目;病程日久或素体肝肾阴亏,阳亢动风,风火上逆,上扰清窍。此外,撞击伤目亦可引起本病。

【临床表现】 发病前无不适,突然视力急剧下降,甚至失明。亦有视力急剧下降时伴有前额隐痛,眼球压痛和牵引样疼痛。

【治则】 清肝明目。病久者,养阴血明目。

【取穴】 睛明、太阳、风池、光明。

【刺法】 以毫针刺入睛明1寸深,勿施手法,以防出血。余穴刺入0.5~1寸深,先补后泻。

【病案举例】
彭某,女,23岁。

主诉:视力模糊1年余。

病史:1年多来,患者双眼视物模糊,犹如蒙纱,有时头痛剧烈,经某医院眼科诊断为"视网膜炎",久治无效,纳差,二便正常。

望诊:面黄无华,舌苔白。

切诊:脉弦数。

辨证:肝血不足,阴精不能上注于目。

治则:养血明目。

取穴:睛明、肝俞。

刺法:以毫针刺睛明,不用手法,刺入穴位1寸深。刺肝俞0.5寸,补法。

患者隔日针治1次。共治疗1个月,针治12次后痊愈,现仍在农村劳动,视力正常。

【按语】 治疗本病多以局部刺睛明穴,如实热证,配以太阳、光明清热明目,风池疏风清热明目;病久阴血亏者,取肝俞补阴血以明目。

视神经萎缩(青盲)

各种原因引起的视网膜神经节细胞轴索的变性萎缩称为视神经萎缩。中医学之"青盲"与本病类同。

【病因病机】 本病的发生主要是肝肾不足,精血耗损或因头颅外伤,肿瘤压迫,以致脉道不通,气滞血瘀,目失濡养,目窍萎闭所致。

【临床表现】 患眼外观好,初起视物昏渺,蒙昧不清,继则视力逐渐下降,甚至失明。亦有头目胀痛者。舌苔白,脉弦。

【治则】 益肝肾,调补气血,清头明目。

【取穴】 睛明、球后、百会、光明、臂臑、肝俞、肾俞。

【刺法】 以毫针刺入俞穴,除睛明、球后穴外,均用补法。

【病案举例】

例1 贾某,男,4岁。

家长代诉:患病后双目失明。

病史:患儿百日咳合并肺炎,经住院治疗后痊愈出院,但发现患儿双目失明,眼前之物皆不能见,仅对惊吓有闭睑反应。

望诊:患儿精神差,面色萎黄,两目外观正常,但视物不见,舌质淡,苔黄。

切诊:脉弦数。

辨证:热伤津液,肝肾阴亏,血脉不充,目失濡养所致。

治则:补肝益肾,调补阴血,通络明目。

取穴:睛明、球后、太溪、光明、肝俞、肾俞。

刺法:以毫针刺入穴位,除睛明及球后穴外,均用补法。

患儿隔日针治1次,共治疗8次,眼球转动灵活,视力完全恢复。1个月后追访,视力及精神均佳。

例2 张某,男,5岁。

家长代诉:双眼视力下降4年余。

病史:患儿出生后患"乳儿黄疸"、"新生儿肺炎",病情治愈后发现双目视力下降,经眼科诊断为"视神经萎缩",病已4年余,曾经多方求治无效,现视力为0.01。

望诊:面色萎黄,舌苔白。

切诊:脉细数。

辨证:热耗阴液,肝肾两亏,气血不足,目失所养,目窍萎闭而成此证。

治则:补肝益肾,调补气血,通经明目。

取穴:睛明、百会、风池、臂臑、水泉、肝俞。

刺法:以毫针刺入穴位,除睛明外,均用补法。

患儿隔日针治 1 次,共治疗 50 次,视力明显提高,经复查为 0.6。

例 3　田某,男,39 岁。

主诉:左眼视物不清 2 年,胀痛 1 年。

病史:患者于 2 年前,无明显诱因,突发左眼视物不清,经某医院检查,诊断为"眼底出血",继则又被诊为"视神经萎缩",曾经球后注射药物治疗,症状无明显改善。1 年前,左眼出现胀痛,有异物感,视物有黑影,查视力左眼 0.9,右眼 1.5。

望诊:舌体胖大,苔白腻。

切诊:脉弦滑。

辨证:气血不足,气滞血瘀,经脉不畅,目失所养。

治则:补益气血,行气祛瘀,通经止痛。

取穴:睛明、球后、攒竹、太阳、臂臑、合谷、太冲。

刺法:以毫针刺入穴位,除睛明和球后穴外,均用先补后泻法。

患者每周针治 2 次,治疗 8 次后,左眼胀痛消失,视物较前清楚,视力检查为 1.0。

【按语】 视神经萎缩属于中医"青盲"一病。《审视瑶函》载:"夫青盲者,瞳神不大不小,无缺无损,仔细视之,瞳神内并无些小别样气色,俨然与好人一般,只是自看不见,方为此症。"西医认为,此病为视神经的退行性变,眼球并无损害,故外观正常。中西比较,可见视神经萎缩即青盲。

本病大多由于肝肾不足,精血耗损或头颅外伤,肿瘤压迫等引起。眼为清窍,通五脏之神气,故得五脏之养,五脏有病,皆可经望诊从眼神获息,五脏中肾为先天之本,五行属水,肝藏血,开窍于目,五行属木。正常情况下,肝木得肾水之滋养,肝血充盈,上荣于目,目得血而能视,如肾水不充,肝木失养,则无血养目发为青盲。由此可知肝肾不足是引起本病的主要原因。

由于本病多属虚证或虚中夹实,病程大多较长,故选用较多穴位以治此顽证,这与笔者平日用穴少而精,确实不同,可见用穴无定数,据病情需要,该多则多,该少则少。取睛明、球后局部穴位调理通畅眼部经气,此二穴位皆属治眼病要穴,也是经验效穴,尤其球后穴治此病效果最佳,此穴为经外奇穴,位于眶下缘外 1/4 与内 3/4 交界处。远端取穴以光明、臂臑、肝俞、肾俞、水泉等穴为主,用以补肝益肾,调补气血。臂臑穴属手阳明大肠经穴,阳明多气多血,又因此穴为笔者从临床实践中发现,治疗目疾多获效,故常用之以调补气血而养目。水泉是肾经穴,和光明穴一样也是治疗目疾的常用穴,但二者相比,水泉多用于肾虚目疾,而光明则虚实皆用。除此还常用邻近穴位风池、百会等以治本病。

青光眼(五风内障)

青光眼相当于中医学的绿、青、黄、乌、黑五风内障,又名"五风之症"、"五风变"。因发病常常势急善变,瞳神不同程度散大,并带异色,古人即依瞳神所见颜色不同而命名,故有绿风、青风、黄风、乌风、黑风内障之称,合称之为"五风内障"。五风之中,青风、绿风、黄风多见,而乌风、黑风少见。黄风属晚期重症,易致失明。

西医学认为,本病是由于眼内压升高而引起的视乳头凹陷、视野缺损、视力损害,甚至导致失明的严重眼病。

【病因病机】 本病的发生多与忧思郁怒,七情太过有关。患者素来肝胆火炽,每因情绪激动,诱发肝胆之火夹风痰上扰清窍,或素体阴虚火旺,又因劳神过度,耗伤真阴,虚火上炎,热而生风,风火相煽,以致气血不和,神水循环阻滞,瞳仁散大,酿成本病。

【临床表现】 急性者,骤然发作,头痛或偏头痛,痛如斧劈,眼珠胀痛如脱,痛连眼眶,视灯光有红绿色圈,视力急剧下降,伴见恶心呕吐,恶寒发热,小便赤涩,或口苦咽干,耳鸣耳聋,舌质红,脉弦数;慢性者,常有反复发作病史,其特点是有或多或少的眼部不适,发作性视蒙、虹视、头昏、目胀等不适。

【治则】 平肝息风,泻火明目,调和气血,通经活络。

【取穴】 四神聪、曲池、合谷、太冲、肝俞。

【刺法】 以毫针刺之,留针30分钟。

【病案举例】

王某,男,52岁。

主诉:反复发作性头目胀痛2年余。

病史:2年前患者头目胀痛,视力下降,自认为与血压高有关,经服用降压药后无效,后经专科检查,诊断为"青光眼",局部点眼药,口服西药后症状缓解,但2年来症状时好时坏,反复发作,近半年来头目胀痛如脱,视力又有下降,现视力0.1,劳累及情志刺激时症状加重,口苦。既往高血压史已多年。

望诊:舌质黯红,舌苔白。面色黧黑无光泽,眼眶周围发青,眼球凸。

切诊:脉弦有力。

辨证:肝肾阴亏,虚火上炎。

治则:补益肝肾,清利虚热,潜阳。

取穴:(1)四神聪、曲池、合谷、太冲。

　　　(2)肝俞、膈俞、太阳、风池。

刺法:以毫针刺之,留针30分钟。

患者隔日针治1次，3诊后头目胀痛消失，视力大致如前。（1）组穴位又诊3次，诸不适均消失。患者恐病情再发，视力下降，故要求继续针治维持，改用（2）组穴位，每周2次，共治疗2个月，症情未复发，检查视力0.2。

【按语】治疗青光眼，急性发作期多用第（1）组穴位，四神聪位于头之巅部，可以泻肝火之上逆，曲池穴泻之可清火泄热，通利目络；合谷、太冲相配各为"四关穴"，具有平肝息风通络，调和气血之功，四穴相配，共治五风内障。当头痛如裂，目痛如脱急剧发作时，可急泄内迎香出血，改善症状可立竿见影，对保护视力具有较强的作用。否则视力丧失，终不可逆。笔者曾治疗数例慢性原发性青光眼，体会到针刺曲池穴对降低眼压有一定的作用。

青光眼急性发作期控制后，为了稳定病情，巩固疗效，预防复发，可针刺第（2）组穴位，肝俞、膈俞皆为背俞穴，刺之可调理气血，补肝养血，刺太阳、风池可通经活络，利目窍。四穴同用，亦可治疗和防止青光眼发作。

白内障（银内障）

白内障是由于晶体因某种原因所致，失于透明而变为混浊，造成视力障碍，本病是常见眼病和主要致盲原因之一。白内障的发病率多见于老年人，尤多见于50岁以后，发病率随年龄的增长而增加。

【病因病机】中医学认为，本病由于年老体弱，肝肾亏虚或大病久病之后脾失健运，生化无源，精血不足，不能上荣于目所致。

【临床表现】初期为眼前点状或条状阴影，如于轻烟或雾中视物，视力逐渐下降，后期则可以发展为不辨人物只能辨光。

【治则】益精养血，滋补肝肾。

【取穴】睛明。

【刺法】以毫针刺入睛明1～1.5寸，不施手法，留针30分钟。

【病案举例】

张某，女，80岁。

主诉：视力下降2～3年。

病史：2～3年来双眼视物不清，视力逐渐下降，以致影响家务劳动，经某医院眼科诊断为"早期白内障"，食欲及二便均正常。

望诊：面黄，舌苔白。

切诊：脉弦滑。

辨证：肝肾亏虚，目失所养。

治则：补肝益肾，明目。

取穴：睛明。

上方针治 6 次,视力停止下降,又针治 4 次,视力提高,能操持家务劳动。后追访,视力仍正常。

【按语】白内障是最常见的老年眼病,亦是主要致盲病之一。本病相当于中医学之"圆翳内障",又名"圆翳"、"银内障"。

中医针刺治疗白内障,越早效果越好,如一旦白色翳障形成,影响视力,针刺治疗仍有控制其发展、延缓晶体浑浊等作用。如翳障影响视力严重,仅存光感者,可行金针拨障术。

本病多见于老年肝肾不足者,气血不能上荣于目,故针刺睛明穴通调眼部经脉,促进气血循行,营养目窍而获效。

翼状胬肉(胬肉攀睛)

翼状胬肉是西医病名,中医谓之胬肉攀睛。

西医学认为,本病的病因尚不十分明了。与户外工作有关,多见于渔民、农民。风沙、尘埃、太阳光线等可能为其刺激因子,亦有人认为与紫外线辐射有关。

【病因病机】本病常因风沙、阳光或慢性炎症长期刺激白睛表层,加之心肺两经风热壅盛,经络瘀滞或食辛辣之物过多,以致脾胃湿热蕴蒸,循经上犯于白睛所致。

【临床表现】初起多无自觉症状,或仅微痒微湿,眦内赤脉如缕,白睛表层日渐变厚,呈三角形肉状胬起,尖端朝向黑睛,横贯白睛,攀侵黑眼。

【治则】祛风散热,活血化瘀,疏通经络。

【取穴】阿是穴(胬肉处)。

【刺法】以平头火针,点烙红肉处。

【病案举例】

例1 张某,男,28 岁。

主诉:左眼角内,胬肉攀睛 5 年。

病史:患者左眼角内胬肉生长已达 5 年,经常红肿、分泌物多、视力模糊,虽常用眼药水滴眼,但无效。食欲、二便正常。

望诊:面黄,舌质红,苔薄白。

切诊:脉滑数。

辨证:病程日久,火热上炎,气血瘀滞,经脉不通。

治则:烧灼胬肉,行气活血,通调经脉。

取穴:阿是穴(胬肉处)。

刺法:针刺前先用"的卡因"滴眼麻醉,以平头火针烧红后在胬肉上烙灼,借火针灼热之力,烧断胬肉生长之根,以阻断气血通路,使胬肉萎缩。

火针治疗胬肉攀睛要用特制及有针头的平头针,并需要熟练的手技,施术时的压力不轻不重,恰中黏膜内的小血管,严防伤及角膜,造成不良后果。

患者治疗 6 次,症减大半。休针 1 周后,再针 6 次,视力恢复,胬肉减小 90%。

例 2 王某,男,38 岁。

主诉:右眼胬肉攀睛半年。

病史:半年前患者自觉右眼有痒感,有时被风吹后,右眼易流泪,后来患者自觉右眼角似有阴影,照镜发现长有胬肉一块,渐由眼角向里扩大,因恐影响视力,故来求诊。

望诊:右眼角处胬肉,呈三角形,由鼻侧向里扩大。舌质淡红,苔薄白。

切诊:脉弦滑。

辨证:外感风邪,气血壅滞,经络不畅。

治则:烧灼胬肉,行气活血,通调经脉。

取穴:阿是穴(胬肉处)。

刺法:同例 1。

患者每周针治 1 次,共治疗 3 次,胬肉消失,临床痊愈。

【按语】胬肉攀睛在中医文献中早有记载,《审视瑶函》为明代傅仁宇所撰,是著名的眼科大全。书中说:"胬肉之病,肺实肝虚,其胬如肉,或赤或朱,经络瘀滞,气血难舒,嗜燥恣欲,暴者多之,先生上匝,后障神珠,必须峻伐,久治方除。"《医宗金鉴》中说:"胬肉攀睛大眦起,初侵风轮久掩瞳,或痒或疼渐积厚,赤烂多年肺热壅。初起紫金膏点效,久宜钩割熨烙攻,内服除风汤蔚桔,细辛连味大黄风。"从古代文献论述可以看出,本病的发生与肺经风热关系最为密切,如患者性情暴躁,恣食辛热之物则更宜感受此病。治疗上,初起外点药物可效,病程久者则胬肉坚韧难消,必须钩割熨烙,然后服除风汤。

本病的发生,多由外风夹带沙粒以及慢性炎症刺激白睛。白睛在五行属金,五脏属肺,肺经风热壅盛以致此证。病久胬肉攀生,药物治之多不效,可用特制平头火针烧红后烙灼胬肉,烧断胬肉生长之根,绝断气血通路,使胬肉失其营养,萎缩后而自退。但此法操作难度较大,需手技熟练,免伤角膜,故操作时要谨慎从事。

胬肉初起生于白睛,日久可及瞳仁,影响视力。胬肉的生长依赖于眼之气血,气血被胬肉消耗,以致目窍失其所养,而生目涩、视力模糊等症,又因气血上壅,荣于胬肉,故可出现目窍之经络阻滞之证。笔者以平头火针烙灼胬肉,使其萎缩而消除,胬肉消则目窍之经络恢复正常,气血上荣于目,而能视也。

斜　视

斜视是大脑中枢管制失调,眼外肌力量不平衡,两眼不能同时注视目标,视轴呈分离状态,其中一眼注视目标,另一眼偏离目标。

【病因病机】多由于先天不足,小儿发育不良或长时间一个方向斜视造成,也有因头面部外伤所致。

【临床表现】双目视物,其中一个眼球位置偏斜,有内斜、外斜之分。往往患者只用一只眼睛视物,两眼交替使用。

【治则】疏通经气,调节眼肌。

【取穴】听宫、臂臑。

【刺法】以毫针刺入穴位1寸深,先补后泻。

【病案举例】

例1　阎某,女,11岁。

主诉:左眼斜视半年余。

病史:半年前患者因外伤后造成颅底骨折,左耳膜破裂,左眼斜视(斜15°),纳食可,二便调,眠佳。

望诊:面色黄,舌苔薄白。

切诊:脉细数。

辨证:外伤后瘀血阻滞经脉,目窍失于荣养。

治则:通经活络,调气血明目。

取穴:听宫、臂臑。

刺法:以毫针刺穴位8分深,先补后泻。

治疗8次后经同仁医院复查视力好转,左眼内斜小于5°。又经1个月治疗后复查,双眼球位置基本正常,原来复视也消失。经追访,疗效稳定,未见异常。

例2　赵某,女,34岁。

主诉:左眼外伤后斜视已2年。

病史:2年前患者左颞部被摔伤,连及左眼肿胀,伤愈后发现左眼外斜,曾经针灸治疗,但未见效,今经人介绍来诊。患者纳佳,眠可,二便调。

望诊:舌苔白。

切诊:脉沉滑。

辨证:外伤后瘀血阻滞经脉,目窍失于荣养。

治则:通经活络,行气养血,明目。

取穴:臂臑,听宫。

刺法:以毫针刺入穴位1寸深,先补后泻。

患者隔日针治 1 次,共治疗 2 个月,外斜视基本消失。

例 3 王某,女,5 岁。

主诉:右眼间歇性斜视 1 年。

病史:患儿于 1 年前,被家人发现在视物时偶有右眼斜视,后去某医院眼科就诊,诊断为"右眼间歇性内斜视",患儿一般情况好,无不适。

望诊:舌苔薄白。

切诊:脉沉细。

辨证:先天发育不足,目窍失于荣养。

治则:疏通经气,调节眼肌,荣养目窍。

取穴:臂臑。

刺法:刺入毫针 5 分深,予补法。

患儿隔日针治 1 次,并告诫其家长注意患儿休息,勿长时间注视单一方向。患儿针治 10 次后,已很少斜视,针治 15 次后,去医院复查,斜视已消失,临床痊愈。

【按语】斜视是西医学之病名。由于转动眼球的肌肉部分或全部麻痹造成的斜视,称为麻痹性斜视,例 1 和例 2 属于此类;由于眼球运动的肌力不平衡造成的斜视,称为共同性斜视,例 3 即属此类。共同性斜视多与先天不足,小儿发育不良以及用眼不当有关;麻痹性斜视多因外伤所致,但也有例外者。

治疗本病以通调经气,荣养目窍,调节眼肌为法则,应用远端取穴,常用穴位以手阳明大肠经臂臑穴和手太阳小肠经听宫穴为主。眼为人体之清窍,五脏六腑之精气皆上荣之,十二经脉中,有七条经脉行于眼之周围,其他经脉亦通过交接或经别等关系与目相通,故目之能视乃得十二经经气荣养而成。在诸多经脉穴位中,笔者通过大量临床实践认为,"太阳为目上网,阳明为目下网",手太阳小肠经之听宫穴位居耳前,与手足少阳经交会,不仅通调太阳经气,又可枢转少阳,通经行气;臂臑为手阳明大肠经穴,手阳明经与足阳明交接,经气相通,阳明经多气多血,循行达于目下,故阳明经为荣养目窍的重要经脉,臂臑穴位居上臂,为临床治疗目疾的经验要穴。在上述 3 例病案中,均取用了臂臑穴,在例 1、例 2 麻痹性斜视中,又加用了听宫穴,以上 3 例均取得满意疗效。

复　视

视物时出现重影或多层重影,称为复视。

【病因病机】由于湿热痰浊,上犯清窍,或由于情志不畅,肝肾不足,心脾虚弱均可导致气血不足,以致目窍失养,而发本症。

【临床表现】眼神外观良好,视物昏渺,两眼眼前黑花舞动,视物时出现双重影像或多重影像,有的单眼视物无此重影,双眼同时视物时复又出现重影。

【治则】 清利湿热,补益肝肾,行气活血。

【取穴】 风池、睛明、臂臑、合谷、太冲、肝俞、脾俞。

【刺法】 以毫针刺入穴位。

【病案举例】

例1 郑某,男,61岁。

主诉:头晕,复视20余日。

病史:20多日前患者突感头晕,视物双影,遮盖一眼即好转,经某医院神经科诊断为"椎基底动脉供血不足"、"除外重症肌无力"。既往有高血压、冠心病,近5~6年病情不稳定。20多年前某医院怀疑"垂体病"。吸烟史40多年,有空腹吸烟的习惯,每日1包余,食欲好,二便调。

望诊:面赤,舌红,苔薄白。

切诊:脉弦细。

查体:BP:170/110mmHg。

辨证:肝肾不足,气血不调,不能濡养目系所致。

治则:补肝益肾,通经活络,调和气血,濡养目系。

取穴:太冲、水泉、合谷、臂臑、风池。

刺法:以毫针刺之,用补法,留针30分钟。

患者隔日针治1次。初诊后症状减轻,自叙双影减少,时有时无;2诊时加风池穴,针后头晕消失,复视偶然出现,症状明显减轻;6诊后,复视消失,临床痊愈。经追访,数年来病情一直未复发。

例2 李某,女,46岁。

主诉:视物时重影半年。

病史:患者于半年前,头部外伤,后双眼视物时有重影,有时头晕,素日纳呆,脘闷,腹中胀,大便时干时溏。

望诊:身体瘦弱,面色黄,舌黯红,苔薄白腻,舌边齿痕。

切诊:脉沉细。

辨证:气虚血瘀,湿浊内蕴,经脉阻滞,目窍失养。

治则:利湿化浊,行气化瘀,通调经脉,荣养目窍。

取穴:肝俞、脾俞、臂臑。

刺法:以毫针刺之,先补后泻,留针30分钟。

患者隔日针治1次,经治1月后复视明显减少,2个月后复视消失。

【按语】 复视是一个症状,可由多种疾病引起。本症可结合原发疾病辨证治疗,如例1患者是椎基底动脉供血不足,证属肝肾两虚,气血不调,故治以太冲、水泉补肝益肾,合谷、臂臑调和气血,通调阳明,风池穴居头枕部,有息风止晕、明目之功,故全方同用,收效颇佳。例2中,复视乃由外伤所致,伤后瘀血阻络,加之患者体弱气虚,痰湿之浊邪蕴于体内,故生纳呆、脘闷等症。其证气虚血瘀,湿浊内蕴,治以肝俞活血化瘀,脾俞补气化浊,臂臑调和阳明气血,三穴共用,扶正祛邪,通经气、养目窍而获效。

近视(能近怯远症)

近视,中医称之谓"能近怯远症"。其与远视、散光同属于屈光不正的一类眼病。

【病因病机】 本病的形成是由于先天禀赋不足和后天用眼不当所致,如看书、写字时目标太近,坐位姿势不正确以及光线过于强烈或不足等有关。

【临床表现】 患者视近物时正常,视远物则模糊不清。多见于青少年学龄儿童发病,如儿童发病,常有眯眼视物的习惯。

【治则】 通经活络,调节眼部经气。

【取穴】 臂臑、风池。

【刺法】 以毫针刺之,留针30分钟。

【病案举例】

例1　刘某,女,29岁。

主诉:双眼近视已10余年。

病史:患者10年前,发现双眼视力下降,诊断为"近视",后配以眼镜,平日远视时戴镜,近视时一般不戴,近来自觉视力又下降,经检查左眼视力0.5,右眼视力0.4,恐视力进一步降低,故就诊。

望诊:舌淡红,苔薄白。

切诊:脉弦细。

辨证:眼部经气不畅,目失所养。

立法:调节眼部经气。

取穴:臂臑。

刺法:以毫针刺之,留针30分钟。

患者隔日1次,共治疗1个月,视力提高至左眼0.7、右眼0.8。

例2　王某,女,14岁。

主诉:双眼视力下降约4个月。

病史:4个月前,学校查视力时发现,双眼视力0.9,因恐视力进一步下降,故就诊。

望诊:舌苔薄白,面色红润。

切诊:脉滑。

辨证:眼部经气不畅。

治则:调节眼部经气。

取穴:臂臑、风池。

刺法:以毫针刺之,留针 30 分钟。

患者隔日针治 1 次,经治疗 1 个月,视力提高至 1.2。

【按语】 近视一病,好发于青少年,尤其多发于学生,此因学生终日读书,用眼过度,以致眼肌疲劳,故本病发生与用眼习惯有关,如能合理用眼,读一段时间书后休息一会儿,注意读书姿势、光线等,则可大大减少本病发生,故此病应以预防为主,注意用眼卫生。

笔者治疗此病采用远端取穴法,针刺臂臑穴,以通调阳明经气,行气活血;针刺风池穴枢转少阳经气,此穴位居头枕,刺之针感较强,如针感通达于目,则效更佳。以上两穴,虽均不在眼区,但臂臑穴为手阳明经治目疾之经验效穴,且手足阳明经气相通,足阳明经脉上达于目下;风池为足少阳经穴,其经脉循行于目外眦,其穴位善治目疾,故采用远端取臂臑、风池二穴,亦能收到通经活络、调节眼部经气的作用,临床上收到满意效果。

眼 肌 痉 挛

眼肌痉挛是指眼周围的肌肉发生不自主地抽搐。

【病因病机】 本病多因情志不畅,疲劳过度,耗伤气血或外感风邪,以致气血不能上荣于目,虚风内动所致。

【临床表现】 眼周之肌肉及眼睑不自主抽搐,每遇精神紧张或劳累常加重,恶风。

【治则】 调和气血,疏通经脉,息风止抽。

【取穴】 角孙、合谷、听宫。

【刺法】 以毫针刺之,留针 30 分钟。

【病案举例】

例 1 张某,男,51 岁。

主诉:左眼睑痉挛 6 个月余。

病史:6 个月前上夜班工作时,劳累过度,加之思虑问题较多,自感疲劳,夜班工作 2 天后,左侧上下眼睑抽搐,至今已 6 个月余,常有发作,近几天眼睑抽搐频繁发作,极为不舒,故来就诊。既往曾服用中西药,均不效。

望诊:舌苔薄白。

切诊:脉弦滑。

辨证:疲劳过度,耗伤气血,虚风内动。

治则:调和气血,通经活络,息风止抽。

取穴:角孙、听宫、合谷。

刺法:以毫针刺之,留针30分钟。

患者隔日就诊1次。2诊后,自觉眼部轻松;4诊后,抽搐减少;共针治9次,抽搐已基本停止发作。

例2 王某,女,28岁。

主诉:双眼睑抽搐,下垂已1年。

病史:患者始发于生气后双眼睑下垂、抽搐,渐渐加重,曾于某大医院住院治疗1个月,诊断为"双眼睑痉挛",曾经水针、电针、中药等治疗,均不效。现证:双眼睑不能抬起,右重于左,视物时需用手扶住眼睑,看物时觉胸闷、憋气,眼轮匝肌抽搐,痉挛跳动,晨起症轻,劳累后加重,饮食可,二便调。

望诊:舌苔白,外观双眼睑闭合。

切诊:脉滑。

查体:血压190/100mmHg。

辨证:情志不畅,暗耗气血,经脉不畅,目失所养,虚风内动。

治则:通畅经脉,调气和血,息风止抽。

取穴:角孙、听宫、合谷、太冲。

刺法:以毫针刺之,先补后泻,留针30分钟。

患者隔日针治1次。眼睑基本可睁开,抽搐次数已明显减少,可以上班工作。

【按语】眼肌抽搐一症又可谓之眼肌痉挛,本病之发生与气血不能上荣于目关,然眼者为肝之窍,故目病多与肝有关,其治多从肝论治;肌者为脾所主,眼之肌肉及眼睑均属于脾,今眼肌及眼睑抽搐痉挛与脾肝关系最为密切;脾主气,肝主血,调气和血即为调理肝脾。眼肌痉挛虽多有气血损伤之证,然单纯气血损伤不一定发为抽搐,其证必有经脉不畅,经气阻滞,气滞则肝伤,肝伤易风动,而发为此证,故治以合谷、太冲调和气血而息风,更兼角孙镇肝,以加强息风止痉之效,听宫为手太阳经穴,有疏外风息内风之效,是治疗目疾的又一经验效穴。

眼 睑 下 垂

眼睑下垂是指上睑不能完全抬起,睁眼困难。本症常见于外伤或西医学之重症肌无力等病。

【病因病机】本病的发生多与先天不足,或后天脾虚气弱,脉络失和,或因外伤等所引起,以致睑肌失养而下垂。

【临床表现】上睑不能完全抬起，以致半掩睛瞳，或全部遮盖而影响视力，有发生于单侧，亦有发生于双侧。上睑麻痹松弛，失去开张能力，病人为了视物，常借额肌牵动而睁眼。双睑下垂者，为了克服视物不利，常有仰头视物的姿势。

【治则】益气养血，通经活络。

【取穴】阳白、鱼腰、头临泣、合谷、足三里。

【刺法】以毫针刺之，留针30分钟。

【病案举例】

例1　王某，女，39岁。

主诉：右眼上睑下垂半年余。

病史：半年前发现睁眼困难，视物困难，经某医院神经科诊断为"重症肌无力"，经药物治疗后不效。素日纳呆，疲倦。

望诊：舌苔薄白。

切诊：脉沉细。

查体：左右眼睑不对称，右眼上睑下垂，半掩睛瞳，以致患者视物不利。

辨证：脾胃虚弱，气血失和，筋脉失其濡养所致。

治则：补益脾胃，调理气血，通经活络。

取穴：阳白、四白、头临泣、鱼腰、足三里、合谷。

刺法：头部穴位以毫针刺入后，卧针沿皮刺，合谷刺5分，足三里刺1寸深，用补法，留针30分钟。

针后症状逐渐减轻，按原方针刺治疗30次，临床痊愈。

例2　王某，男，50岁。

主诉：外伤后左眼上睑下垂3个月。

病史：3个月前因施工时头额部受伤，以致左眼上睑下垂，曾注射维生素类药物。现纳可，二便调。

望诊：舌苔薄白。

切诊：脉弦细。

辨证：外伤后气血阻滞，经脉不畅，筋脉失养。

治则：调和气血，祛瘀通络。

取穴：阳白、鱼腰、头临泣、合谷、四白。

刺法：以毫针刺头部穴位，先卧针沿皮向下刺，合谷刺入5分深，先补后泻，留针30分钟。

患者隔日针治1次，治疗5次后，眼睑抬起较前好转，10次后明显好转，共针治16次后，左侧眼睑抬起与右侧大致对称，临床痊愈。

【按语】眼睑下垂是一个体征，由于睑肌无力提起所致，西医学之重症肌无力常以眼睑下垂为其临床表现，故临床当注意之。例1即为重症肌无力，临床表现以眼睑下垂为主症;例2亦为眼睑下垂为主症,但由外伤所致,治疗上两例患者均以调和气血、通经活络为法则,但前者身体弱于后者,且兼有脾胃虚弱,故在同用阳白、四白、头临泣疏通局部经络,选用合谷穴通调阳明经脉的同时,例1加用了针刺足三里穴,以健脾和胃,培育后天,以资生化气血之源。在手法上,例1用补虚之法以扶正气而通经活血,例2则先补以扶正气而后泻其外伤所致之瘀滞,故两例患者均收到满意效果。

泪囊炎(眦漏证)

泪囊炎,中医称为"眦漏证",又名"漏睛",是指从泪窍中渗出脓浊泪液的眼病。

本病分为急性和慢性两种,常由于沙眼、慢性结膜炎和副鼻窦炎,其炎证蔓延至泪道黏膜,造成鼻泪管阻塞,泪液储留在泪囊中,泪囊渐增大,产生黏液,继以细菌感染,形成脓液,便发生为慢性泪囊。如炎证骤然加剧,则发生急性泪囊炎。

【病因病机】 多由心脾热邪,蕴蓄日久,上攻内眦,闭塞泪窍,泪不流通,而与风热邪蕴结成脓;或因风热外袭,引动内火,内外合邪而病。日久不愈者,可致窍络闭阻不通。

【临床表现】

慢性者,脓泪频流,内眦睛明穴下方有时可见隆起,压迫内眦处,有沁沁脓液自泪窍流出,病势缠绵,患者自觉隐涩不舒,视物昏花。

急性者,内眦睛明穴下方红肿焮痛,甚者波及眼睑,泪囊处触之痛、硬结感,严重者可排脓,若破溃者,溢脓难敛,缠绵岁月,遂酿成"漏睛疮"。患者可恶寒发热,口干,便燥,舌红,苔黄,脉弦数。

【治则】 清热搜风排脓,活血通络。

【取穴】 阿是穴。

【刺法】 以中等火针点刺局部2~4针,用速刺法。

【病案举例】

赵某,女,26岁。

主诉:双目流脓泪5年。

病史:7~8年以前,患者从事翻砂工作,工作环境灰尘、铁粉飘扬,时有灰尘入于眼中,双眼常有泪出,2年后症状加重,眼中有时作痒,眼内角有脓性泪液流出,视力有时模糊,曾去眼科检查,诊为"慢性泪囊炎"、"泪道不畅",建议手术治疗。现患者双眼流脓泪,视力下降,纳可,二便调。

望诊:患者体型瘦小,眼窝发青,眵多,眼睑不红肿。舌苔白,舌边齿痕。

切诊:脉细涩。

辨证:患者素体虚弱,风邪及尘土侵入目窍,阻遏泪道,以致邪毒脓液稽留日久不愈,发为此病。

治则:搜风排脓,通调窍络,调和气血。

取穴:曲池、合谷、阿是穴。

刺法:以毫针刺曲池、合谷,留针30分钟;以火针速刺睛明穴附近之病灶处3针许。

患者每周针治3次。针3次后,脓泪已消失,针8次后,患者双眼已流泪极少,大致恢复正常。

【按语】 此患者病程日久,双眼内角常有脓液流出,可知此病急性期早已过去,现证属慢性期。从眼窝发青、视力下降等体征看,亦可说明是慢性泪囊炎,此时泪囊内虽有脓液流出,但正气已伤,故治疗上应采用祛邪扶正之法,取曲池、合谷、阿是穴既能搜风排脓,又可通调窍络,调和眼区气血,两者标本兼顾,邪去正安,效果满意。

牙　痛

牙痛是口腔疾患中常见的症状,如龋齿、牙髓炎、牙周炎等各种牙痛。本症疼痛颇剧,常影响患者饮食和睡眠,耽误工作,针灸治疗牙痛常常起到立竿见影的效果。

【病因病机】 本病的发生多由体内蕴热,过食辛辣厚味,复感风邪,侵袭阳明经络,郁而化火,火邪循经上炎,发为阳明风火牙痛,此为实证;亦有素体肾阴不足之人,虚火上炎引发牙痛者,此属虚证。

【临床表现】 牙痛甚烈,兼有口臭,舌苔黄,口渴,便秘,脉洪等症,乃阳明火邪为患;如牙痛甚而龈肿,兼形寒身热,脉浮数等症者,为风火牙痛;如隐隐作痛,时作时息,口不臭,脉细或牙齿松动者,属肾虚牙痛。

【治则】 通经活络,泻火止痛。表证者,兼以解表疏风;虚证者补之。

【取穴】 内庭、合谷、颊车、下关。

风火牙痛,加外关、风池;阴虚牙痛,加太溪、行间。

【刺法】 以毫针刺之,留针30分钟。实证泻之,虚证补之。

【病案举例】

例1　杨某,男,21岁。

主诉:左上牙痛1天。

病史:患者昨日参加体育运动时,汗出较多,遍身淋漓,后觉浑身发凉,尤以后背明显,今晨起觉咽喉发紧,左侧上牙齿疼痛,进食时甚,曾服用止痛片,觉身凉等症减轻,但牙痛如故,故来院就诊。

望诊:舌苔薄黄。

切诊:脉滑略数。

辨证:风邪侵袭阳明,经络阻滞以致牙痛。

治则:疏风泻火,通经止痛。

取穴:风池、外关、下关。

刺法:以毫针刺之,用泻法,留针30分钟,留针其间,行针1次。

针刺起针后,患者当即觉牙痛消失。

例2 袁某,男,35岁。

主诉:右侧上牙齿疼痛3天。

病史:患者近日来大便干燥,自觉口干苦,3天前右上牙齿作痛,昨日加重,不敢咀嚼食物,曾服用止痛片、消炎药无效。现大便3日未行,口臭,纳差,小便黄。

望诊:舌质红,苔黄乏津。

切诊:脉滑弦。

辨证:阳明郁热,经络壅滞。

治则:清热泻火,通经止痛。

取穴:内庭、天枢、下关、颊车。

刺法:以毫针刺之,用泻法,留针30分钟,留针期间,行针1次。

患者针后觉疼痛减轻,回家后即敢饮食,次日晨起排便1次,便后自觉舒畅许多,次日复针,共针治3次,牙痛痊愈。

例3 张某,男,54岁。

主诉:牙痛1个月余。

病史:1个月前始发牙痛,咀嚼时加重,食欲不振,二便正常,痛甚时影响睡眠。

望诊:舌苔略黄。

切诊:脉弦。

辨证:肾阴不足,虚火上炎。

治则:育阴制火,通经止痛。

取穴:太溪、合谷、下关、颊车、行间。

刺法:以毫针刺之,局部穴先补后泻,余穴补之,留针30分钟。

共针4次,牙痛痊愈。

【按语】牙痛病可分为风火牙痛、胃火牙痛和肾虚牙痛三种证型。前两者属实,病变在手足阳明;后者属虚,病在肾之少阴。从经络循行看,足阳明胃经入上齿中,手阳明大肠经入下齿中,故临床上牙痛多取内庭穴,下牙痛多取合谷穴,配以局部用穴,如有外风侵袭,可加用外关、风池以疏风。肾者主骨,齿为骨之余,肾阴不足,虚火上炎常致牙痛,故临床常取太溪穴以补肾,取行间穴以泻肝,此为滋水涵木之法,配以刺局部穴位,多取良效。

牙痛病虽为常见,但疼痛甚者,仍较痛苦,故当从速解除。实证者用泻法,留针期间应行针1次,以加强针感;虚证者局部穴应先补后泻,用上述手法,常获良效。

口腔溃疡(舌疮、口疮)

本病属中医学"舌疮"、"口疮"范畴,即口腔黏膜及舌体表面溃破,出现一个或数个如绿豆或黄豆大小的溃疡点。

西医学认为,本病系维生素 B_2 摄入不足所引起。

【病因病机】本病多由过食辛辣,心胃郁热,或素体阴虚,虚火上炎,耗伤阴液所致。

【临床表现】口疮多发于舌体表面、口唇、颊内黏膜,呈黄白色溃疡斑点,中心凹陷,小者如绿豆,大者如黄豆,疼痛难忍,口涎不收,严重者不能说话,不能进食。

虚证:溃疡周围呈淡红或淡白色,舌体色淡,脉细数,常反复发作。

实证:溃疡周围呈鲜红色,舌体红,脉数有力,治愈后不易复发。

【治则】清热泻火,养阴充液。

【取穴】劳宫、照海。

【刺法】据虚实不同,以毫针刺之,行九六补泻手法,留针30分钟。

【病案举例】

例1 杨某,男,37岁。

主诉:唇内及舌尖部溃疡反复发作4年。

病史:4年来,口唇内及舌尖部溃疡糜烂反复发作,严重时因疼痛不能说话,口流涎,不能咀嚼,仅以流食液体维持。2年前,曾服用大量维生素 B_2、维生素C,略见好转。近2年来,服用西药及中药均不见效果,曾在上海及北京等地大医院多处诊治,均效不佳。现症见口唇内黄白色溃烂斑点2处,大如黄豆,舌尖部溃疡1处,如绿豆大,病已发3天。

望诊:舌苔薄黄。

切诊:脉沉细。

辨证:心胃郁火,循经上炎,耗伤阴液。

治则:养阴清热,泻火生肌。

取穴:劳宫、照海。

刺法:以毫针刺俞穴 5 分深,先补后泻,留针 30 分钟。

患者每日针治 1 次,共治疗两次,溃疡消失,临床痊愈。

例2　王某,女,45 岁。

主诉:口腔溃烂反复发作已 7 年。

病史:7 年前,因发热而出现口腔溃烂,经治疗后症状好转,但反复发作,且日渐加重,近来整个口腔呈黄白色溃疡面,不能说话,不能进食,身体日渐消瘦,二便正常。

望诊:面黄无华,舌苔薄白。

切诊:脉沉细无力。

辨证:素体虚弱,虚火上炎,耗损阴液。

治则:养阴清热,泻火祛腐。

取穴:劳宫、照海。

刺法:以毫针刺入穴位,先补后泻,先针照海穴行九六之补法,后针劳宫穴行九六之泻法。留针 30 分钟。

针后 4 小时,病人疼痛大减,可进食水,次日已能说话;2 诊后,溃疡面缩小,疼痛轻微;6 诊后,溃疡面痊愈。

例3　李某,男,27 岁。

主诉:口腔内溃烂已 20 余年,反复发作。

病史:患者自幼大便干结,常发生口腔内及舌体溃烂,服用泻火药方能治愈,现年龄渐大,偶有大便干结,则发口腔糜烂溃疡,服用泻火药物后效果已较前差。现颊内黏膜上及舌中溃疡各 1 处,疼痛,不敢咀嚼食物,口臭,大便干结,小便黄赤。

望诊:身体壮实,面色红润,舌质红,舌苔黄,乏津液。

切诊:脉弦滑。

查体:颊内黏膜上溃疡似黄豆大小,舌体中心部溃疡似红豆大小,溃疡中心凹陷,色呈鲜红,伸舌时流口水,疼痛。

辨证:此乃阳盛之人,心胃火盛,循经上炎于口所致。

治则:清热泻火,养阴解毒。

取穴:劳宫、照海、内庭。

刺法:以毫针刺入俞穴 5 分深,先针内庭、劳宫,行九六之泻法,再针照海,行九六之补法。留针 30 分钟。

针后当日大便 1 次,疼痛减轻;2 诊后,疼痛消失,溃疡面愈合,再针 1 次,巩固疗效。

【按语】口腔溃疡是临床常见症状,其证为虚实两大类。虚者多见肾阴不足,虚火上炎,耗损阴液所致;实者多为心火炽盛,胃火熏蒸,津亏液耗引起。本病虽有虚有实,但皆与火有关,虚实之火循经上炎于口,壅滞口内经络,以致引发此病。

引起此病的关键有二,一是虚实之火耗伤阴液,二是虚实之火上炎于口,使得口内经络壅滞,经气不畅,造成局部失养,而发生糜烂溃疡。从西医角度看,本病属维生素 B_2 缺乏,也是营养失调所致。

在治疗方面,笔者主张取穴宜少,尤善用劳宫、照海穴,根据虚实不同,适当加用他穴,如内庭穴常用于胃火熏蒸之实证,强调施用手法以补泻,九六补泻是常用手法。在临床上,根据虚实不同,穴位不同,多采用此种捻转补泻的方法,大指向前捻转九次为补,向后捻转六次为泻;反之大指向后捻转九次为泻,向前捻转六次为补。在具体操作时,还要依据病人身体状况及穴位等不同,采用强刺激、中刺激、弱刺激。

在选穴方面,总结治愈的十几例口腔溃疡,发现绝大部分是针刺劳宫、照海穴而获效的,且大多疗效迅速。劳宫为手厥阴心包络之荥穴,五行属火,刺此穴可清热泻火。从脏腑生理看,心包络为心之外围,可代心受邪,心开窍于舌,心主火,故刺劳宫为清热泻火之要穴。照海为足少阴肾经之穴,刺之可滋补肾水,以达"壮水之主,以制阳光"之效。从经脉循行看,肾经挟舌本而行,刺照海穴又可通经活络,荣养舌窍。以上两穴同用,据证情再施以不同手法,故临床多取得好的效果。

舌　肿

舌肿是指舌体肿大或舌根下生小舌,以致舌体疼痛,口不能言等症。

【病因病机】本病的发生主要是由于七情郁结、心火暴盛;或过食辛辣厚味之品,胃腑蕴热,热邪循经上炎,壅滞于经络,耗伤阴血,气血不畅,舌窍失养而发生舌体肿大疼痛等症。

【临床表现】舌体肿大或舌下生有小舌,有时舌体肿大塞口,不能掉转,重时口不能言,饮食难入,疼痛难忍,口流涎水,大便干,小便黄,舌质红,苔黄,脉滑数。

【治则】清热泻火,通经活络,调和气血。

【取穴】金津、玉液、阿是穴。

【刺法】以锋针缓刺放血。

【病案举例】

例1　费某,女,51 岁。

主诉:舌肿疼 1 天。

病史:一天来舌部肿疼,舌根部尤为明显,连及咽部不适,咀嚼和说话时均感不便,吞咽时亦感费劲。曾服用消炎药及牛黄解毒丸,无效。食欲不振,口臭,口干渴欲饮,大便干,小便黄。

望诊:面色红润,舌体肿胀,舌苔黄。

闻诊:说话吐字欠流利。

切诊:脉滑数。

辨证:心胃蕴热,循经上炎,气血壅滞,经络不畅。

治则:清热泻火,通经活络,调和气血。

取穴:金津、玉液。

刺法:以锋针缓刺穴位放血。操作时,患者坐位,口大张,医者左手持消毒纱布一块,捏住舌体,向外上方牵引,暴露穴位,右手持锋针缓刺穴位出血,患者吐出恶血后,以净水漱口即可。

患者针治后,当晚即感觉舌体肿疼减轻,运动较前灵活,共针治 3 次,诸症消失,病霍然而愈。

例2 费某,女,60 岁。

主诉:舌下方肿物伴疼痛 1 周。

病史:舌下方生一肿物,如枣大,红肿疼痛,影响说话及咀嚼已 1 周。平时喜食辛辣之物,并有饮酒嗜好。

望诊:患者体胖,面微红,舌质红,苔薄黄,舌下稍偏右侧有一肿物如枣大,色红赤,坚硬。

切诊:脉滑数。

辨证:心胃蕴热,循经上炎,气血壅滞,郁而为结。

治则:清热泻火,通调气血,散结通络。

取穴:阿是穴(肿物局部)。

刺法:以锋针速刺肿物局部 5 针,放出恶血数口,肿物顿时消退。

针刺后,患者即感觉疼痛减轻,次日即敢说话及咀嚼食物,肿物消失。

【按语】 舌肿一病,病位在心,心属火,故舌肿多与心火炽盛有关,舌为心窍,位居口腔之中,脾开窍于口,与胃相表里,吃入食物,口先受之,再传入脾胃,故舌肿一病多兼有口臭口干等症,故实为心胃火盛合邪致经脉气血壅滞而发病。

关于舌肿病名,最早出自《诸病源候论》一书,本病又名舌胀,舌胀大,与七情郁结,心火暴甚关系最大,症见舌渐肿大满口,坚硬疼痛,影响语言及进食。关于舌下生小舌之征象,严格说来,应当称之为重舌,此病名出自《灵枢经·终始》,又名子舌、重舌风、莲花舌,与心胃火盛有关。症见舌根下血脉胀起,形如小舌,或红或紫,疼痛难忍,口流涎,不欲进食。考虑到舌肿和重舌均发病舌部,且从临床观察,多属心胃火盛,其治疗上又均以放血之法以达清热泻火之目的,故从广义角度,将其二者合为一病,因其均有肿痛之症,故称为舌肿病一并论述,以减其繁。

在治疗方面,火热之病耗气伤津最为迅速,故应以锋针刺舌根下之金津、玉液、病灶局部(阿是穴),使之放出恶血,祛除邪热,通其壅滞之经络,调和气血而达却病之目的。

颞下颌关节功能紊乱综合征

本病为颞下颌关节常见的疾病,主要症状为关节疼痛,弹响,张口受限等。

【病因病机】本病多由身体虚弱,七情不遂,外感风邪,或局部受暴力打击,或张口太大,如打哈欠等造成关节扭伤,以致局部经络阻滞,气血不通,颞下颌关节失于濡养,故发生关节功能紊乱。

【临床表现】颞下颌关节区疼痛,关节强直,弹响,下颌运动异常,张口受限,咀嚼肌酸痛,咀嚼无力,进食困难。亦有患者伴有耳鸣,头昏等症。

【治则】疏散风邪,通经活络,调和气血。

【取穴】下关、颊车、合谷。

【刺法】以毫针刺之,留针30分钟。

【病案举例】

例1 晋某,女,50岁。

主诉:左侧颞下颌关节疼痛7天。

病史:患者左侧颞下颌关节部位疼痛已7天,张口受限,咀嚼无力,咬食物时困难,有时关节处有弹响声,伴有左耳鸣响,纳差,大便略干,2日1行。

望诊:舌苔薄白,身体瘦弱。

切诊:脉沉细。

辨证:患者素体虚弱,经络不畅,气血不荣,筋骨失养。

治则:通调阳明少阳经气,调气和血,荣养筋骨。

取穴:颊车、下关、合谷、角孙。

刺法:以毫针刺之,留针30分钟。

患者隔日针刺1次。1诊后疼痛大减,2诊后疼痛消失,进食正常,耳鸣无,临床痊愈。

例2 钱某,女,45岁。

主诉:右颞下颌关节疼痛复发4天。

病史:患者左颞下颌关节痛已5年,时好时坏,常因哈欠或咀嚼食物时引发疼痛发作,曾去口腔科就诊,治之未效。4天前,因打哈欠又引起疼痛,伴有关节处肿胀感,咀嚼时不敢用力,只能进食流质,不敢大笑或大声讲话,纳差,胸脘满闷。

望诊:舌苔薄白。

五官科(眼、口腔、咽喉、耳、鼻)

切诊:脉弦细。

查体:面部双侧大致对称,右侧颞下颌关节处有压痛。

辨证:阳明少阳经络不畅,气血不荣,筋骨关节失于营养。

治则:通调阳明少阳经络,调气和血,营养筋骨关节。

取穴:下关、颊车、合谷、耳门。

刺法:以毫针刺之,留针 30 分钟。

患者隔日针治 1 次,2 诊后疼痛明显减轻,共针治 5 次,诸症消失,临床痊愈。

【按语】颞下颌关节位于耳前,是多条经脉循行所过之处。足阳明胃经"却循颐后下廉出大迎,循颊车,上耳前,过客主人"。足少阳胆经"其支者,从耳后入耳中,出走耳前"。手少阳三焦经"其支者,从耳后入耳中,出走耳前"。手太阳小肠经"其支者,从缺盆,循颈,上颊,至目锐眦,却入耳中"。亦经过耳前。从以上看,有 4 条经脉循行均经颞下颌关节所居之耳前部位,故临床选用穴位多是此 4 经之穴,局部及邻近选穴以听宫、听会、耳门、颊车、下关、角孙等为主,远端取穴以合谷为主。此病的发生与阳明少阳经气阻滞关系最为密切,阳明多气多血,主润宗筋,少阳主筋,经脉不通,气血不调,筋脉骨骼均失营养,故易发为此病。临床一般宜选用局部邻近 1～2 穴,远端配以合谷穴刺之,多可获效。如遇久治不愈者,亦可局部加用灸法等。

口 唇 痛

口唇痛是指发生在口唇部位的疼痛,发作时痛苦难忍,对说话及饮食均有影响。

【病因病机】本病的发生多因饮食不节,过食辛辣厚味之品,以致肠胃积热,循经上窜;或因情志不遂,抑郁忿怒,导致肝气郁滞,经脉不畅,不通则痛。

【临床表现】口唇疼痛,口干舌燥,欲饮,疼痛发作时,不敢说话及饮食,善怒,嗳气,胁肋胀满,纳差,大便干涩难行。舌红,苔黄,脉弦滑。

【治则】疏肝理气,清泄肠胃,通经止痛。

【取穴】大迎、合谷、内庭、太冲。

【刺法】以锋针刺大迎穴放血泄热,以毫针刺其他穴,用泻法,留针 30 分钟。

【病案举例】

杜某,男,62 岁。

主诉:右下唇疼痛 3 年。

病史:3 年前于拔牙后出现右侧下唇疼痛,一动则痛,妨碍洗脸,影响饮食及讲话,口干舌燥,大便秘结,小便黄,睡眠差。

望诊:舌质红,苔薄黄。

切诊:脉弦滑。

辨证:阳明郁热,经络阻滞,发为唇痛。

治则:清泄阳明,通经活络,调气和血。

取穴:合谷、内庭、行间、大迎。

刺法:以锋针刺大迎出血;以毫针刺其他穴位,用泻法,留针30分钟。

针后口唇疼痛大为减轻,连续针治3次,疼痛消失,临床痊愈。

【按语】口唇痛是一个症状,从经脉循行看,手阳明大肠经"入下齿中,还出挟口,交人中,左之右,右之左,上挟鼻孔"。足阳明胃经"入上齿中,还出挟口环唇,下交承浆"。足厥阴肝经"从目系下颊里,环唇内"。可见大肠、胃、肝三经都与口唇有直接联系,此三条经脉不利皆可引起口唇痛。临床上如饮食不节,可致肠胃积热,证见口唇痛,口干燥,欲饮,纳呆,苔黄燥。如七情不遂,可致肝郁气滞,证见口唇疼痛,或抽或窜,易怒,胁肋胀,脉弦等症。在治疗方面,肠胃积热型,取大迎放血泄热,取合谷、内庭清泄肠胃积热,三穴中前者属邻近取穴,后二者属远端取穴,远近配合可起到调整局部气血,使热随血散,滞随脉通,以达止痛之目的。肝气郁滞型,取太冲穴予泻法,久留针,可达疏肝理气,祛郁止痛之目的。上述穴位是常用穴,在临床上亦常根据病情对穴位处方进行化裁,如肠胃积热易兼有气滞,可加用肝经调气之穴,如行间;气滞常影响肠胃功能,可兼用合谷等穴,故临床当以证为变,随证选穴,不必拘泥。

扁 桃 体 炎

扁桃体炎是指发生在扁桃体的炎症,临床有急性慢性之分。中医称扁桃体为"乳蛾",称急性扁桃体炎为"烂乳蛾"、"喉蛾风"。本病多发于儿童及青年,在季节更替、气温变化时容易发病。慢性扁桃体炎,中医称之谓"石蛾",常由急性扁桃体炎反复发作而来。

【病因病机】本病的发生多由风热犯肺,或风寒袭表,郁而化热,或体内素有蕴热,邪热之邪搏结,客于咽喉,以致热壅瘀阻,气血凝滞,咽部两侧肿起,红肿疼痛,甚则化脓起腐,发为乳蛾。

【临床表现】

1. 实热型

主证:咽喉肿痛,高热,口渴引饮,口臭,痰稠黄,大便干结,小便黄赤,舌苔黄厚,脉洪数。检查可见扁桃体肿大,有脓点。

治则:清泄肺胃,利咽通络。

取穴:翳风、合谷、少商、商阳、阿是穴(肿大之乳蛾)。

刺法:以毫针刺翳风、合谷,用泻法。以锋针速刺少商、商阳出血,刺肿大之乳蛾出血,咯出恶血,肿即消退。

2. 虚热型

主证:咽喉稍见红肿,或扁桃体肥大,疼痛较轻,口干舌燥,颊赤唇红,手足心热,舌质红,脉细数。

治则:滋阴降火,清利咽喉。

取穴:照海、太溪、列缺、阿是穴(肿大之乳蛾)。

刺法:以毫针刺正经穴位,先泻后补。以火针刺肿大之乳蛾,咯出恶血肿即消。

【病案举例】

例1　龙某,女,9岁。

主诉:咽喉疼痛,发热已3~4天。

病史:患儿3~4天来恶寒,发热,浑身关节疼痛,咽喉痛,饮食时痛甚,鼻塞,睡眠中打鼾,大便干,小便黄,纳差。

望诊:舌质红,苔薄黄。

切诊:脉滑数。

查体:咽部两侧乳蛾Ⅱ度肿大。

辨证:肺胃热盛,气血壅滞,经络不通。

治则:清泄肺胃,利咽通络。

取穴:阿是穴(肿大之乳蛾)、翳风、合谷。

刺法:以大三棱针刺肿大之乳蛾处出血,咯出恶血数口。以毫针刺其他穴位,用泻法。

患者每日针治1次,经治3次痊愈。

例2　马某,女,13岁。

主诉:扁桃体肥大已4~5年。

病史:患者4~5年来扁桃体肥大,常常感冒,咽喉肿痛,发热,每次均需注射青霉素方能奏效。近3日来自觉咽喉略有疼痛,口干不欲饮。

望诊:舌红苔薄黄。

切诊:脉细。

查体:咽两侧扁桃体肥大,略红。

辨证:体内蕴热日久,耗伤阴液,壅滞经络。

治则:泄热护阴,通经利咽。

取穴:照海、阿是穴(肿大之乳蛾)。

刺法:以毫针刺照海穴留针;以火针点刺肿大之乳蛾,有恶血流出时,将其咯出,后以净水漱口。

患者每周治疗 2 次,共治 3 次,肿大乳蛾消失,咽痛无。

【按语】扁桃体炎急性发作者,常见高热、咽喉肿痛。慢性扁桃体炎临床症状不太明显,患者中有的扁桃体增生、肥大,有的扁桃体不大。扁桃体炎如反复发生,可引起肾炎、风湿病、长期低热等不良后果,值得重视。

对扁桃体炎的辨证,需要局部与整体相结合。局部症状与全身症状常成正比,局部红肿轻微,全身症状就轻,表明邪热轻浅;反之乳蛾红肿显著,甚至化脓起腐,全身症状就重,可见高热不退,甚至惊厥等症。治疗上以清泄肺胃、利咽通络为主法;阴伤者佐以滋阴,取穴以远端及局部相结合。咽为肺之关,肺与大肠相表里,故乳蛾咽痛可以毫针刺翳风、合谷清火泄热,以锋针点刺少商、商阳放血泄热,以大锋针点刺红肿之乳蛾出血,使其恶血出尽,壅滞之经络通畅,以利咽喉而止痛退热。虚热型扁桃体炎,在青少年多有扁桃体增生肥大。笔者认为,肾经入肺中,循喉咙,故肾阴不足,虚热之邪上蒸咽喉,常可致病反复发作,取照海、太溪益肾阴,取列缺穴调肺气,肺属金,金生水,肾水充足,可控制虚热之邪上蒸。值得一提的是,治疗慢性扁桃体炎、扁桃体肥大者,以火针刺局部肿大之乳蛾,针到肿消,不出 2～3 次即可病除。临床上以远近取穴相结合,以微通(毫针)、强通(锋针)、温通(火针)三法相配合,清泄肺胃,滋阴降火,利咽通络,据症情而灵活运用之,可取得良好疗效。

慢 性 咽 炎

慢性咽炎为咽部黏膜、黏膜下及淋巴组织的弥漫性炎症,常为上呼吸道慢性炎症的一部分。有时病程很长,症状顽固,不易治愈。本病与中医学中的"喉痹"相类似。

【病因病机】本病的发生多因外感风邪,入里化热,或过食辛辣厚味之品,脾胃蕴热,热耗津液,日久及肾,肾阴不足,阴液不能上润咽喉,虚火灼咽,以致此证。

【临床表现】咽部疼痛,阵阵作痒,痒后干咳不止,少痰,咽部干燥,频频求饮,但饮之不多,咽部疼或伴音哑,多言更甚,头痛耳鸣,腰膝酸软,急躁易怒,便干难解,舌红苔少,脉细数。

【治则】滋阴降火,清咽通络。

【取穴】照海、太溪、列缺、少商、商阳。

【刺法】以毫针刺照海、太溪、列缺;以锋针刺少商、商阳出血。

【病案举例】

胡某,女,26 岁。

主诉:咽喉痛2个月余。

病史:患者2个月前患感冒时出现咽喉肿痛,经治疗后感冒已愈,但咽痛仍存在。2个月来咽喉一直隐隐作痛,干涩发胀,阵阵作痒,手足心热,口干舌燥。

望诊:舌质红,苔少,乏津。

切诊:脉弦滑。

查体:咽部微红。

辨证:此病乃属热病灼阴,肾阴不足,虚热内生,上蒸咽喉所致。

治则:滋阴降火,清利咽喉。

取穴:照海、太溪、列缺、少商、商阳。

刺法:以锋针点刺少商、商阳出血;以毫针刺照海、太溪、列缺,留针30分钟。

针治两次,病人自述咽痛好转,咽喉不像以前那样干涩,再针两次,咽痛完全消失,其余不适亦随之消失,临床痊愈。

【按语】 慢性咽炎是咽炎的一种,其特点是病程长,症状顽固,不易治愈。咽喉为肺胃所属,咽接食道而通于胃,喉连气管而通于肺,外邪犯肺或脾胃蕴热,热邪稽留,均可灼伤阴津,肾水不足。从经脉循行看,手太阴肺经"属肺,从肺系横出腋下"。肺系即肺与喉咙相联系的部位。足少阴肾经"入肺中,循喉咙,挟舌本"。故本病与肺、肾两经关系最为密切。

咽炎属于中医"喉痹"的范畴,而慢性咽炎则多见于阴虚喉痹,故治疗上针刺照海、太溪穴补肾育阴,针刺井穴少商、商阳穴放血,清利虚热,佐以刺肺经列缺穴以调理气机,五穴共用即可达到滋阴降火、利咽喉的目的。

失音(喉瘖)

失音,中医学称为"喉瘖"。猝然发病者为"暴瘖";缓慢形成,日久不愈者为"久瘖",临床以声音不扬,甚至嘶哑不能出声为特征。

【病因病机】 本症病位在喉,喉为肺肾两经循行所过,故本症与肺肾关系密切。风寒、风热、风燥之邪侵袭于肺,肺失宣降,痰浊滋生,壅滞于肺,郁而生热,灼伤肺津,咽喉失润,发音不利;肺津已伤,日久及肾,肾水不足,肺肾皆虚,津液不能上润于喉,喉失其养,可见失音。如因手术损伤喉部经络,亦可造成经气不畅,喉部失养,出现失音。

【临床表现】 声音嘶哑,其声不扬,重者不能出声。急者猝然发病,缓者逐渐形成,如外感表证兼有发热、恶寒、喉痛等;病久者多兼有咽喉干痒不适,胸闷等症。

【治则】 宣降肺气,滋阴降火,通经调气,升津润喉。

【取穴】 液门、听宫、水突、鱼际、列缺。

【刺法】以毫针刺之,留针30分钟。

【病案举例】

例1 李某,男,34岁。

主诉:声音嘶哑4天。

病史:患者于4天前汗出后受风,当晚即背部发冷,体温38℃,咽喉发干欲裂,疼痛,讲话声音嘶哑,经服用先锋霉素及中药后,体温已正常,喉痛减轻,但仍声音嘶哑,症已持续4天,口干欲饮,纳差,大便略干,小便可。

望诊:舌红,苔薄黄,乏津,口干起皮。

切诊:脉滑数。

辨证:风热袭肺,肺气不畅,津液不能上润于喉所致。

治则:清利肺热,通经调气,升津润喉。

取穴:鱼际、列缺。

刺法:以毫针直刺鱼际5分深,向上斜刺列缺5分,留针30分钟。

患者针后当晚即觉喉部通畅,次日复诊1次,讲话声音已基本恢复正常。共治疗2次,临床痊愈。

例2 吴某,男,63岁。

主诉:声音嘶哑20年。

病史:患者声音嘶哑已20年,讲话时语音低微,伴口干,眠差,二便正常。

望诊:舌苔薄白。

切诊:脉沉细。

辨证:肾阴不足,津液不能上承于喉,以致音哑。

治则:滋阴增液,升津润喉。

取穴:液门、听宫。

刺法:以毫针向上斜刺液门穴2寸,直刺听宫穴1.5寸,留针30分钟。

患者每周针治2~3次。前4次均针刺液门穴,稍有效果,第5次加刺双侧听宫穴,起针后,当即嗓音明显宏亮,唾液增多,共诊治10次痊愈。

例3 齐某,女,49岁。

主诉:失音40天。

病史:患者于40天前做甲状腺切除手术,术后逐渐语言不利,嘶哑,以致不能发音。

望诊:舌苔白。

切诊:脉滑。

辨证:经脉损伤,气血阻滞。

治则:通经络,调气血。

取穴:水突、液门。

刺法:以毫针向上斜刺液门 2 寸深,刺水突 5 分深,使感觉沿经向上传导至咽喉,起针后当即能发音说话,共针治 5 次,临床痊愈。

【按语】失音是一个症状,可由多种疾病引起,因其病位在喉,不能发音,故中医谓之曰"喉瘖",临床上依据发病缓慢常可分为"暴瘖"和"久瘖"两大类。暴瘖指突然发生的失音,多属实证,由风寒袭肺,风热或风燥犯肺,气道受遏,肺气壅塞,以致肺实不鸣。相当于急性喉炎,痉挛性失音等。暴瘖又名"金实不鸣"、"卒瘖"。暴瘖病名最早出自《灵枢·寒热病》。久瘖指发病缓慢,病程较长之失音,多属虚证,多由高声谈唱日久,久咳不止,肺肾阴亏,咽喉失于濡养所致。声带麻痹、慢性喉炎、喉癌等均可出现。久瘖又名"金破不鸣"。《景岳全书》说:"声由气而发,肺病气夺。此气为声音之户也。肾藏精,精化气,阴虚则无气,此肾为声音之根也。"故失音一病与肺肾关系密切。

失音病分虚实,实证多责之于肺,肺金不鸣则声音嘶哑,治疗上多泻壅实之气滞,宣降通调肺经之气,多取手太阴肺经之络穴列缺、荥穴鱼际,泄肺热、调经气、升津润喉以治音哑。虚证多责之于肾,按一般规律可针刺照海、太溪穴补肾育阴。人体是一个整体,五脏六腑之气、经络之气皆相互沟通,通则气顺,气顺则人体健康而不病。今患者失音病程日久,初起肺经气滞,日久肾经亦气滞,滞则化热伤阴、阴津亏少,故喉失其润而为之哑。临床实践证明肾阴不足之失音证,可刺手少阳三焦经荥穴液门,是处为三焦经脉气所发之处,状如小水,以毫针向上斜刺液门 2 寸可调三焦之气滞,肾为下焦,故此穴亦可调肾,而起到育阴升津润喉之效。听宫穴是手太阳小肠经穴,与手足少阳经交会,深刺此穴 2 寸深,可调喉部经气。水突是足阳明胃经穴,位居颈部,邻近于喉,是治疗咽喉疾病的局部穴位,刺此穴宜 5 分许,亦有调喉部经气的作用。经气得调,则热邪可疏,故穴位配合应用,可起到育阴清热,通经调气,升津润喉的作用。

耳 轮 痛

耳轮痛是指发生在耳轮的疼痛,其痛频作,难以忍受,讨论如下。

【病因病机】此症多由恼怒不舒,体内蕴热,或久病伤阴,虚火上炎,经络壅滞,经气不通而作痛。本症多因火热引起,实证多属少阳郁热,虚证多属肾阴不足,虚火上炎所致。

【临床表现】耳轮疼痛,灼痛或刺痛,时作时止,发作频繁。实证多兼口苦咽干,目眩;虚证多兼腰酸腿软乏力,遗精、带下。

【治则】滋阴降火,清泄少阳,通经调气。

【取穴】太溪、涌泉、听宫、会宗。

【刺法】以毫针刺之,留针 30 分钟。

【病案举例】

赵某,男,55 岁。

主诉:左耳轮刺痛两天。

病史:两天前突然出现左侧耳轮刺痛,时作时止,间隔 2～3 秒发作一次,饮食正常,二便调,夜眠尚可。

望诊:舌淡,苔薄黄。

切诊:脉弦细。

辨证:患者素日阴亏于下,虚热扰于上,耳窍经脉壅滞,经气不畅故作痛。

治则:滋阴降火,通经调气。

取穴:太溪、涌泉、听宫。

刺法:以毫针刺之,留针 30 分钟,先补后泻。

患者针后疼痛立减,第 2 天复针 1 次,疼痛完全消失,临床痊愈。

【按语】 耳轮痛病位在上,究其发病原因,乃因火热之邪壅滞于经络,气血上壅,经气不畅所致,火热为阳邪,其性炎上,故治之法,"病在上宜下取之",重用足部穴位,引阳下行,病案中针刺太溪、涌泉补益肾水,下潜上扰之虚热,配以局部听宫穴,通调局部经气,方奏止痛之效。

鼻炎、鼻窦炎

鼻炎、鼻窦炎是两种不同的疾病,鼻炎是发生在鼻腔内黏膜的炎症,有急性、慢性之分,急性鼻炎多因感染病毒引起,慢性鼻炎是急性鼻炎反复发作的结果。鼻窦炎是鼻窦黏膜的炎症,急性鼻窦炎多继发于急性鼻炎,慢性鼻窦炎常继发于急性鼻窦炎之后。

中医认为,鼻流腥臭浊涕,鼻塞、嗅觉丧失,日久不愈者为"鼻渊",重证者名为"脑漏",常见于慢性鼻炎,急、慢性鼻窦炎。急性鼻炎一般均伴有鼻塞流涕、发热等症,故属于中医"伤风","感冒"范围。

【临床表现】 鼻流清涕或浊涕,色黄腥秽,鼻塞不闻香臭。急性兼见发热,头痛,纳呆,脉数等症;经久不愈,反复举发者,则兼见头昏,眉额胀痛,思绪分散,记忆衰退等症状。

【治则】 清热宣肺,调和营卫,通利鼻窍。

【取穴】 列缺、合谷、印堂、上星、迎香。

【刺法】 以毫针刺入俞穴,用泻法,留针 30 分钟。

【病案病例】

例 1 外国记者,女,29 岁。

主诉:鼻塞流涕 5～6 日。

病史:患病初起时,发热、恶寒、鼻塞流涕、喷嚏阵作,经服药后发热恶塞消失,但仍鼻塞流涕、前额疼痛,纳食差,二便调。

望诊:舌苔略黄。

切诊:脉弦细。

辨证:风邪袭肺,稽留未去,鼻窍不利。

治则:疏风宣肺,通经调气,利窍。

取穴:印堂、迎香、合谷。

刺法:以毫针刺之,用泻法,留针30分钟。

患者诊治1次后,即觉鼻窍较前通利;2诊后,诸症消失。

例2 顾某,男,27岁。

主诉:鼻塞流涕3个月。

病史:患者3个月前曾患伤风,鼻塞不通、流涕、头痛、汗出,经服用中成药后,伤风好转,但鼻塞却有加重,近日来感觉睡眠时憋气、气短、头昏,鼻塞流涕遇温度变化时加重,故去耳鼻喉科就诊,给予麻黄素滴鼻液,用药后短时间内鼻塞消失,但过后又如同以前。现患者纳差,鼻不闻香臭,流浊涕,夜眠不实。

望诊:舌尖红,苔白。

切诊:脉滑。

辨证:余邪稽留,壅滞经络,经气不畅,鼻窍失利。

治则:疏散余邪,通经调气,利窍。

取穴:印堂、迎香、合谷。

刺法:以毫针刺之,用泻法,留针30分钟。

2诊后,患者鼻塞减轻,夜眠已不憋气;4诊后流涕已无,鼻能闻香臭;共针刺5次,诸症消失。

例3 金某,女,7岁。

主诉:鼻流黄涕2年。

病史:患者素日易患感冒,2年来鼻流黄浊涕,有臭味,西医诊断为"鼻窦炎"。

望诊:面色萎黄,舌苔白。

切诊:脉滑数。

辨证:外邪侵袭,留而不去,日久化热,壅滞经络,经气不畅,鼻窍不利。

治则:清除余邪,通经活络,调气利窍。

取穴:迎香、上星、合谷。

刺法:以毫针刺之,泻法,留针30分钟。

针治8次后,症状明显减轻,黄鼻涕减少。又针2次上星、印堂、合谷,鼻窦炎已愈,停止治疗。

例4 李某,男,34岁。

主诉:鼻塞流涕5年,加重3年。

病史:5年前,每于夏秋季节患者鼻塞不通,时流清涕,不闻香臭,若遇寒冷天气尤甚,近3年来症情加重,终年鼻塞不通,流涕不止,经医院专科治疗无效,不得已而须经常点"鼻通"药水,每次点药后,鼻孔通畅1小时。现患者鼻塞较甚,流涕不止,严重时伴头晕头痛,影响工作,大便秘结,小便短赤。

望诊:鼻流涕不止,频频擦拭,舌红,舌苔微黄。

闻诊:鼻音甚重。

切诊:脉沉弦略数。

辨证:太阴阳明蕴热,肺失宣降,经气不畅,鼻窍失利。

治则:清热宣肺,调气利窍。

取穴:上星、印堂、迎香、列缺、合谷、足三里。

刺法:以毫针刺入俞穴,用泻法,留针30分钟。

2诊时症状如故,取穴同上加中脘;3诊时鼻塞好转,右鼻孔已能正常通气,大便每日1次;6诊,双鼻孔基本通畅,每日只点1次药,大便通畅,取穴同前;8诊时双鼻孔呼吸完全通畅,不需要每日点药,一切恢复正常,结束治疗。

【按语】 鼻炎、鼻窦炎属于中医学"伤风"、"感冒"、"鼻渊"、"脑漏"的范畴。急性鼻炎多出现于伤风、感冒时,故中医多按外感论治。慢性鼻炎和急慢性鼻窦炎均以鼻塞流涕,腥臭浊秽为主证,故属中医"鼻渊"、"脑漏"范围。由于以上诸病皆以肺窍不利为表现,故合而并之,一同讨论。例1是感冒治疗过程中,尚遗留鼻塞流涕,病程尚短,故属急性鼻炎。例2伤风后已3个月,鼻塞流浊涕,不闻香臭,病程已久,故属慢性鼻炎。例3、例4鼻塞流涕症状更甚,病程更长,故均可诊断为鼻窦炎。从中医角度看,例1属感冒,例2、例3及例4均属于鼻渊。

关于本病的记载,《景岳全书》说:"鼻为肺窍,又曰天牝,乃宗气之道……若其为病,则窒塞者谓之鼽,时流浊涕而或多臭者谓之鼻渊,又曰脑漏"。《甲乙经》说:"鼻鼽不利,窒洞气塞……迎香主之。"《针灸大成》说:"鼻塞……合谷,迎香。"临床实践证明,迎香、合谷两穴治疗鼻炎、鼻窦炎确有良效。

鼻为肺之窍,体内蕴热,肺失宣降,经气不畅以致鼻窍不利,而出现鼻塞流涕等症。鼻窍位居面部中央,手阳明大肠经"上挟鼻孔",足阳明胃经"下循鼻外",督脉"沿前额下行鼻柱"。由此可见,鼻窍除与肺关系密切外,在经脉循行方面,尚与手足阳明经、督脉关系密切。在用穴方面,局部和远端穴位配合使用,常用的局部穴位是大肠经的迎香、督脉循行线上的印堂(此穴为经外奇穴,但位居督脉循行线上)。此两穴可通经络,调局部经气,利鼻窍。远端穴位以大肠经合谷清泄阳明,肺经列缺宣降肺气。除此尚可应用上星、足三里、中脘等穴,临证灵活使用多可获效。

另外,值得一提的是,鼻塞不通患者,如兼有大便秘结,当在宣降肺气的同时,针刺足三里、天枢等穴以通腑气,腑气畅通,大便如常,可有助于肺气的宣发与升降,有助于通利鼻窍,本病案中例4即属此类,可供参考。

鼻 衄

鼻衄又名"鼻中出血"、"鼻衄血",是鼻腔疾病的常见症状之一,也可由全身疾病所引起。鼻出血多为单侧,亦可双侧。出血可反复发作,亦可持续出血,出血量多少不一,轻者点滴而出,重者血出如注,甚至引起休克、贫血。

【病因病机】 本病有虚实之分。实证多因风热犯肺,饮酒过多或过食辛辣刺激之品,胃肠蕴热,或气郁恼怒,肝郁化火等原因,造成热灼经络,迫血妄行。虚证多由素体虚弱,久病气虚,失于固摄,血溢脉外而发为鼻衄。

【临床表现】 实热鼻衄多见,血色鲜红,鼻血量多,鼻干,口渴,烦躁,身热,便秘,舌红,苔黄,脉数。气虚鼻衄多兼有肌衄,神疲乏力,头晕,心悸,舌淡,脉沉细无力。

【治则】 清热凉血或补气摄血。

【取穴】 少商、隐白、阿是穴。

【刺法】 实证,以火针速刺少商、阿是穴;虚证,以火针刺隐白。

【病案举例】

例1 刘某,女,42岁。

主诉:鼻出血2次。

病史:患者昨日上午突然感到心中不适,继而鲜红的血液从口鼻中衄出,当即用冷水淋头而血止,下午稍活动后鼻血复出,量多不止,感觉头胀头痛,烦闷,大便干燥,小便黄赤,月经正常。

望诊:面色苍黄,舌质稍紫,无苔。

切诊:脉弦数。

辨证:体内蕴热,热迫血行。

治则:泄热凉血止血。

取穴:少商。

刺法:以中等火针,点刺少商穴,用速刺法,挤出少量血液。

例2 张某,男,6岁。

主诉:半年来时有鼻血。

病史:患儿1年来时有鼻塞,咽部发堵,呼吸不畅,睡眠时张口,后经医院检查发现,双鼻腔内有腺体样增生堵塞物,近半年来时有鼻中出血不止,纳可,二便调。

望诊:舌苔薄白。

切诊:脉沉细。

查体:双鼻腔内有赘生物。

辨证:经络不通,气血壅滞,溢出脉外。

治则:通经活络,调气和血。

取穴:阿是穴(赘生物处)。

刺法:以火针速刺阿是穴,出恶血少量。

患者针后当即觉鼻道通畅,赘生物变小,共针3次,赘生物处变平,鼻塞消失,无鼻衄,临床基本痊愈。

【按语】 鼻衄这一病名,最早见于《灵枢》,对其病因及治疗都有较详细的记载。如《灵枢·经脉》载:"胃足阳明之脉……衄衄",《灵枢·热病》载:"热病头痛颞颥目瘛脉痛,善衄",又如《灵枢·杂病》载:"衄而不止衃,血流,取足太阳……不已,刺腘中出血"。

笔者治疗本病善用火针,火针有止血之效,尤其是病灶局部速刺,既有通经调气之功,又可利用火针之烧灼堵塞出血,此好似中药三七,既有活血行血之功,又有止血之效能。病案中例2仅火针点刺3次,即赘生物消失,鼻衄停止。例1为实热证引起鼻出血,取肺经井穴少商,以火针速刺出少量血液,以泄热、凉血,通经活络而治鼻衄。